Jürgen Dapprich
Funktionstherapie
in der zahnärztlichen Praxis

Jürgen Dapprich

Funktionstherapie
in der zahnärztlichen Praxis

Quintessenz Verlags-GmbH
Berlin, Barcelona, Beijing, Chicago, Istanbul,
Kopenhagen, London, Mailand, Moskau, Neu-Delhi,
Paris, Prag, São Paulo, Seoul, Tokio und Warschau

Impressum

Bibliografische Information der Deutschen Bibliothek
Die Deutsche Bibliothek verzeichnet diese Publikation in der Deutschen Nationalbibliografie; detaillierte bibliografische Daten sind im Internet über <http://dnb.ddb.de> abrufbar.

Copyright © 2004 by Quintessenz Verlags-GmbH, Berlin

Dieses Werk ist urheberrechtlich geschützt. Jede Verwertung außerhalb der engen Grenzen des Urheberrechtsgesetzes ist ohne Zustimmung des Verlages unzulässig und strafbar. Das gilt insbesondere für Vervielfältigungen, Übersetzungen, Mikroverfilmungen und die Einspeicherung und Verarbeitung in elektronischen Geräten.

Umschlaggestaltung: Valeriy Ivankov

Lithographie: ReggMedia GmbH, München

Druck: Bosch-Druck GmbH, Landshut

Bindung: Stein + Lehmann GmbH, Berlin

ISBN 3-87652-348-6

Printed in Germany

Vorwort

Seit meinen ersten Kursen über Funktionsdiagnostik und Therapie im Jahr 1970 bei *Arne Lauritzen* ist vieles weiter entwickelt worden, einiges geblieben, wie die von *Lauritzen* eingeführte ungeheuere Präzision, die funktionelle, gelenkbezügliche Einordnung der Modelle mit der Remontage sowie die Kontrolle wichtiger Parameter während der gesamten Arbeit. Davon sind die bekanntesten die Überprüfung der Montagegenauigkeit und der Registrate durch den Kontrollsockel.

Die Gnathologie, wie die Funktionslehre damals noch hieß, wurde Ende der sechziger Jahre aus den USA von Mitgliedern der „Neuen Gruppe" in Deutschland eingeführt. Besonderen Anteil daran hatte der Düsseldorfer Zahnarzt Charlie Przetak, der hervorragende Kontakte in die USA hatte und die bekanntesten amerikanischen Kollegen zu Kursen der „Neuen Gruppe" nach Düsseldorf einlud. Er sprach perfekt Englisch und musste deshalb anfangs die Kurse der amerikanischen Kollegen immer übersetzen. Als ich 1970 das Glück hatte als junger Assistent bei Charlie Przetak anfangen zu dürfen, habe ich in seiner Praxis die ersten Kurse von Peter K. Thomas, Charly Stuart, Paul Lustig, Bob Stein, Niles Guichet und damit die Anfänge der Gnathologie in Deutschland miterlebt. Nach der wissenschaftlichen Anerkennung der Gnathologie Mitte der achtziger Jahre erlebte die Funktionslehre eine größere Verbreitung. Bei den Jahrestagungen der Arbeitsgemeinschaft für Funktionsdiagnostik und Therapie waren häufig über 500 Kolleginnen und Kollegen, darunter besonders viele jüngere anwesend. Die Mitgliederzahl der Arbeitsgemeinschaft ist in den letzten Jahren ständig gestiegen und die der Kolleginnen und Kollegen ebenfalls, die Kurse über Funktionsdiagnostik und Therapie belegen. Ganz allgemein ist die Funktionslehre aber ein wenig in den Hintergrund getreten, dafür ist die Implantologie zurzeit „in". Wir dürfen aber nicht vergessen, dass die Funktion die Basis der Zahnheilkunde ist, dies gilt ganz besonders auch für Implantate: „Funktion ist nicht alles, aber alles ist nichts ohne Funktion". Dazu kommt, dass die Funktionslehre kein Prüfungsfach an den Universitäten ist und deshalb auch nur in mehr oder weniger geringem Umfang gelehrt wird. Umso wichtiger ist die Fortbildung auf diesem Gebiet, es werden viele interessante Kurse angeboten und dieses Buch möchte einen Anstoß geben, sich mit der Funktionstherapie näher zu befassen und weiterzubilden. Es gibt meines Wissens zurzeit kein Buch über Funktionstherapie, die Bücher über die klinische Funktionsdiagnostik hören bei der Therapie auf oder streifen sie nur kurz. Deshalb möchte ich Ihnen als Praktiker die heutigen Möglichkeiten der Funktionstherapie und meine über 30-jährige konsequente Beschäftigung mit ihr praxisnah weitergeben.

Besonders danke ich meinen Freunden *Hartmut Hennies* aus Göttingen und *Walter Sebald* aus München für Durchsicht und Korrektur sowie dem Quintessenz-Verlag und seinem Verlagsleiter Herrn *Johannes W. Wolters* für die großzügige Unterstützung.

Meerbusch, Mai 2004

Jürgen Dapprich

Widmung

Meiner Frau Helga
und unserem Sohn Christian

Jürgen Dapprich

Inhaltsverzeichnis

1	Einleitung	9
2	Anamnese	11
3	Instrumentelle Funktionsanalyse	13
4	Registrierung der Gelenkbahnen	19
5	Vorbehandlung der myogenen CMD	25
	5.1 Abformung des Ober-und Unterkiefers	31
	5.2 Registrat in zentrischer Kondylenposition	40
	5.3 Anlegen des Gesichtsbogens	45
	5.4 Modellmontage	46
	5.5 Herstellung der Oberkiefer-Aufbissschiene im Labor	50
	5.6 Einsetzen der Aufbissschiene	52
6	Therapie der myogenen CMD durch selektives Einschleifen	57
	6.1 Registrat in zentrischer Kondylenposition	60
	6.2 Modellmontage	64
	6.3 Selektives Einschleifen	71
7	Vorbehandlung und Therapie der arthrogenen CMD	105
	7.1 Normaler Bewegungsablauf	110
	7.2 Anteriore Diskusverlagerung mit Reposition	115
	7.3 Anteriore Diskusverlagerung ohne Reposition	123
	7.4 Exzentrische Diskusluxation	132
	7.5 Kompression der Kiefergelenke	142
	7.6 Distraktion der Kiefergelenke	149
8	Prothetische Versorgung nach Reposition	151
9	Fernröntgenanalyse	163

10	**Remontage**	**179**
	10.1 Remontage einer festsitzenden Rekonstruktion	179
	10.2 Remontage einer totalen Prothese	188
11	**Artikulatorkunde**	**201**
12	**Justieren der Artikulatoren**	**211**
	Glossar	**217**
	Materialliste	**219**
	Literatur	**220**
	Sachregister	**223**

1 Einleitung

Funktionstherapie ist nicht nur bei einer craniomandibulären Dysfunktion (CMD) erforderlich, sondern auch bei unserer täglichen Arbeit, sei es bei konservierenden, prothetischen, kieferorthopädischen oder kieferchirurgischer Behandlungen, denn ohne Funktion ist die beste Arbeit auf Dauer zum Scheitern verurteilt. Funktionsstörungen können durch myogene oder arthrogene Ursachen sowie durch Okklusionsstörungen bedingt sein und Schmerzen oder Abrasionen an den Zähnen, Knochenabbau am Alveolarknochen, Kiefergelenkschmerzen, Ohrenschmerzen und Schmerzen in der Kau-, Nacken- und Schultermuskulatur auslösen. Ferner sind 30% aller Spannungskopfschmerzen durch eine cranio-mandibuläre Dysfunktion bedingt. Beim chronischen Tinnitus ist bei 25% aller Betroffenen ebenfalls eine Mitbeteiligung durch eine craniomandibuläre Dysfunktion vorhanden, ebenfalls bei Ohrenschmerzen und Funktionsstörungen der Halswirbelsäule. Wir wissen heute, dass craniomandibuläre Dysfunktionen einen Beckenschiefstand, eine Skoliose der Wirbelsäule und Blockaden der Wirbel, besonders C1 und C2 auslösen können. Umgekehrt können orthopädische bedingte Erkrankungen, ebenso wie die Kopf- und Körperhaltung die Stellung des Unterkiefers und damit die Okklusion verändern. Für eine kausale Therapie ist es deshalb wichtig, dass wir mit der klinischen Funktionsdiagnostik eine Diagnose stellen und mit einem Orthopäden, einem HNO-Arzt, einem auf cranio-mandibuläre Dysfunktionen spezialisierten Physiotherapeuten sowie einem Therapeuten für Osteopathie und craniosakraler Therapie zusammenarbeiten.

Stressbelastungen können ebenfalls Funktionsstörungen auslösen oder verstärken, um diese herauszufinden, haben *Ahlers* und *Jakstat* einen Fragebogen entwickelt, den der Patient selbst auswertet. Die Anzahl der Punkte gibt Ihnen dann den Grad der Stressbelastung an.

Zu achten ist auch unbedingt auf eine psychogene Okklusionsneurose. Diese Patienten sind nicht leicht zu erkennen, und bei Verdacht ist es wichtig, einen Psychotherapeuten zu konsultieren. Dies ist nötig, wenn ein Patient schon bei mehreren Zahnärzten war und auch Spezialisten nicht helfen konnten. Diese Patienten fangen häufig nach demselben Muster an: Herr Doktor Sie sind meine letzte Rettung, nur Sie können mir noch helfen. Sie fühlen sich geehrt – da selbst ein bekannter Kollege nicht helfen konnte – und wenn Sie dann nur ein wenig im Mund einschleifen, sagt der Patient: Wunderbar, jetzt geht es mir schon viel besser. Am nächsten und jeden folgenden Tag steht der Patient bei Ihnen unangemeldet in der Praxis und Sie haben ein Problem, das langsam Ihr ganzes Leben beeinträchtigt. Deshalb *niemals* bei diesen Patienten direkt im Mund einschleifen, sondern erst eine Aufbissschiene anfertigen und abwarten. Falls der Patient schon eine oder mehrere Schienen hat und eine richtig konstruierte dabei ist, testen Sie, ob diese Schiene in zentrischer Kondylenposition und bei den Exkursivbewegungen ohne Störungen funktioniert. Wenn sich aber Ihr Verdacht auf eine Okklusionsneurose erhärtet, behandeln Sie den Patienten vorerst nicht, sondern schicken ihn zu einem Psychotherapeuten. Bei einer Okklusionsneurose werden Sie trotz guter Arbeit immer scheitern, denn eine Depression oder Psychose muss erst behandelt werden. Der Psychotherapeut kann Ihnen nach Abschluss der Behandlung den richtigen Zeitpunkt nennen, um den Patienten weiterzubehandeln.

1 Einleitung

Die Okklusion als Ursache craniomandibulärer Dysfunktionen wird in den letzten Jahren immer wieder kontrovers diskutiert. Als Praktiker mit über 30-jähriger, täglicher, konsequenter Behandlung nach funktionstherapeutischen Prinzipien kann ich das nicht bestätigen, ebenso wie die vielen Kolleginnen und Kollegen, die nach den gleichen Prinzipien ihre Patienten behandeln. Bei mehr als 3500 eingeschliffenen Patienten habe ich immer wieder gesehen, dass sich gelockerte Zähne festigten und typische Beschwerden wie Zahn-, Muskel-, Kopf- oder Kiefergelenkschmerzen geheilt wurden. Alle prothetischen Rekonstruktionen wurden – nach Vorbehandlung mit Aufbissschiene und selektivem Einschleifen – im individuellen Artikulator mit Registrierung der Gelenkbahnen hergestellt und funktionieren seit Jahrzehnten ohne Probleme. Voraussetzung für den Langzeiterfolg sind allerdings eine regelmäßige Kontrolle der Okklusion sowie eine gute Karies- und Parodontitisprophylaxe mit professioneller Zahnreinigung ebenso wie eine gute Mundhygiene der Patienten.

Wollte man nun, wie in letzter Zeit versucht wird, die „Evidence based Dentistry" (EBD) als alleinigen Maßstab in der Zahnmedizin nehmen, wären die großen Innovationen der letzten 50 Jahre, die fast alle aus der Praxis kamen und größtenteils empirisch weiter entwickelt wurden, wie z. B. die Funktionslehre oder die Implantologie, heute immer noch nicht anerkannt.

Dazu möchte ich Major M. Ash zitieren: „Wir haben in den letzten 50 Jahren das Auftauchen und wieder Verschwinden von vielen Paradigmen für die Ursache und Behandlung okklusaler Störungen gesehen, die Kiefer-Gesichts-Schmerzen und Funktionsstörungen verursachen können. Das jüngste Paradigma wird beschrieben als „evidenz-basiert", ein Ausdruck, der angewendet zu werden scheint für das Spektrum von klinischer Praxis bis zu statistischen Methoden." Seitens EBD-orientierter Wissenschaftler wird nun versucht, Studien auszuwerten und daraus Richtlinien abzuleiten und allgemein gültige Empfehlungen zu geben; dabei führt dann die Auswertung von Studien über Craniomandibuläre Dysfunktionen (CMD) zu der Behauptung, einschleifen wäre bei CMD nicht sinnvoll. Dagegen sprechen allerdings die langjährigen Erfahrungen funktionstherapeutisch tätiger Kollegen in den Praxen und Universitäten. Im Übrigen belegen auch fundierte wissenschaftliche Langzeit-Untersuchungen von *Kirveskari* et al. ganz eindeutig den Zusammenhang zwischen okklusalen Störungen und CMD.

Das hat natürlich auch gravierende Auswirkungen auf die Krankenversicherungen. Wenn sich eine neue Methode erst ein paar Jahre empirisch bewährt hat, es aber noch nicht genügend wissenschaftliche Untersuchungen gibt, lehnen die Versicherungen die Erstattung mit dem Hinweis auf fehlende Evidenz ab.

2 Anamnese

Anamnese und klinische Funktionsdiagnostik sind Voraussetzungen für die Funktionstherapie. Darüber gibt es zwei ausgezeichnete Bücher, die in den letzten Jahren erschienen sind: *Bumann* und *Lotzmann* „Funktionsdiagnostik und Therapieprinzipien" sowie *Ahlers* und *Jakstat* (Hrsg.) „Klinische Funktionsdiagnostik". Die von *Ahlers* und *Jakstat* dafür entwickelten Anamnese- und Befundbögen sind dabei für die Diagnose und Überweisungen an die verschiedenen Therapeuten sehr hilfreich. Beide Bücher ergänzen sich teilweise und können uneingeschränkt empfohlen werden, denn ohne klinische Funktionsdiagnostik ist Funktionstherapie nicht möglich.

Bei der Befragung der Patienten müssen Sie ganz gezielt nach Beschwerden fragen, die bei einer craniomandibulären Dysfunktion (CMD) auftreten können, der Patient aber nicht mit seinen Zähnen oder Kiefergelenken in Zusammenhang bringt. Dies sind erstens Kopfschmerzen im Schläfenbereich/Augenhintergrund, vom Nacken ausstrahlende Schmerzen in den Hinterkopf, Scheitelkopfschmerz sowie Stirnkopfschmerzen.

Manchmal sagt der Patient, ich habe keine Kopfschmerzen, sondern Migräne. Da diese Diagnose häufig bei unklaren Kopfschmerzen gestellt wird, können Sie dem Patienten nach der Funktionsdiagnose aber sagen, dass seine Kopfschmerzen wahrscheinlich durch eine craniomandibuläre Dysfunktion (CMD) verursacht sind. Zweitens chronischer Tinnitus, bei 25% der Patienten besteht eine Mitbeteiligung durch eine craniomandibuläre Dysfunktion (CMD). Drittens eine orthopädische Mitbeteiligung, die entweder aufsteigen durch eine craniosacrale oder craniozervikale Dysfunktion oder absteigend durch eine craniomandibuläre Dysfunktion verursacht wurde. Durch beide können Blockaden der Wirbelsäule sowie ein Beckenschiefstand hervorgerufen werden. Viertens Ohrenschmerzen, die durch CMD bedingt sind. Deshalb ist es wichtig mit einem HNO-Arzt und einem manual-therapeutisch tätigen Orthopäden zusammenzuarbeiten und ihnen die diagnostischen Möglichkeiten der craniomandibulären Dysfunktionen am Patienten zu zeigen, denn die Kollegen kennen vielfach den Zusammenhang der CMD zu ihren Fachgebieten nicht.

3 Instrumentelle Funktionsanalyse

Die instrumentelle Funktionsanalyse ergänzt die klinische Analyse zur Diagnostik der craniomandibulären Funktionsstörung. Dazu möchte ich *W. Sebald* aus dem Buch „Klinische Funktionsdiagnostik" Hrsg. *Ahlers/Jakstat* zitieren: Wir stellen uns einmal die Okklusion und das Kiefergelenk als sechsbeinigen Tisch vor. Der Tisch steht fest und wackelt nicht, wenn alle Beine gleich lang sind, dabei stellen Bein 5 und 6 die Verbindung zum Diskus her. Wenn Bein 5 und 6 eine optimale Verbindung zum Diskus haben, sind alle Veränderungen leicht feststellbar, denn der Tisch wackelt und einige Beine sind zu lang, andere zu kurz. Bei der instrumentellen Funktionsanalyse können wir jetzt bei nicht gestörtem Gelenk die zu langen Beine, d.h. die Vorkontakte einschleifen und müssen zu kurze Beine durch prothetische oder kieferorthopädische Maßnahmen aufbauen. Bei gestörtem 5. und 6. Bein muss erst eine Vorbehandlung der Kiefergelenke durchgeführt werden, danach können das selektive Einschleifen und das Aufbauen der Zähne erfolgen. Für die Aufzeichnung der Kiefergelenkbahnen gibt es mechanische Geräte wie den SAM-Axiograph III und mechanisch elektronische Geräte, die die Stiftabtastung der Gelenkbahnen elektronisch umsetzen, z.B. das Axiotron von SAM und das Cadiax-System von Gamma. Diese gehen auf das von *Meyer/dal Ri* 1985 entwickelte Registriersystem zurück, das mithilfe eines Tasters auf einer Widerstandsfolie dreidimensionale Bewegungen erfasste.

Diese Systeme sind für die Artikulatorprogrammierung ausreichend, für die Gelenkdiagnostik nicht geeignet, da sie durch die Reibung eine absolute und relative Messungenauigkeit haben. Die Auflösung ist dadurch nicht so groß und kleinste, für die Diagnose oft bedeutende Abweichungen können deshalb nicht dargestellt werden. Es gibt Systeme, die optoelektronisch mit Infrarot, Ultraschall oder Magnetfeldern arbeiten, die entweder gelenknah oder gelenkfern arbeiten. Für die Kiefergelenkdiagnostik sind berührungslose, gelenknahe Systeme am besten geeignet, das am weitesten verbreitete, ist der Condylocomp LR3. Bei den Gelenkfernen gibt es für die Artikulatorprogrammierung drei Geräte, die mit Ultraschall arbeiten, von Zebris das JMA-System, von KaVo das ARCUSdigma-Gerät, dass aber keine Referenzebene aufweist und nur für KaVo-Artikulatoren konzipiert wurde und von SAM den Axioquick-Rekorder, der als Referenzebene das Porion (höchster knöcherner Punkt des Porus acusticus externus) und das Orbitale (Frankfurter Horizontale) nimmt und dadurch auch für die Gelenkdiagnostik geeignet ist.

Die Behandlung von Kiefergelenkerkrankungen ist seit Anfang 1993 einfacher geworden. Basierend auf den Untersuchungen von *Christiansen* ist es möglich, nach einer elektronischen Registrierung mit dem Condylocomp LR3 das Unterkiefermodell mit dem CAR-Artikulator von *Winzen* oder dem Variocomp von *Christiansen* am Computer in allen drei Ebenen in eine therapeutische Position so einzustellen, als ob wir im Gelenk des Patienten wären. Dann kann in dieser Position eine Unterkiefer-Positionierungs-Schiene hergestellt werden und damit der Unterkiefer des Patienten in die therapeutische Position geführt werden. Dieses Verfahren geht bisher aber nur mit dem Condylocomp LR3 und den beiden genannten Spezial-Artikulatoren.

Ohne Registriergeräte können wir für die Artikulatorprogrammierung mit Registraten nur die Protrusion einigermaßen genau bestimmen. Die Mediotrusion ist durch Registrate nicht einstellbar, da wir nach 5 mm eine Gerade bekommen und die wichtige Kurve der ersten 3 mm nicht erfasst wird. Hier können wir einen Mittelwert nehmen und den grünen Bennetteinsatz auf 5° stellen.

Mit mechanischen Registriergeräten kann die Protrusion aufgezeichnet und die Mediotrusion mit der Messuhr Millimeter für Millimeter gemessen und anschließend gezeichnet werden, dies ist im Zeitalter der Elektronik aber zu umständlich und viel zu zeitaufwendig. Der Vorteil einer elektronischen Registrierung gegenüber einer mechanischen Axiografie liegt aber auch darin, dass die Mediotrusionsbahn sofort sichtbar ist, während sie bei der mechanischen Axiografie nicht direkt aufgezeichnet wird, sondern erst konstruiert werden muss. Deshalb ist eine elektronische Registrierung besser und genauer, hier sieht man ohne Verzögerung die Mediotrusionsbahn. Bei der Registrierung der Lateralbewegungen muss man den Unterkiefer mit der Hand mit ca. 500 g Druck leicht führen, sonst gerät der Patient häufig in eine Lateroprotrusion. Deshalb ist es wichtig, mehrere Mediotrusionskurven aufzuzeichnen und dann eine von den reinen, identischen Kurven auszuwählen. Außerdem sind die Mediotrusionskurven flacher, wenn der Patient selbst führt, als bei manipulierter Bewegung durch den Zahnarzt. Man sieht auf dem Monitor sofort, wenn der Unterkiefer zu stark geführt wird oder der Patient in eine Lateroprotrusion abweicht.

Nach der Registrierung mit dem Condylocomp LR3 ist die Programmierung der Artikulatoren einfach, der ausgewählte Artikulator (Artex, Condylator, Denar Mark 2, Linear-Typ Non Arcon, Linear-Typ Arcon, Panadent, Protar, SAM 2/3, Stratos 200, Stuart) wird in einem Menü angeklickt und die einzelnen Werte können nacheinander gespeichert und in einem Technikblatt ausgedruckt werden.

Die Winkel für die Protrusion können sofort eingestellt werden und für einige Artikulatoren gibt es individuelle Einsätze, wie z.B. für den SAM 3, der drei verschiedene Einsätze hat. Artikulatoren mit gerader, linearer Protrusion sollten für umfangreiche Rehabilitationen nicht mehr verwendet werden. Die Einstellung der Mediotrusionswerte erfolgt ebenso einfach und das Technikblatt wird anschließend mit allen relevanten Werten ausgedruckt.

Nur volladjustierbare Artikulatoren, wie der Stuart-Artikulator sind noch genauer einstellbar, weil hier noch die Re-, Sur- und Detrusion eingestellt werden kann. Da aber keine volladjustierbaren Artikulatoren mehr hergestellt werden, hat *Winzen* für alle Arcon-Artikulatoren mit 110 mm Kondylarabstand und einer Kondylarkugel von 10 mm Durchmesser das Artikulatoroberteil SRT entwickelt. Dies ersetzt nach dem Aufwachsen der Zähne im Artikulator das Oberteil und damit können dann die Re- und Surtrusion in die Kauflächen eingearbeitet werden. Die Detrusion erscheint als negative Surtrusion, braucht aber nicht eingestellt zu werden, denn wenn sich der Kondylus bei der Laterotrusion nach kaudal bewegt, kommt es zu einer größeren Disklusion der Zähne. Die positive Surtrusion ist aber von großer Bedeutung, ebenso wie die Retrusion, da der Unterkiefer sich nicht wie im individuellen Artikulator nur zur Seite bewegt, sondern zusätzlich nach kranial (positive Surtrusion) oder nach posterior (Retrusion) bewegen kann. Bei der Seitwärtsbewegung kommen Sur- und Retrusion natürlich auch zusammen vor. Dabei wird dann im Artikulator auch der Winkel der Sur- oder Retrusion genau eingestellt, sodass die Lateralbewegung (auf der Arbeitsseite) vom Patienten auf den Artikulator übertragen werden kann.

Bei der instrumentellen Funktionsanalyse werden Ober- und Unterkiefermodelle schädelgerecht in einen individuell einstellbaren Artikulator z.B. in den SAM 3 mithilfe eines Registrates in zentrischer Kondylenposition montiert. Mit dem Mandibular-Positions-Indikator (MPI) kann dann der Unterschied dreidimensional zwischen der zentrischen Kondylenposition und der Kondylenposition bei maximaler Interkuspidation (habituelle Kondylenposition) festgestellt werden. Wir nehmen das Oberkiefer-Modell aus dem SAM 3 und schrauben es in das MPI-Oberteil. Mit dem MPI wird das Oberkiefer-Modell in maximaler Interkuspidation auf das Unterkiefermodell gesetzt und mit Zeige- und Mittelfinger auf der Feststellschraube fixiert. Wir legen schwarze Folie zwischen die Kondylarkugel und den viereckigen Messblock und ziehen den Messblock bis zum Kontakt mit der Kondylarkugel heraus. Dabei durchsticht eine innen liegende Nadel das Registrieretikett und gleichzeitig bekommen wir eine schwarze Markierung. Die Durchtrittsstelle der Nadel ist die zentrische Kondylenposition und die schwarze Markierung die habituelle Kondylenposition. In unserem Fall ist der Kondylus nach anterior und kaudal verlagert.

Den axialen Versatz lesen wir auf der Messuhr ab und die Verlagerung am Stützstift können wir ebenfalls in der zentrischen wie in der habituellen Position markieren. So sind wir in der Lage festzustellen, wohin der Unterkiefer sich bei maximaler Interkuspidation verschiebt bzw. wohin sich der Unterkiefer aus der habituellen Position nach einer Einschleiftherapie in die zentrische Kondylenposition bewegen wird. Ganz entscheidend für die Diagnose mit dem MPI sind genaue Modelle und ein gutes Zentrikregistrat. Wenn das nicht gewährleistet ist, kommt es zu Fehldiagnosen. Der Vorteil des MPI gegenüber der elektronischen Kondylenpositionsanalyse (diese gibt den registrierten Wert dreidimensional am Monitor an) ist, dass am Modell im Artikulator die Okklusion direkt studiert werden kann. Dies ist natürlich wesentlich zeitaufwendiger als die Positionsanalyse bei der elektronischen Registrierung.

Bei der elektronischen Registrierung der Positionsanalyse müssen wir dazu zusätzlich Modelle in den Artikulator stellen. Dafür arbeiten elektronische, berührungslose Geräte wie der Axioquick-Rekorder oder der Condylocomp LR3 weitaus einfacher und präziser. Hier wird ein paraokklusaler Löffel aus lichthärtendem Kunststoff individuell hergestellt und an den unteren Frontzähnen mit Sekundenklebergel befestigt. Dabei darf der Kunststoff beim Zusammenbeißen die oberen Zähne nicht berühren. Bei der Kondylenpositionsanalyse führen wir bei leicht geöffnetem Mund, die Zähne dürfen sich gerade eben nicht berühren, den Unterkiefer mit dem Peter-K.-Thomas Handgriff in die zentrische Kondylenposition. Wir klicken die Position P1 an, lassen den Patienten die Zähne in maximaler Interkuspidation schließen und klicken P2 an. P1 ist als Kreis gekennzeichnet und P2 als Kreuz. Dann können wir den Abstand von P1 und P2 sofort dreidimensional für rechts und links in hundertstel Millimetern ablesen.

Bei zwei gelenkgesunden Patienten habe ich die Kondylenpositionsanalyse für die Okklusionsanalyse durchgeführt. In maximaler Interkuspidation handelt es sich bei dem ersten Patienten um eine Kompression beider Kiefergelenke mit Zwangsbiss nach links, beim zweiten Patienten um eine Distraktion des rechten Kiefergelenkes und eine Kompression des linken mit einem Zwangsbiss nach links.

Mit der Kondylenpositionsanalyse können wir nur den Unterschied, d.h. eine Kompression, Distraktion oder seitliche Verschiebung der Kondylen zwischen der momentanen zentrischen Kondylenposition und der Kondylenposition in maximaler Interkuspidation analysieren. Bei einem gesunden Gelenk ist dies übertragbar, nicht jedoch bei einem Gelenk, bei dem der Gelenkraum des Kondylus schon komprimiert oder verschoben ist.

Mit der Kondylenpositionsanalyse können wir also nur die Veränderung zwischen der habituellen Okklusion und der handgeführten Position messen. Die handgeführte Position muss aber nicht die zentrische Kondylenposition sein. Eine Positionsanalyse sagt also nichts über den Zustand des Kondylus oder des Diskus im Kiefergelenk aus, denn eine Kompression oder seitliche Verschiebung des Kondylus im Kiefergelenk ist mit der Kondylenpositionsanalyse nicht feststellbar, sondern nur mit einer elektronischen Registrierung des Gelenkraumes. Ebenfalls ist eine Verlagerung des Diskus, sei sie partiell oder total, nicht sichtbar, dies gelingt nur mit einem MRT und einer elektronischen Registrierung. Deshalb wird die Kondylenpositionsanalyse in ihrer Bedeutung häufig überschätzt, sie ist in der Praxis nur eingeschränkt nutzbar, nämlich um bei einem physiologisch gesunden Gelenkraum festzustellen, wohin sich die Gelenke von der habituellen Okklusion in die zentrische Kondylenposition bewegen werden.

Der wichtigste Schritt für uns ist die Analyse der im Artikulator in der zentrischen Kondylenposition montierten Modelle. Wir wollen wissen, wie nach dem Einschleifen die Ober- und Unterkieferzähne zusammenpassen und wie die Front-Eckzahnführung aussieht. Dazu können wir entweder die zentrische Okklusion zur Probe einschleifen oder wir lassen uns vom Zahntechniker ein Unterkiefer-Sägemodell herstellen, bei dem wir die Seitenzähne herausnehmen und so die Front-Eckzahnführung in der zentrischen Kondylenposition studieren können. Dadurch stellen wir sehr schnell fest, ob ein selektives Einschleifen sinnvoll ist oder ob der Patient erst kieferorthopädisch vorbehandelt werden muss oder ob wir ihn nicht einschleifen dürfen.

3 Instrumentelle Funktionsanalyse

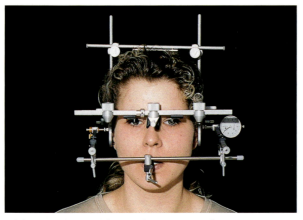

Abb. 3.1 Der mechanische Axiograph III ist angelegt

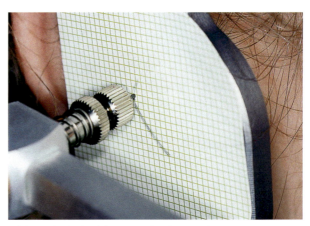

Abb. 3.2 Aufzeichnung der Protrusion

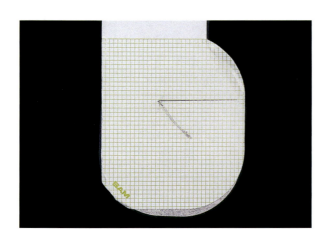

Abb. 3.3 Achse-Orbitalebene eingezeichnet

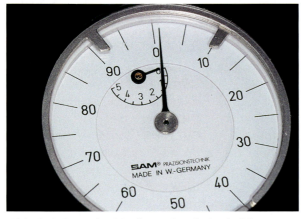

Abb. 3.4 Start der Mediotrusionsbahn bei 0 mm

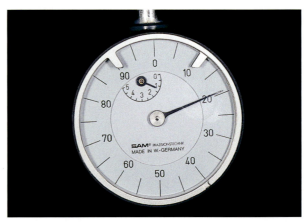

Abb. 3.5 Nach jedem Millimeter wird der Wert notiert

3 Instrumentelle Funktionsanalyse

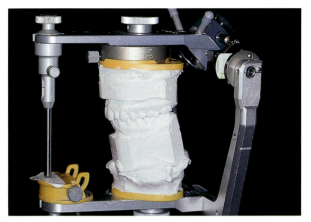

Abb. 3.6 Das Oberkiefer-Modell wird in maximaler Interkuspidation in den MPI eingestellt

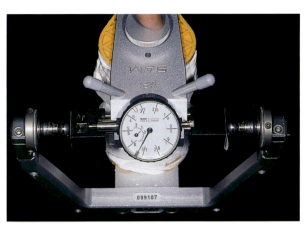

Abb. 3.7 Die Verschiebung auf der Achse wird an der Messuhr abgelesen

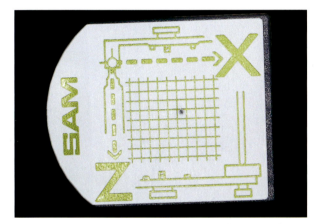

Abb. 3.8 Durch Hereinschieben der Blöcke sticht eine Nadel durch den Aufkleber und markiert die Zentrik

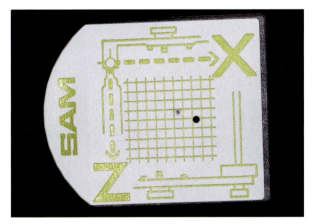

Abb. 3.9 Die Blöcke werden herausgezogen und schwarze Folie markiert den Kontaktpunkt. Dies sind die habituellen Achspunkte

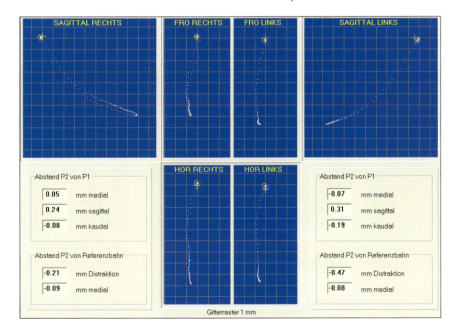

Abb. 3.10 Elektronische Positionsanalyse: Der Kreis ist die zentrische Kondylenposition, das Kreuz die maximale Interkuspidation. Kompression beider Gelenke mit Zwangsbiss nach links.

3 Instrumentelle Funktionsanalyse

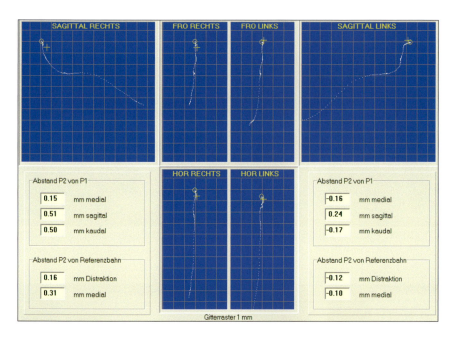

Abb. 3.11 Distraktion des rechten Gelenkes und Kompression des linken mit Zwangsbiss nach links

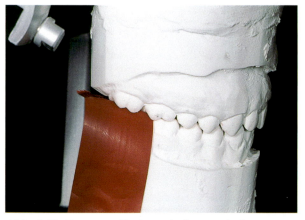

Abb. 3.12 Der erste Vorkontakt in zentrischer Kondylenposition wird mit roter Folie markiert

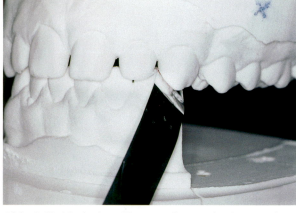

Abb. 3.13 Nach dem Herausnehmen der Seitenzähne kann die Front- Eckzahnführung kontrolliert werden

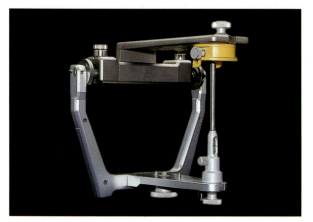

Abb. 3.14 Das SRT-Oberteil auf dem SAM 3-Artikulator, damit kann die Re- und Surtrusion eingestellt werden

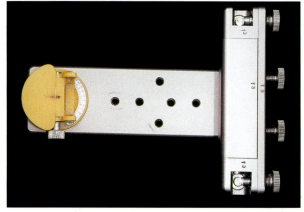

Abb. 3.15 Das SRT-Oberteil

4 Registrierung der Gelenkbahnen

Die Registrierung der Gelenkbahnen ist nicht nur für die Diagnose der arthrogen bedingten craniomandibulären Dysfunktion wichtig, sondern auch für die prothetische Rekonstruktion der Zähne. Eine elektronische Registrierung mit dem Condylocomp LR3 oder mit dem Axioquick-Rekorder ist viel einfacher und schneller durchzuführen als jede mechanische Registrierung. Ich habe im Laufe der Jahre fast alle Registrierverfahren angewendet, von einfachen mechanischen Axiografien, über die TMJ-Registrierumg, bei der die individuellen Bahnen in Kunststoff registriert wurden, bis hin zur Stuart-Pantografie, die mit Einstellung in den Stuart-Artikulator und dem individuellen Einschleifen der Mediotrusionseinsätze sehr viel Zeit (ca. 2 Stunden) beanspruchte. Bei den elektronischen Registrierverfahren über die erste Axiografie mit Stiftabtastung (*Meyer/dal Ri*) bis zum Condylocomp LR3. Der Lerneffekt und das Verständnis für die Funktion der Gelenkbahnen waren enorm. Das Fazit ist: Die berührungslosen elektronischen Registriergeräte sind am schnellsten und immer einfacher zu handhaben, wie der neue Axioquick-Rekorder von SAM. Die individuellen Einstellwerte kann man ausdrucken, sodass man damit nur noch den Artikulator einstellen muss.

Die Genauigkeit der Übertragung der registrierten Werte auf den Artikulator ist durch die Konstruktion jedes Artikulators und seiner Protrusions- und Mediotrusionseinsätze gegeben. Während 90% der individuell gekrümmten Protrusionseinsätze bei 2 mm mit den registrierten Werten übereinstimmen, sieht es bei der Mediotrusion schlechter aus. Als Referenz gelten hier die vier Mediotrusionseinsätze des Stuart-Artikulators, die nach 2 mm noch eine Genauigkeit von 76% erreichen. Andere Artikulatoren erreichen sehr viel geringere Werte, die austauschbaren Mediotrusionseinsätze könnten aber durchaus noch verbessert und so eine höhere Übereinstimmung erzielt werden.

Für eine prothetische Rekonstruktion sind mechanische Registriergeräte wie der Axiograph, mechanisch elektronische wie das Axiotron und das Cadiax Gerät oder elektronische, berührungslose wie der gelenknah messende Condylocomp LR3, oder die gelenkfern messenden wie das JMA-System von Zebris, das KaVo ARCUSdigma-Gerät und der Axioquick-Rekorder von SAM alle geeignet.

Der gelenkferne Axioquick-Rekorder ist sehr einfach zu bedienen, er hat zwei wichtige Vorteile, nämlich als Bezugsebene die Porion-Orbitalebene (Frankfurter Horizontale) und wir können nicht nur SAM-Artikulatoren, sondern auch die meisten anderen Artikulatoren einstellen. Das Oberteil des Rekorders wird wie der SAM-Gesichtsbogen angelegt und mit zwei Bändern über und hinter dem Kopf fixiert. Dann entfernen wir die beiden Ohrstöpsel und nehmen für die Gelenkbahnregistrierung eine spezielle Bissgabel, legen Boxingwachs als Sollbruchstelle in die Mitte und setzen sie mit Xanthano-Abdruckgips auf die unteren Frontzähne. An die Stange koppeln wir das Unterteil des Rekorders an und können das Programm für die Registrierung aufrufen. Als Erstes registrieren wir die individuelle Achse mit dreimaligem Öffnen und Schließen. Alle Bewegungen müssen wir immer aus der zentrischen Kondylenposition starten, dazu lassen wir den Patienten den Unterkiefer nach vorne und zurückschieben und anschließend schlucken. Die Protrusion kann der Patient problemlos selbst ausführen, indem er den Unterkiefer ohne Zahnkontakt nach vorne und zurückschiebt. Die Lateralbewegungen sind etwas schwieriger zu registrieren, denn wenn der Patient selbst den Unterkiefer zur Seite schiebt, bekommen wir eine zu flache Kurve oder eine Lateroprotrusion.

Deshalb ist es nötig, den Unterkiefer des Patienten mit ca. 500 g Druck zu führen, den nötigen Druck kann man an einer Waage vorher testen. Wir zeichnen mehrere Lateralbewegungen auf und sehen sofort, ob der Patient in eine Lateroprotrusion geführt hat oder ob wir bei zu viel Druck eine nicht gewünschte, gerade Side shift aufgezeichnet haben.

Die registrierten Werte überlagern wir mit den Artikulatoreinsätzen und bekommen so die Einsätze und Winkel für die Artikulatoreinstellung. Wir überlagern nur die ersten 3 mm, dadurch wird die Artikulatoreinstellung genauer, denn für die prothetische Versorgung sind nur die ersten Millimeter bis zur Disklusion der Seitenzähne wichtig.

Bei der Gelenkdiagnostik und der Positionsanalyse brauchen wir einen paraokklusalen Löffel, der an den Unterkiefer-Frontzähnen befestigt wird und so ein Schließen der Zähne ermöglicht. Daran befestigen wir dann das Unterteil des Axioquick-Rekorders. Wir können damit auch die Steilheit der Front- und Eckzähne registrieren oder einen kompletten Kauzyklus aufzeichnen. Zum Schluss legen wir die SAM-Bissgabel an, lassen den Patienten auf Watterollen beißen und fixieren die Bissgabel mit dem Oberteil des Axioquick-Rekorders. So können wir anschließend das Oberkiefermodell schon direkt mit dem Oberteil des Rekorders in den Artikulator einstellen.

Eine prothetische Rekonstruktion mit Registrierung der Kiefergelenkbahnen sollte nur nach Vorbehandlung mit einer Aufbissschiene und anschließendem selektivem Einschleifen in zentrischer Kondylenposition erfolgen.

Kontraindikationen sind eine Verschlechterung der Bissverhältnisse, wenn z.B. eine vorhandene Front-Eckzahnführung in der habituellen Okklusion nach Einschleifen in der zentrischen Kondylenposition nicht mehr erreicht werden kann oder wenn die Stützhöcker der Seitenzähne in zentrischer Kondylenposition keine axiale Belastung mehr haben würden. Dann müsste erst eine kieferorthopädische Vorbehandlung erfolgen oder die prothetische Rekonstruktion in der habituellen Okklusion hergestellt werden.

4 Registrierung der Gelenkbahnen

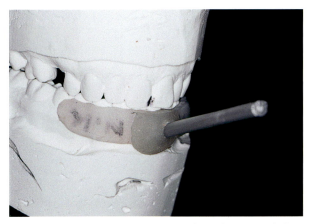

Abb. 4.1 Der paraokklusale Löffel wird am Modell mit lichthärtendem Kunststoff angefertigt

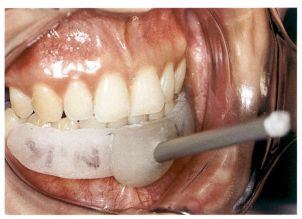

Abb. 4.2 und mit Sekundenkleber Gel eingesetzt

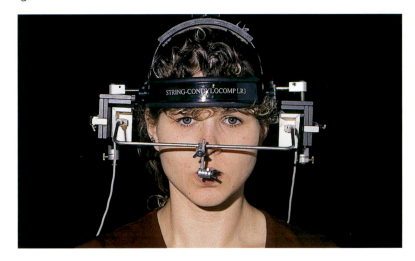

Abb. 4.3 Der Condylocomp LR 3 angelegt, der Bogen mit den Reflektoren ist an den paraokklusalen Löffel angeschraubt

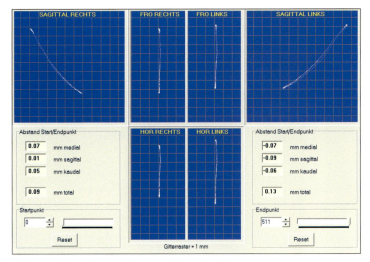

Abb. 4.4 Die Protrusion in allen drei Ebenen

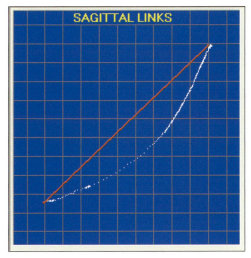

Abb. 4.5 Die linke Protrusion in der sagittalen Ebene, von der Seite gesehen. Die rote Tangente gibt die Gelenkbahn eines Artikulators mit geraden Protrusionseinsätzen wieder.

4 Registrierung der Gelenkbahnen

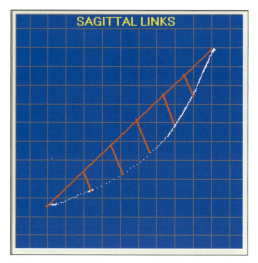

Abb. 4.6 Bei einem geraden Einsatz wird der gestreifte Bereich nicht erfasst, diese Artikulatoren sollten bei prothetischen Rekonstruktionen nicht mehr verwendet werden

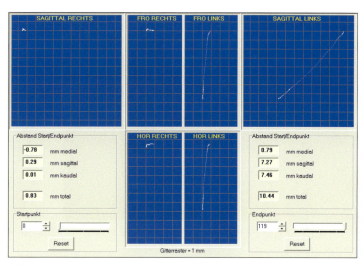

Abb. 4.7 Die linke Mediotrusionsbahn HOR-Linksebene

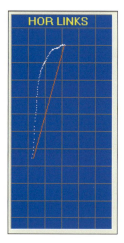
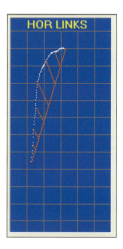

Abb. 4.8 Die linke Mediotrusionsbahn auf der horizontalen Ebene, die rote Tangente gibt die Mediotrusion eines geraden Bennetteinsatzes wieder.

Abb. 4.9 Dabei wird der gestreifte Bereich nicht erfasst und bei Kronen kann es deshalb zu Interferenzen bei den Seitwärtsbewegungen kommen

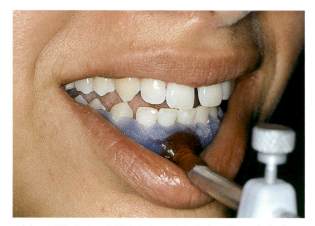

Abb. 4.10 Beim SAM-Axioquick-Rekorder wird ein paraokklusaler Löffel eingeklebt

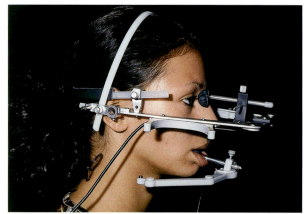

Abb. 4.11 Das Oberteil wird so einfach wie der SAM-Gesichtsbogen angelegt

4 Registrierung der Gelenkbahnen

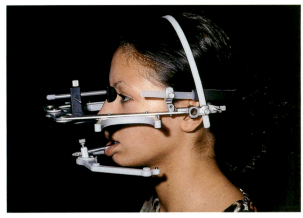

Abb. 4.12 Das Unterteil befestigen wir am paraokklusalen Löffel

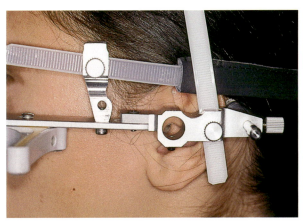

Abb. 4.13 Der Ohrstöpsel ist gerade entfernt, als Referenz dient die Frankfurter Horizontale

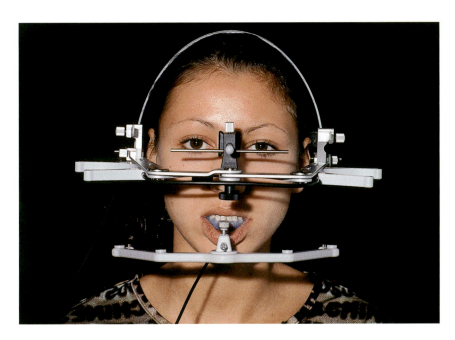

Abb. 4.14 Die Protrusion wird aus der zentrischen Kondylenposition gestartet

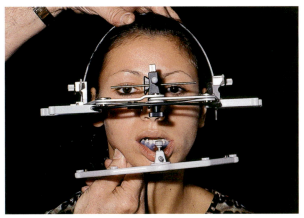

Abb. 4.15 Die Laterotrusion nach links mit 500 g Druck geführt,

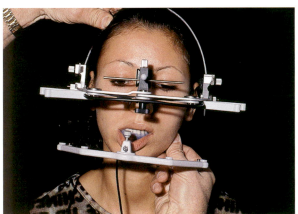

Abb. 4.16 ebenso wie die Laterotrusion nach rechts

4 Registrierung der Gelenkbahnen

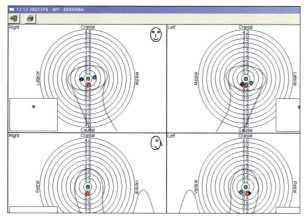

Abb. 4.17 Die exakte Achse wird mit dreimaligem Öffnen und Schließen bestimmt

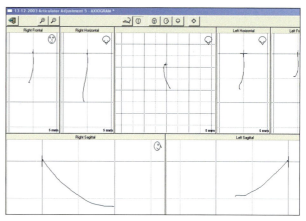

Abb. 4.18 Die in allen drei Ebenen aufgezeichnete Protrusion

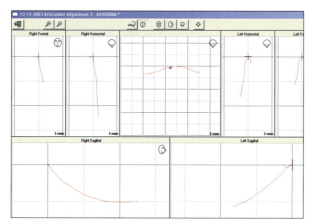

Abb. 4.19 Die Seitwärtsbewegungen in der Exkursivbewegung

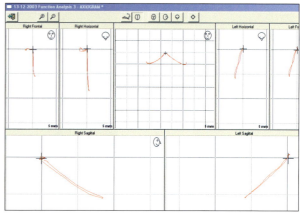

Abb. 4.20 Die Seitwärtsbewegungen in der Ex- und Inkursivbewegung

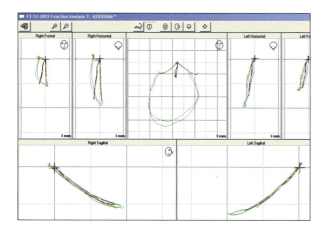

Abb. 4.21 Aufzeichnung eines Kauzyklus

5 Vorbehandlung der myogenen CMD

Die klinische Funktionsdiagnose gibt uns wichtige Hinweise für die Mitbehandlung durch einen HNO-Arzt, einen Orthopäden, einen auf craniomandibuläre-Dysfunktion (CMD) spezialisierten Physiotherapeuten, eine osteopathische oder eine craniosacrale Behandlung. Wir Zahnärzte sollten der Koordinator für diese Patienten sein und sie zu den entsprechenden Behandlern überweisen. Dafür haben sich die Diagnose- und Befundbögen von *Ahlers* und *Jakstat* als ausgesprochen hilfreich erwiesen, die für eine papierlose Praxis auch als Computerprogramm vorliegen.

Die Therapie des funktionsgestörten Patienten setzt eine große Präzision und Überprüfungen jedes Arbeitsschrittes voraus. Dadurch können wir sofort Fehler erkennen und diese umgehend korrigieren. Wir kontrollieren so nicht nur unsere Arbeit, sondern verbessern sie auch, denn aus Fehlern können wir nur lernen, wenn wir sie erkennen. Diese Präzision und Überprüfungen jedes Schrittes habe ich bei *Arne Lauritzen* in seinen vier Kursen, die über mehrere Jahre verteilt waren und insgesamt fast vier Wochen dauerten, gelernt. In den folgenden Kapiteln möchte ich Ihnen diese Präzision vermitteln, damit Sie mit der Funktionstherapie noch erfolgreicher bei Ihrer Arbeit werden.

Nach der Funktionsdiagnose prüfen wir zuerst die Okklusion des Patienten.

Mit einer von *Klett* entwickelten Methode, der dynamischen Okklusionsprüfung durch retardierte, isometrische Muskelkontraktion, können wir feststellen, auf welcher Seite sich der erste Vorkontakt befindet. Wir legen unsere Finger auf beide M. masseter und lassen den Patienten den Unterkiefer langsam schließen und nach dem ersten Zahnkontakt die Muskeln ganz langsam anspannen. Mit unseren Fingern spüren wir sofort, welcher M. masseter zuerst angespannt wird und finden dann auf dieser Seite den ersten Vorkontakt. Mit dem P.K.Thomas-Handgriff gehen wir mit dem Unterkiefer in die zentrische Kondylenposition, halten unsere rote Folie zwischen die Zähne dieser Seite und markieren so den ersten Vorkontakt. Anschließend prüfen wir die Lateralbewegung und ganz besonders die Mediotrusion auf Balancekontakte.

Bei dem P.K.T.-Griff muss unser Unterarm parallel zum Patienten gehalten werden, denn wenn wir links vom Patienten sitzen, wird der Unterarm meistens schräg angesetzt und der Unterkiefer damit unbewusst minimal nach links verschoben. Deshalb immer auf einen geraden Unterarm achten!

Die wichtigste, reversible Vorbehandlung einer craniomandibulären Dysfunktion (CMD) erreichen wir mit einer Aufbissschiene, die bei myogener Ursache der CMD im Oberkiefer nur nachts und bei arthrogener Ursache der CMD im Unterkiefer tagsüber und nachts getragen wird.

Um sehr schnell zwischen einem zahnärztlichen Problem oder einer orthopädische Beteiligung zu differenzieren, untersuchen wir den Patienten auf einen Beckenschiefstand. Falls der Patient Schuhe mit hohen, verschieden hohen Absätzen oder mit Einlagen trägt, lassen wir ihn die Schuhe ausziehen. Dann legen wir unsere Hände links und rechts auf den oberen Beckenrand des Patienten, Daumen parallel zum Fußboden und prüfen, ob ein Beckenschiefstand vorliegt. Dies können wir mit einem dünnen Metallrohr oder genauer mit einer Wasserwaage noch besser sehen. Danach untersuchen wir die Wirbelsäule und fahren mit dem Zeige- und Mittelfinger die Wirbelsäule herunter, um eine vorhandene Skoliose feststellen. Wenn wir einen Beckenschiefstand diagnostiziert haben, lassen wir den Patienten in zentrischer Kondylenposition leicht auf zwei kleine (Nr. 1) Watterollen zwischen den Seitenzähnen beißen und eine Minute durch die Praxis laufen. Danach prüfen wir den Beckenstand erneut und wenn das Becken jetzt gerade steht, liegt ein rein zahnärztliches Problem vor, dessen Ursache entweder eine okklusal oder eine arthrogen bedingte craniomandibuläre Dysfunktion (CMD) ist. Häufig ist mit dem Beckenschiefstand auch eine Skoliose der Wirbelsäule behoben.

Zur genaueren Differenzierung können wir zusätzlich den Armlängenreflex nach van Assche nehmen. Wir stellen uns vor den Patienten, nehmen seine Handgelenke und schwenken sie dreimal nach außen und zurück. Die Hände des Patienten halten wir zusammen und lassen ihn die Daumen ausstrecken. Die Länge der Daumen zueinander merken wir uns und lassen den Patienten die Zeige- und Mittelfinger links und rechts leicht an die Kiefergelenke halten. Dann presst der Patient die Zähne kurz zusammen und wir schwenken die Arme erneut. Wenn jetzt die Daumen einen größeren Abstand voneinander haben, liegt ein zahnärztliches Problem vor. Dann lassen wir ihn die Finger auf die schmerzenden Stellen am Rücken legen, bzw. wenn er die nicht erreichen kann, geben wir mit der Handkante einen ganz sanften Schlag auf die schmerzende Stelle der Wirbelsäule und schwenken die Arme des Patienten erneut. Falls der Abstand der Daumen genauso groß wie am Anfang ist, liegt ein rein zahnärztliches Problem vor, wenn der Abstand der Daumen größer geworden ist, liegt ein orthopädisches Problem vor. Der Abstand kann zwischen 1 und 8 cm betragen, je größer er ist, desto größer ist die Störung. Ein orthopädisches Problem kann natürlich auch mit einem zahnärztlichen zusammen vorkommen.

Bei einem rein zahnärztlichen Problem können wir nach der klinischen Funktionsdiagnose sofort mit der Funktionstherapie beginnen. Wenn ein orthopädisches oder zusätzlich noch ein zahnärztliches Problem vorliegt, fangen wir mit der Vorbehandlung ebenfalls sofort an. Sobald der Therapeut das Becken gerade gestellt oder die Wirbel entblockt hat, ändert sich der Biss, deshalb muss der Patient direkt nach der Behandlung zu uns in die Praxis kommen und am besten solange auf zwei Watterollen beißen. Dann korrigieren wir den Biss der Aufbissschiene durch Einschleifen.

Als letzten diagnostischen Test drücken wir unsere Zeigefinger ganz leicht in die Gruben hinter den Ohrläppchen (zwischen Processus mastoideus und aufsteigender Mandibula) und fragen den Patienten, ob es an einer Seite schmerzt. Wenn eine Seite schmerzhaft ist, ist der Atlas (C 1) verschoben und muss wie Blockaden anderer Wirbel auch, vom Orthopäden entblockt werden. Der Atlas hat eine ganz enge Beziehung zum craniomandibulären System, er kann durch eine Fehlokklusion dauerhaft zu einer Seite luxiert sein, der Unterkiefer ist dann zur anderen Seite verschoben und wenn der Atlas entblockt wird, ändert sich sofort die Okklusion.

Wir überweisen unseren Patienten deshalb zuerst an einem manual therapeutisch tätigen Orthopäden, um die Probleme der Wirbelsäule zu beheben. Den Beckenschiefstand behandeln verschiedene Therapeuten, es sind meistens spezialisierte Physiotherapeuten, Osteopathen mit craniosacraler Ausbildung oder auch spezialisierte Heilpraktiker. Wir Zahnärzte sind der Koordinator für diese Patienten und überweisen sie gezielt an die entsprechenden Therapeuten.

Da die meisten Orthopäden die Zusammenhänge zwischen craniomandibulärer Dysfunktion (CMD) und Wirbelsäule/Beckenschiefstand nicht kennen, müssen wir unserem Orthopäden an einem geeigneten Patienten die diagnostischen Möglichkeiten zeigen.

Bei der Behandlung eines zahnärztlich bedingten Beckenschiefstand werden bisher Einlagen verschrieben, um die durch den Beckenschiefstand bedingte Beinlängendifferenz auszugleichen. Dadurch wir das zahnärztliche Problem zementiert und wir wundern uns, warum die Okklusion sich dauernd ändert und wir die Probleme dieser Patienten nicht in den Griff bekommen. Echte Beinlängendifferenzen sind aber eher selten, meistens sind es Probleme des Beckens, der Wirbelsäule und eben auch zahnärztlich bedingte Dysfunktionen. Durch eine enge Zusammenarbeit mit dem Orthopäden werden wir beide wesentlich mehr

Erfolg bei der Behandlung dieser Patienten haben.

Bei der craniomandibulären Dysfunktion (CMD) unterscheiden wir zwischen myogen und arthrogen bedingter Ursache. Dazu untersuchen wir die Patienten nach der Methode von *Bumann und Groot Landewehr.* Bei über 90% aller CMD-Patienten liegt ein myogener Ursprung vor, der meistens durch okklusale Störungen bedingt ist und durch psychische Faktoren verstärkt werden kann.

Die Aufbissschiene, die wir heute verwenden, basiert auf der Michigan-Schiene. Einige bekannte Gnathologen haben die Michigan-Schiene etwas modifiziert, im Grunde genommen sind aber die meisten Schienen sehr ähnlich. Das Prinzip der Schiene, die ich Ihnen vorstellen möchte, ist gleichmäßiger Kontakt auf den Seitenzähnen und eine *flache* Front-Eckzahnführung. Schienen ohne Front-Eckzahnführung, die nur auf den Seitenzähnen Kontakt haben oder nur in der Front (dies führt sehr schnell zur Kompression der Gelenke), sind nicht lege artis und dürfen nicht mehr eingesetzt werden.

Die Therapie besteht darin, dass der Patient nachts eine Oberkiefer-Aufbissschiene trägt und bei Bedarf Entspannungstechniken lernt, wie die progressive Muskelentspannung nach *Jakobsen,* autogenes Training, Yoga oder andere. Da einige Patienten auch tagsüber pressen oder eine Bruxstellung einnehmen, empfiehlt es sich, kleine rote Punkte am Arbeitsplatz anzubringen. Die Patienten sollen sich bei Wahrnehmung der Punkte selbst kontrollieren und die Kaumuskulatur entspannen. Wenn dies nicht gelingt, kann der Patient die Schiene auch tagsüber tragen.

Damit die Nackenmuskulatur sich auch entspannen kann, empfehlen wir dem Patienten, auf einem Nackenstützkissen zu schlafen, und zwar nur auf der Seite oder auf dem Rücken. Solange er auf dem Bauch schläft, kann sich die Nacken- und Kaumuskulatur nicht entspannen, da die Halswirbelsäule und der Unterkiefer unphysiologisch belastet werden. Das Nackenstützkissen muss die Schulterbreite voll ausfüllen und so breit sein, dass man beim Umdrehen nicht neben dem Kissen liegt. Ein für meine Patienten bewährtes Kissen kommt von Billerbex, das es in drei verschiedenen Ausführungen gibt, aus Latex für schmale Schultern, eins aus festerem Kunststoff für normal breite Schultern und eine dritte Ausführung, bei der man die Innenteile variieren und so individuell auf seine Schulterbreite einstellen kann. Zum Testen legt man sich mit dem Kissen auf die Seite und ein Begleiter schaut von dorsal, ob die Wirbelsäule und der Kopf eine Gerade bilden. Wichtig ist dabei, dass bei der Seitenlage die größere Wölbung unter dem Nacken liegt und bei der Rückenlage die kleinere Wölbung.

5 Vorbehandlung der myogenen CMD

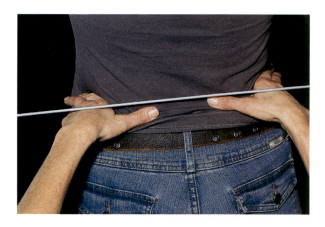

Abb. 5.1 Messung des Beckenstandes, rechts steht das Becken höher als links

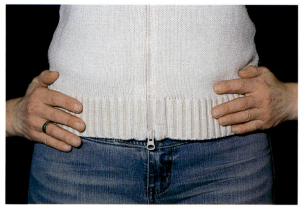

Abb. 5.2 Das rechte Becken steht etwas vor

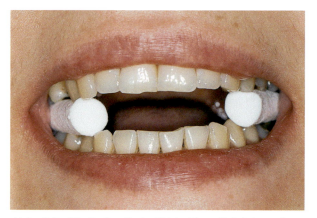

Abb. 5.3 Die Patientin beißt in Zentrik leicht auf zwei kleine Watterollen (Nr. 1) und läuft 1 Minute durch die Praxis

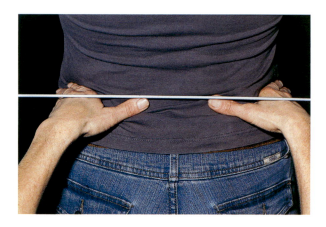

Abb. 5.4 Wenn das Becken danach gerade steht, liegt ein zahnärztliches Problem vor, wenn nicht, ein orthopädisches

5 Vorbehandlung der myogenen CMD

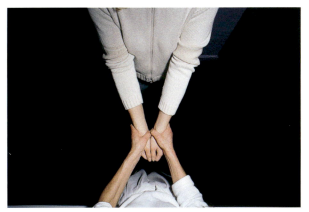

Abb. 5.5 Der Armlängenreflex-Test nach van Assche beginnt mit aneinander gelegten Händen

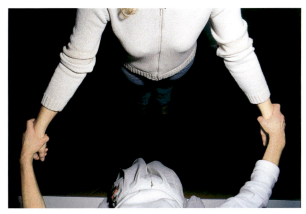

Abb. 5.6 Es werden drei Mal die Arme nach außen und zurück geschwenkt

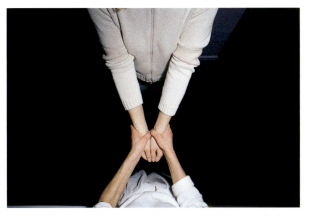

Abb. 5.7 Die Hände werden festgehalten und die Daumen ausgestreckt

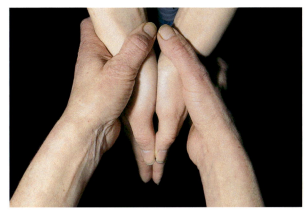

Abb. 5.8 In diesem Fall ist der rechte Daumen 5 mm länger

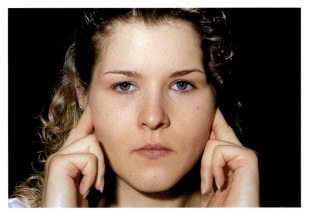

Abb. 5.9 Zeige- und Mittelfinger werden auf das Kiefergelenk und M. masseter gehalten und die Zähne 10 sek fest zusammen gebissen

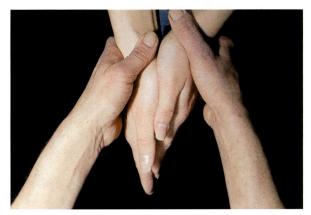

Abb. 5.10 Die Arme werden wieder drei Mal geschwenkt und die Hände festgehalten, der Daumen ist jetzt 2 cm länger als vorher (5 mm). Hier liegt ein zahnärztliches Problem vor

5 Vorbehandlung der myogenen CMD

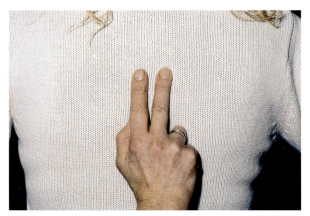

Abb. 5.11 Wir fahren mit Zeige- und Mittelfinger die Wirbelsäule herunter und prüfen, ob eine Skoliose vorliegt

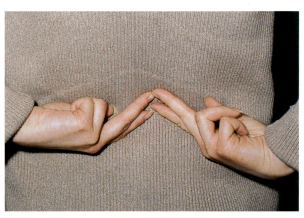

Abb. 5.12 Die Patientin hat Rückenschmerzen und berührt mit ihren Fingern die schmerzende Stelle.

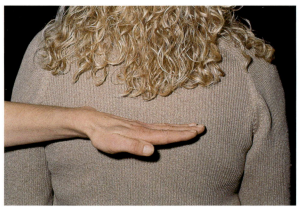

Abb. 5.13 An der Brustwirbelsäule hat sie ebenfalls Schmerzen, wir geben mit der Handkante einen ganz sanften Schlag dagegen, weil sie mit ihren Händen da nicht hinkommt

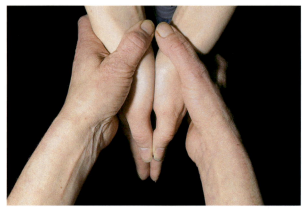

Abb. 5.14 Wir schwenken wieder die Arme und wenn die Daumen die gleiche Anfangsstellung haben (rechts 5 mm länger) dann ist es ein rein zahnärztliches Problem, falls es Unterschiede gibt, liegt auch ein orthopädisches Problem vor. Je größer der Abstand, desto größer das Problem

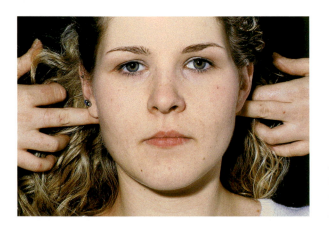

Abb. 5.15 Mit den Zeige- oder Mittelfingern drücken wir ganz leicht in die Gruben hinter den Ohrläppchen, wenn eine Seite schmerzt, ist der Atlas (C 1) verschoben

5.1 Abformung des Ober- und Unterkiefers

Modelle, wie sie normalerweise in der Praxis hergestellt werden, sind für die Präzision, mit der wir arbeiten wollen, nicht geeignet. Dies gilt natürlich nicht nur für unsere Einschleifmodelle, sondern für alle Modelle. Wir arbeiten beim Einschleifen mit Shimstock-Folienstärke, das ist 8μ. Die ganze Behandlung kann nur so genau sein kann wie das schwächste Glied der Kette, deshalb muss jeder Schritt mit der gleichen Genauigkeit und Präzision durchgeführt werden, sonst werden wir keinen Erfolg haben.

Wir beginnen beim Patienten mit den Abformungen des Ober- und Unterkiefers. Für die Abformung nehmen wir *nur Rim-Lock-Löffel*, die wir individuell modifizieren. Absolut verboten (*Lauritzen*) sind perforierte Löffel, sie geben uns verzerrte Modelle und sind für unsere Präzisionsabformungen unbrauchbar! Zuerst messen wir mit dem Schreinemaker-Totalprothetik-Zirkel die Kieferbreite aus, suchen uns danach einen passenden Rim-Lock-Löffel aus und probieren ihn an. Die Zähne müssen bukkal und labial zum Löffelrand mindestens einen Abstand von 5 mm haben, im Unterkiefer zusätzlich noch lingual.

Brückenglieder und Zwischenräume blocken wir mit Silikon oder Boxingwachs aus, damit das Alginat beim Herausnehmen des Löffels nicht reißt oder sich löst. Danach individualisieren wir die Löffel, damit keine Zähne durchgedrückt werden und mindestens 3 mm Alginat zwischen Löffelboden und Zähnen vorhanden ist, denn sonst bekommen wir keine genauen Modelle. Falls der Löffel zu kurz ist, verlängern wir ihn mit lichthärtendem Kunststoff. Anschließend dämmen wir hinter dem letzten Zahn den Löffel mit ein bis zwei Lagen Boxingwachs ab, damit das Alginat nicht nach dorsal weggedrückt wird und es so zu Verzerrungen kommt, sichtbar an den Fahnen distal des letzten Zahnes. Für den Oberkiefer Löffel tragen wir in regio 11, 12 und 16, 26 entweder 3 mm dicke Stopps aus GC-Compound auf oder kleben Bite-Tabs von Panadent auf diese Stellen. Wir mischen Knetsilikon an, legen es auf die Mitte des Löffels und drücken den Löffel gegen den Gaumen bis zum Kontakt mit den Compound-Stopps. Die Silikonüberschüsse am inneren Retentionsdraht entfernen wir mit dem X-acto-Messer Nr. 5 und Klinge Nr. 22, denn der muss für die Retention des Alginates frei bleiben. Für die Abformung der Aufbissschiene oder bei prothetischen Abformungen des Gegenkiefers können wir auch alternativ rotes Kerr-Boxingwachs nehmen, das wir ringförmig auftragen und dann mit etwas Druck bis zu den Compound-Stopps gegen den Gaumen pressen. Auf den Rand des Löffels adaptieren wir Boxingwachs und das Löffelende dichten wir ebenfalls, je nach Alveolarkammhöhe distal des letzten Zahnes, mit ein bis zwei Lagen Boxingwachs ab, damit das Alginat nicht nach dorsal ausweichen kann. Wir drücken den Löffel noch einmal gegen den Gaumen, nehmen ihn aus dem Mund und entfernen die drei Compound-Stopps.

Den Oberkieferlöffel haben wir jetzt für unsere Abformung individualisiert und wenden uns dem Unterkieferlöffel zu. Es werden ebenfalls drei Stopps aus 3 mm dickem GC-Compound oder Bite-Tabs in regio 31, 41 und 36, 46 aufgebracht und so viele Streifen Boxingwachs auf den äußeren Rand aufgetragen, bis die Stopps eben erreicht werden. Dorsal verschließen wir ebenfalls je nach Knochenhöhe mit ein bis zwei Lagen Boxingwachs den Löffel und entfernen die drei Stopps. Jetzt sind beide Rim-Lock-Löffel individualisiert und für die Alginatabformung vorbereitet.

Für die Abformungen nehmen wir normal abbindendes (3 Minuten) Palgat Plus Alginat. Der Behälter mit dem Alginat wird jeden Morgen von der Helferin umgedreht und gut durchgeschüttelt, da die schwereren Bestandteile des Alginates nach unten sinken und dann die Mischung nicht mehr stimmt. In den *trockenen* Mischbecher gießen wir 12 bis 13 Grad kaltes Wasser für zwei Portionen Alginat, nur bei XL-Löffeln drei Portionen und mischen das Ganze im Alginator II. Dadurch bekommen wir ohne Vakuum blasenfrei angemischtes Alginat.

Die Oberkieferzähne werden mit Luft getrocknet und mit dem Zeigefinger massieren wir das Alginat in die Fissuren der Seitenzähne sowie auf die Inzisal- und Lingualflächen der Frontzähne ein. Den mit Alginat beschickten Rim-Lock-Löffel drücken wir langsam, parallel zu den Kauflächen, bis zu unserem palatinalen Stopp gegen den Gaumen und halten ihn drucklos so lange fest, bis das Alginat nach drei Minuten abgebunden ist. An einem Stück Alginatüberschuss prüfen wir dann, ob es fest geworden ist.

Um das Außenventil zu öffnen und den Löffel einfacher zu entfernen, blasen wir mit dem Luftbläser in regio 13 in die Abformung. Dann legen wir den Zeigefinger und Daumen der linken Hand links und rechts auf die bukkalen Ränder des Löffels und unterstützen das Herausnehmen mit der rechten Hand am Löffelgriff. Den Löffel müssen wir immer senkrecht herausnehmen, *niemals* abkippen! Mit kaltem Wasser säubern wir die Abformung, schneiden mit dem Skalpell das Alginat weg, das unter die Löffelunterseite gelangt ist und legen den Löffel in einen Hygrofor. Dafür nehmen wir die Tupper Box Nr. A03, die wir täglich neu mit nassem Zellstoff oder Papierhandtüchern auslegen und mit dem Spray so viel Wasser Luftgemisch zugeben, bis eine feuchte Kammer entstanden ist, sichtbar an den beschlagenen Seitenwänden.

Die Abformung des Unterkiefers erfolgt ähnlich, wir trocknen die Zähne mit dem Luftbläser, massieren mit dem Zeigefinger das Alginat in die Fissuren und auf die Inzisalkanten, setzen den Löffel zuerst im Molarenbereich auf die Zähne und drücken ihn dann vorsichtig bis zum Stopp im Vestibulum herunter. Dann bitten wir den Patienten, den Unterkiefer soweit wie möglich zu schließen, ohne aber mit der Löffelhinterkante die oberen Molaren zu berühren. Dies ist deshalb wichtig, weil der Unterkiefer sich beim weiten Öffnen verbiegt und wir deshalb keine exakten Modelle erhalten würden. Zum Herausnehmen pusten wir wieder Luft in regio 43 unter das Alginat und halten seitlich mit unseren Zeigefingern und Daumen (damit der Löffel nicht gegen die Oberkieferzähne schlägt) den Löffel fest und bitten den Patienten mit der Zungenspitze vorne den Löffel hochzudrücken.

Bei gelockerten Zähnen nehmen wir zur Abformung Hydrokolloid, damit die gelockerten Zähne durch das Alginat nicht intrudiert werden. Die Hydrokolloid-Löffel werden genauso abgedämmt wie die Rim-Lock-Löffel.

Die Abformungen legen wir in den Hygrofor und müssen sie nach 15 Minuten, wenn die Rückstellung des Alginates erfolgt ist, sofort mit Gips der Klasse 4 ausgießen. Dazu sprühen wir in die Alginatabformungen Wasser und streuen Gipspulver auf das Alginat. Dies lassen wir zwei Minuten einwirken, um die Alginsäure zu binden und bekommen so glattere Oberflächen. Dann spülen wir das Gipspulver mit Wasser gründlich ab, sprühen Delar Surfactant zur Entspannung auf die Abformung und blasen es anschließend mit Druckluft wieder aus.

Ein wichtiger Punkt ist der Gips, mit dem wir die Modelle ausgießen und einartikulieren. Ich verwende Gipse des Herstellers „Klasse 4", für die Einschleifmodelle nehme ich Vario Plus, dieser Gips gehört zur Gips-Klasse 4 und ist optimal zum Einschleifen geeignet, da er eine Härte von 180 N/mm und eine Expansion von 0,08% hat. Für das Einartikulieren nehme ich den Sprint Gips, der recht schnell abbindet und eine Expansion von nur 0,03% hat. Superhartgipse, die wir für unsere Kronen verwenden, haben eine Härte von 260 bis 300 N/mm und sind für unsere Schienen- und Einschleifmodelle zu hart.

Wir nehmen für eine Abformung 100 g Vario-Plus-Gips, den wir mit einer Präzisionswaage auswiegen, und 22 ml *destilliertes* Wasser aus einem Messbecher oder einem Präzisionsgerät, dem K4-Dispenser, den wir auf einen Milliliter genau einstellen können. Das Wasser gießen wir in den *feuchten* Vakuumbecher, fügen den Gips hinzu und rühren ihn mit dem Spatel gut durch. Wir lassen erst das Vakuum aufbauen und mischen dann 30 Sekunden den Gips.

Auf dem Rüttler lassen wir erst ein wenig Gips vom letzten Molaren langsam bis zum Molaren der anderen Seite laufen und achten darauf, dass der Gips besonders in der Front keine Luft einschließt. Anschließend füllen wir vom letzten Molaren den Löffel weiter mit Gips auf. Damit der Gips nicht lingual den Löffel herunterfließt und das Entformen schwierig wird, fertigen wir für jede Unterkiefer-Löffelgröße einen Silikonverschluss, um dies zu verhindern. Den unteren Löffel verschließen wir mit dem vorbereiteten Silikonverschluss und füllen die Abformung weiter mit Gips auf. Auf den Gips legen wir genoppte Verpackungsfolie, um eine gute Retention für den Sockel zu erhalten. Wir lassen die ausgegossenen Modelle mindestens 45 Minuten stehen, drehen sie aber nicht um, da die Feuchtigkeit immer nach oben steigt und wir dann weiche Höcker bekommen würden. Wenn wir kurz vor Praxisschluss noch Abformungen ausgießen, legen wir die in den Hygrofor, damit das Alginat nicht austrocknet und uns beim Entformen am nächsten Tag keine Gipszähne abbrechen.

Nach 45 Minuten füllen wir unsere Modelle mit dem gleichen Gips im Foldox-Sockelformer auf – den es endlich wieder als Nachbau gibt – und legen die genoppte Folie auf den Gips. Nach weiteren 45 Minuten nehmen wir die Modelle aus dem Löffel, trimmen sie und entfernen mit dem X-acto-Messer Nr. 1 und Klinge Nr. 12 unter Lupenkontrolle positive Blasen. Jetzt sind unsere Modelle fertig und können später in den Artikulator eingestellt werden.

Für die Überprüfung der Ober- und Unterkiefermodelle nehmen wir eine doppelt gefaltete Beauty-Pink X hard Wachsplatte, die wir nur am Oberkiefer des Patienten, und eine zweite, die wir am Unterkiefer nehmen. Wir kühlen sie fraktioniert in kaltem Wasser (kein Eiswasser) ab, d.h., nach dem ersten Abkühlen drücken wir die Platte wieder gegen den Oberkiefer, adaptieren sie mit unseren Fingern an den Zähnen und kühlen sie wieder ab. Dies wiederholen wir noch zwei- dreimal, bis die Wachsplatte hart geworden ist. Die Platte darf nicht schaukeln, dies überprüfen wir, indem wir auf einer Seite mit zwei Fingern die Platte leicht gegen die Zähne drücken und mit einem Finger der anderen Hand in der Mitte der anderen Seite testen, ob die Platte federt. Mit der Unterkiefer Wachsplatte verfahren wir genauso und können dann mit diesen Wachsplatten, die wir im Hygrofor aufbewahren, die Genauigkeit der Modelle überprüfen. Beim nächsten Termin nehmen wir dann die Registrate.

5 Vorbehandlung der myogenen CMD

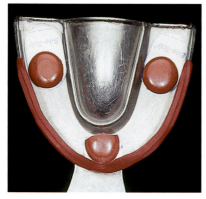

Abb. 5.16 Individualisieren der Rim-Lock-Löffel, Bite-Tabs werden als Stopps aufgeklebt und mit Kerr Boxingwachs der Rand abgedämmt

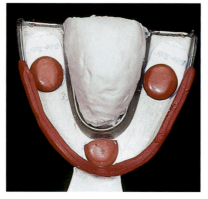

Abb. 5.17 Knetsilikon wird angemischt, aufgetragen und der Löffel bis zum Kontakt mit den Bite-Tabs hochgedrückt, den Retentionsdraht anschließend für das Alginat freischneiden

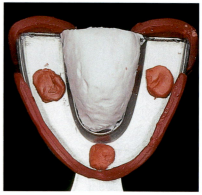

Abb. 5.18 Anstatt Bite-Tabs können wir GC-Compound 3 mm dick auftragen

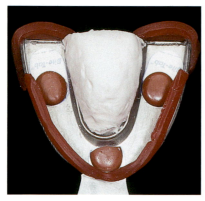

Abb. 5.19 Hinter den letzten Zähnen dichten wir die Löffel mit 2 Lagen Boxing-Wachs ab

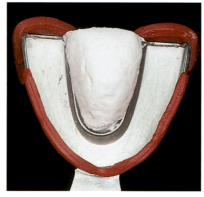

Abb. 5.20 und entfernen die Compound Stopps

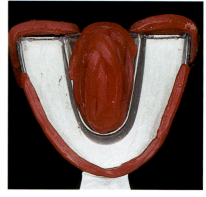

Abb. 5.21 Bei Abformungen für die Schiene oder prothetischen Alginatabformungen können wir als Gaumenstopp alternativ Boxing-Wachs nehmen

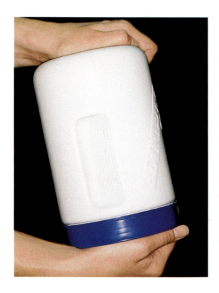

Abb. 5.22 Der Alginat Behälter wird jeden Morgen umgedreht und durchgeschüttelt

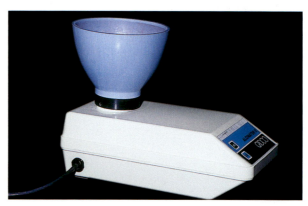

Abb. 5.23 Mit dem Alginator II bekommen wir ohne Vakuum

5 Vorbehandlung der myogenen CMD

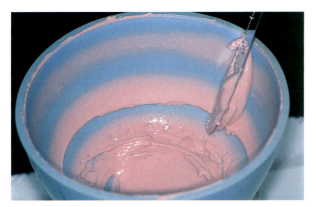

Abb. 5.24 blasenfrei angemischtes Alginat

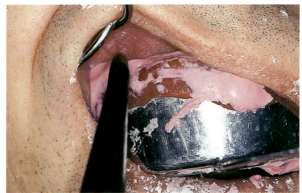

Abb. 5.25 Wir trocknen die Zähne und massieren Alginat in die Fissuren. Nach dem Abbinden pusten wir mit dem Luftbläser in regio 13 in die Abformung

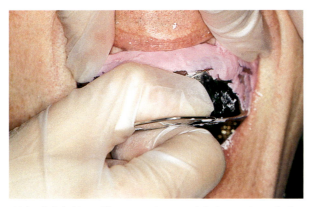

Abb. 5.26 Zum Herausnehmen drücken wir auf die Seiten des Löffels und ziehen ihn mit der anderen Hand ohne zu kippen herunter und legen ihn 15 Minuten ins Hygrofor

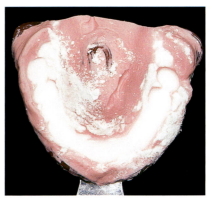

Abb. 5.27 Wir geben Wasser in die Abformung, streuen Gipspulver hinein und spülen den Gips nach 2 Minuten aus

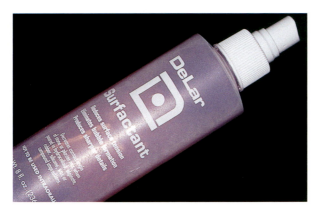

Abb. 5.28 Delar Surfactant wird auf das Alginat gesprüht und trocken geblasen

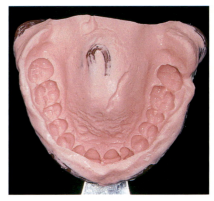

Abb. 5.29 Die Oberkiefer Abformung ist bereit zum Ausgießen

5 Vorbehandlung der myogenen CMD

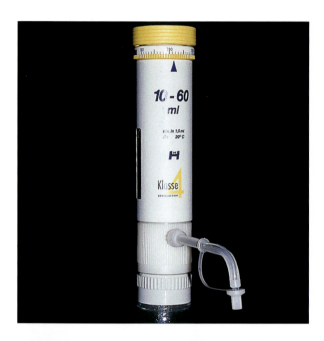

Abb. 5.30 Wir nehmen 22 ml Wasser aus einem Messbecher oder genauer aus dem K4-Dispenser und mischen es mit 100 g Vario-Plus-Gips

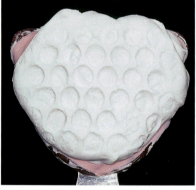

Abb. 5.31 Die ausgegossene Abformung drehen wir nicht um, legen aber zur Retention Noppenfolie auf den Gips

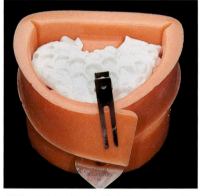

Abb. 5.32 Nach 45 Minuten stellen wir den Löffel in den Foldox-Sockelformer, gießen ihn mit Gips aus

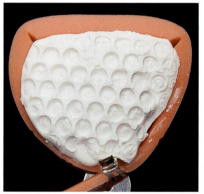

Abb. 5.33 und legen wieder Verpackungsfolie auf den Gips

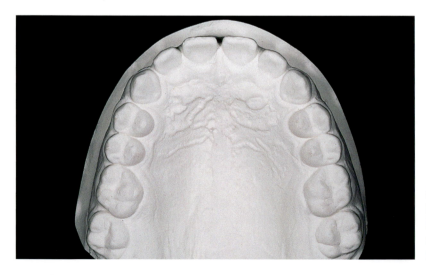

Abb. 5.34 Nach weiteren 45 Minuten nehmen wir das Modell heraus, trimmen es und entfernen unter Lupenbrillen Kontrolle positive Blasen

5 Vorbehandlung der myogenen CMD

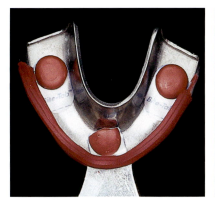

Abb. 5.35 Wir kleben Bite-Tabs auf den unteren Löffel und bringen auf dem äußeren Rand so viel Lagen Boxing-Wachs auf, bis die Stopps eben erreichet werden

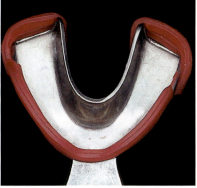

Abb. 5.36 Danach entfernen wir die Bite-Tabs und dämmen den Löffel distal mit ein- bis zwei Lagen Boxingwachs ab

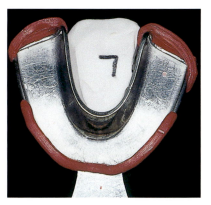

Abb. 5.37 Wir fertigen Silikonverschlüsse für jede UK-Löffelgröße an

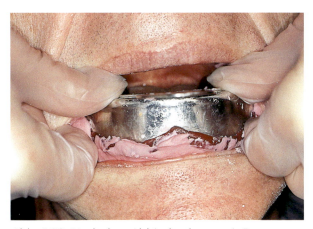

Abb. 5.38 Nach dem Abbinden legen wir Daumen und Zeigefinger an den Löffel und lassen den Patienten mit der Zungenspitze den Löffel hochdrücken

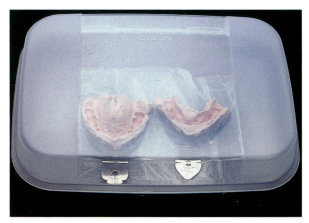

Abb. 5.39 Wir legen die Abformungen 15 Minuten zur Alginatrückstellung in den Hygrofor

Abb. 5.40 Danach sprühen wir Wasser in die Abformung, streuen Gipspulver hinein und spülen den Gips nach 2 Minuten heraus

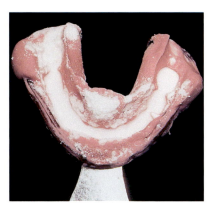

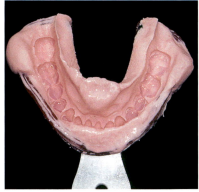

Abb. 5.41 Delar Surfactant wird auf das Alginat gesprüht und trocken geblasen

5 Vorbehandlung der myogenen CMD

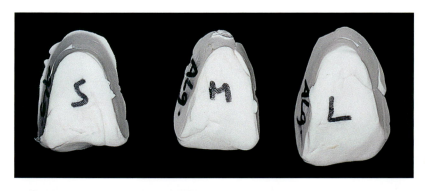

Abb. 5.42 Die drei Silikonverschlüsse für S, M und L Löffel

Abb. 5.43 Die UK-Abformung ist zum Ausgießen bereit

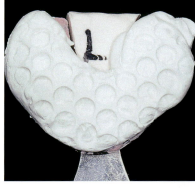

Abb. 5.44 Die ausgegossene Abformung drehen wir nicht um, legen aber zur Retention Noppenfolie auf den Gips

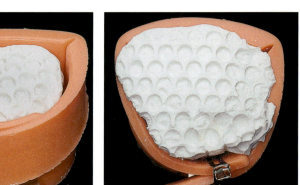

Abb. 5.45 Nach 45 Minuten stellen wir den Löffel in den Foldox-Sockelformer, gießen ihn mit Gips aus

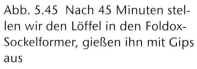

Abb. 5.46 und legen Verpackungsfolie zur Retention auf den Gips

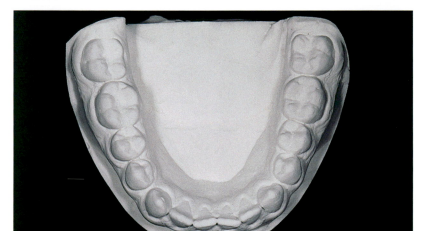

Abb. 5.47 Nach weiteren 45 Minuten nehmen wir das Modell heraus, trimmen es und entfernen unter der Lupenbrille positive Blasen

5 Vorbehandlung der myogenen CMD

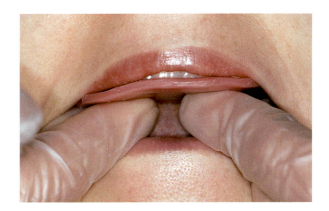

Abb. 5.48 Wir nehmen eine doppelte Beauty-Pink X hard Wachsplatte, adaptieren sie auf den oberen Zähnen

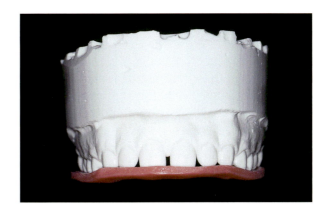

Abb. 5.49 und können so das OK-Modell kontrollieren

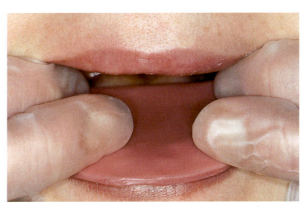

Abb. 5.50 Mit einer neuen Wachsplatte

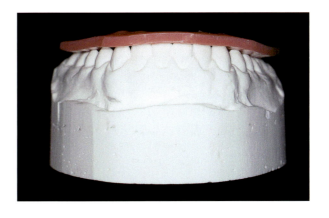

Abb. 5.51 kontrollieren wir das UK-Modell

5.2 Registrat in zentrischer Kondylenposition

Ein genaues Registrat mit Wachsplatten aus Beauty Pink X hard zu nehmen ist nicht einfach, später habe ich dünne Alu-Platten mit Wachs und Dycal genommen. Der Nachteil dieser Methode ist, dass Wachs bei falscher Behandlung nicht sehr genau ist, es sehr schwer zu erlernen ist und die Bisshöhe bei diesen Registraten mit 4-5 mm viel zu weit gesperrt wird. Dadurch konnten sich beim Einschleifen Ungenauigkeiten einschleichen, da wir einen arbiträren Gesichtsbogen nehmen und die Genauigkeit steigt, je weniger wir die Vertikale erhöhen. Dagegen ist ein Registrat mit einem frontalen Jig ganz einfach zu nehmen, man muss nur darauf achten, dass der Patient den Jig nur leicht berührt und nicht fest draufbeißt, denn dann kommt es zu einer Kompression der Gelenke.

Mit einem frontalen Stopp (Jig) und einem Registrat mit SS White Registration Paste kommen wir beim Einschleifen auf nur 1,5 bis maximal 2 mm Sperrung. Deshalb bin ich wieder zum Jig zurückgekehrt, den ich früher schon einmal genommen habe. Damals gab es aber noch nicht die Materialien, die ich heute benutze und die für die Registrate optimal sind. Dies sind für die Schiene GC-Compound und für das Einschleifen SS White Impression Paste.

Bevor wir am Patienten ein Registrat nehmen, müssen wir die manuelle Funktionsanalyse nach Bumann durchführen, um eine myogene von einer arthrogenen CMD oder Störungen des Gelenkraumes durch Kompressionen festzustellen. Wir dürfen nur bei muskulär bedingter craniomandibulärer Dysfunktion diese Art der Schienentherapie beginnen. Die meisten Registrate für eine Schiene werden in habitueller Position, ohne Führung durch den Zahnarzt genommen, deshalb stimmt der Biss bei vielen Schienen nicht, sie sind nicht in der zentrischen Kondylenposition eingestellt. Das ist historisch bedingt, denn als ich meine ersten gnathologischen Kurse absolvierte, wurde der Unterkiefer mit bis zu 8 kg nach dorsal gedrückt, um die Kiefergelenke in die höchste und retralste Lage zu bringen und das führte zu einer falschen Bisslage und Schmerzen. Dies habe ich nie mitgemacht, da ich den extremen Druck auf meinen Unterkiefer bei mir selbst getestet habe und gemerkt habe, dass diese Position äußerst unangenehm ist und Schmerzen verursacht. Deshalb wird heute meistens jeder dorsale Druck vermieden, dabei können wir aber ohne leichten dorsalen Druck (bis ca. 400 g) *nur beim Registrat für die Schiene* den Unterkiefer nicht in die zentrische Kondylenposition führen, obwohl wir den Patienten vorher deprogrammieren. Dazu legen wir ihm in zentrischer Kondylenposition eine Watterolle zwischen die Frontzähne und lassen ihn drei Minuten leicht zubeißen und anschließend den Unterkiefer 10 bis 15 mal *ohne Zahnkontakt* schnell weit öffnen und schließen.

Eine reproduzierbare Unterkieferposition bekommen wir nur nach Vorbehandlung mit einer Aufbissschiene. Dies ist die zentrische Kondylenposition, die idealerweise mit der neuromuskulären Unterkieferposition zusammenfällt. Die haben wir erreicht, wenn der Patient nach der Vorbehandlung ohne Führung durch uns in der zentrischen Kondylenposition den Unterkiefer schließt.

Die zentrische Kondylenposition wird heute definiert als: „Kranioventrale, nicht seitenverschobene Position beider Kondylen bei physiologischer Kondylus-Diskus-Relation und physiologischer Belastung der beteiligten Gewebe", ich möchte noch ergänzen, bei gleichmäßig großem Gelenkraum.

Wenn der Patient einen Beckenschiefstand hat, der durch eine Okklusionsstörung bedingt ist, legen wir ihm in zentrischer Kondylenposition zwei kleine Watterollen (Nr.1) zwischen die Seitenzähne, lassen ihn leicht zubeißen und eine Minute durch die Praxis laufen. Das Becken stellt sich dadurch gerade und der Biss ändert sich ebenfalls. Um diesen Biss in unsere Modelle zu übernehmen, darf der Patient die Zähne solange nicht mehr zusammenbeißen, bis wir das Registrat genommen haben. Wir formen auf der palatinalen Seite der Oberkiefer-Frontzähne einen Jig aus braunem Stangen-Kerr. Bei der Bissnahme führen wir mit dem P.K.Thomas-Handgriff den Unterkiefer mit leichtem dorsalen Druck von ca. 400 g in die zentrische Kondylenposition (dies können wir an einer Waage testen) bis zu einem Abstand von ca. 2-3 mm zu den Oberkieferzähnen. Mit der runden Seite des Wachsmessers begradigen und kürzen wir diesen Stopp, sodass eine horizontale

– keine schiefe – Ebene ohne Impressionen entsteht, bis wir 2 mm über dem ersten Vorkontakt sind.

Wir erklären dem Patienten, dass wir eine weiche Masse auf seine Zähne auftragen werden und dass er den Jig nur leicht berühren darf. Wenn er fest zubeißen würde, würde durch die Kontraktion der Muskulatur die 0,35 bis 0,50 mm Resilienz, die jedes gesunde Gelenk hat, in das Registrat übernommen und er hätte später auf der Schiene nur an den Frontzähnen Kontakt. Wir geben in zwei 10-ccm-Einmalspritzen erwärmtes GC-Compound, verschließen die Austrittsöffnungen mit selbst gefertigten Kunststoffstopfen und legen die Spritzen ins 64 Grad warme Wasserbad (z.B. Hydrokolloid-Wasserbad).

Mit der ersten Spritze geben wir das warme GC-Compound auf die linken und rechten oberen Seitenzähne und falls das Compound in der ersten Spritze zu dickflüssig geworden ist, können wir mit der zweiten fortfahren. Der Patient legt die Zunge gegen die Mitte des Gaumens und wir führen mit dem P.K.Thomas-Handgriff den Unterkiefer des Patienten wieder falls nötig mit *leichtem* Druck nach dorsal in die zentrische Kondylenposition bis zum Kontakt mit dem Jig. Dem Patienten sagen wir dabei, dass er den Jig nur leicht berühren darf. Mit dem Wasserspray kühlen wir das Registrat und nehmen es nach dem Erhärten 30 Sekunden später aus dem Mund. Wir messen die Dicke des Registrates, sie sollte ca. 2 mm betragen, damit die Aufbissschiene okklusal nicht zu dünn oder zu dick wird. Diese Höhe verändern wir im Artikulator nicht mehr, damit es nicht zu Ungenauigkeiten kommt. Mit einem Skalpell und Klinge Nr. 11 entfernen wir die Impressionen der Fissuren, damit die Registrate exakt auf das Gipsmodell passen. Wir markieren das erste Registrat mit einem wasserfesten Stift und nehmen anschließend ein zweites Registrat zur Überprüfung des ersten mithilfe des Kontrollsockels.

Für das Protrusionsregistrat zeichnen wir mit einem wasserfesten superfeinen Stift am unteren rechten ersten Prämolaren bei geöffnetem Mund in der Mitte einen senkrechten Strich und bei geschlossenen Zähnen auf den oberen Eckzahn 5 mm weiter mesial ebenfalls einen senkrechten Strich. Mit einem weiteren Strich markieren wir die Mittellinie der oberen Schneidezähne auf den unteren Frontzähnen. Wir erwärmen im Wasserbad von 56 Grad oder mit der Hanau-Flamme eine braune Kerrstange – Finger vorher mit Vaseline einfetten –, drücken das Compound auf die unteren Frontzähne und lassen den Patienten den Mund in Protusion so schließen, dass alle drei Striche übereinander stehen und der Abstand der Frontzähne 1 bis 2 mm beträgt. Das Kerr-Compound kühlen wir mit Spray und spritzen anschließend Futar-D-Okklusion auf beide Oberkiefer-Seitenzähne. Den Unterkiefer führen wir in die mit Kerr verschlüsselte Position und lassen das Futar aushärten. Damit haben wir unser Protrusionsregistrat fertig gestellt. Die Mediotrusion kann mit einem Registrat nicht erfasst werden, da wir nach 5 mm eine Gerade bekommen würden und die wichtige Kurve der ersten 3 mm nicht erfasst wird. Deshalb nehmen wir für die Mediotrusion einen Mittelwert, und zwar die grünen Bennetteinsätze und stellen den Bennett-Winkel auf 5 Grad.

5 Vorbehandlung der myogenen CMD

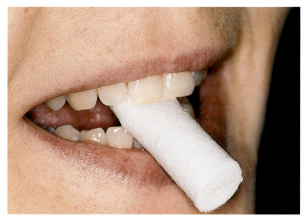

Abb. 5.52 Zum Deprogrammieren des habituellen Bisses lassen wir den Patienten 3 Minuten in zentrischer Kondylenposition leicht auf eine Watterolle beißen

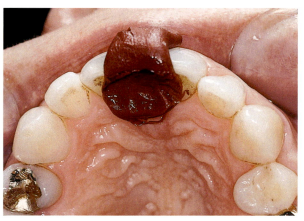

Abb. 5.53 Wir formen auf dem Jig eine ebene Fläche 2 Millimeter über dem ersten Vorkontakt

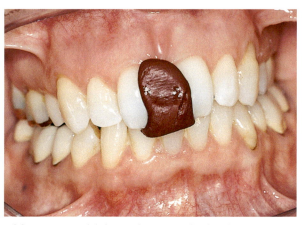

Abb. 5.54 und führen den Unterkiefer des Patienten mit leichtem Druck in die zentrische Kondylenposition

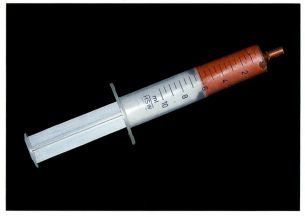

Abb. 5.55 In eine 10-ccm-Spritze füllen wir GC-Compound, legen sie ins Wasserbad von 64°

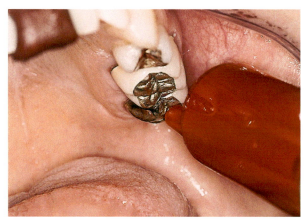

Abb. 5.56 und spritzen das Compound auf die Seitenzähne

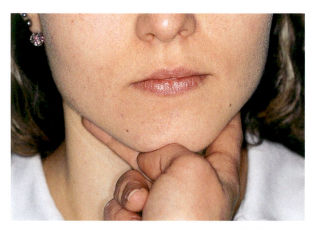

Abb. 5.57 Mit dem P.K.Thomas-Handgriff führen wir den UK mit leichtem Druck in die zentrische Kondylenposition

5 Vorbehandlung der myogenen CMD

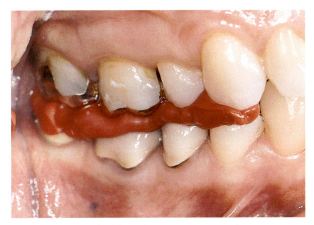

Abb. 5.58 Wir kühlen die Registrate rechts

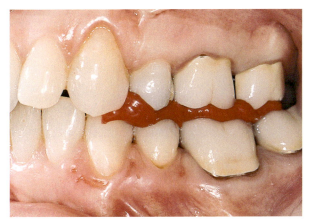

Abb. 5.59 und links mit Spray

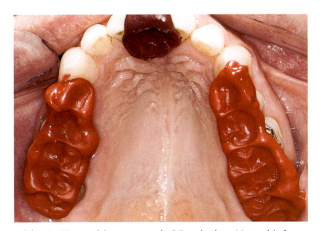

Abb. 5.60 und lassen nach 30 sek den Unterkiefer öffnen

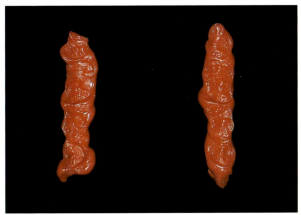

Abb. 5.61 Die Impressionen der Fissuren schneiden wir mit dem Skalpell weg

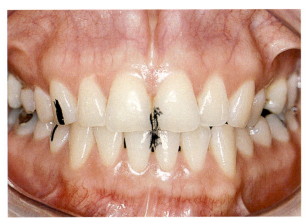

Abb. 5.62 Für das Protrusionsregistrat verlängern wir mit einem Stift die OK-Mittellinie auf die unteren Frontzähne

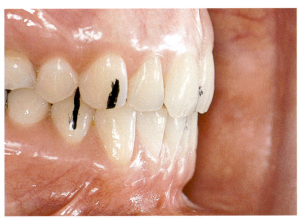

Abb. 5.63 Auf den oberen Eckzahn und den unteren ersten Prämolaren zeichnen wir im Abstand von 5 mm einen senkrechten Strich

5 Vorbehandlung der myogenen CMD

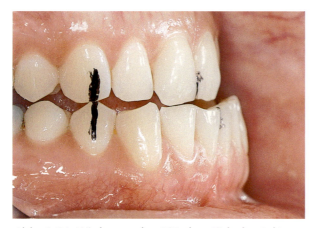

Abb. 5.64 Wir lassen den UK ohne Zahnkontakt nach vorne schieben, sodass sich die Linien in der Front und der Seite decken

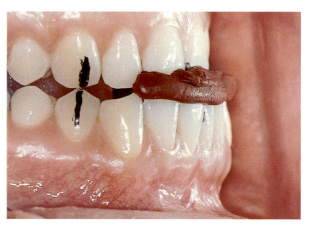

Abb. 5.65 legen weiches Kerr-Compound auf die unteren Frontzähne und lassen in dieser Position den UK bis 2 mm vor dem Frontkontakt schließen und kühlen das Kerr

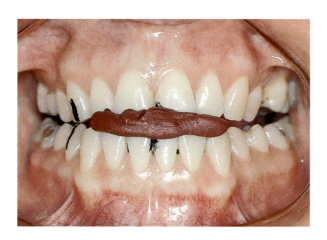

Abb. 5.66 Die Front- und Seitenlinien decken sich

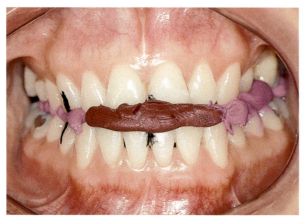

Abb. 5.67 Wir spritzen Futar-D-Okklusion auf die oberen Seitenzähne und lassen den UK in den Kerr Stopp einrasten

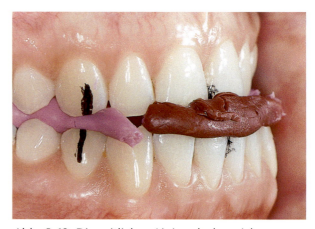

Abb. 5.68 Die seitlichen Linien decken sich

5.3 Anlegen des Gesichtsbogens

Für die Aufbissschiene und das Einschleifen reicht ein arbiträrer Gesichtsbogen, da wir bei der Schiene die Bisshöhe nicht verändern und beim Einschleifen nur um 1,5 mm erhöhen. Die Protrusion sowie die Latero-und Mediotrusionen werden im Artikulator eingeschliffen, dies geht nur, wenn die Modelle schädelgerecht im Artikulator eingestellt wurden.

Auf die Bissgabel kleben wir in regio 11-21 und 16 sowie 26 Bite-Tabs aus Kerr-Compound von Panadent, legen sie 30 sek. in 56 Grad warmes Wasser und drücken sie dann leicht gegen die Oberkieferzähne. Wir tauchen die Bissgabel kurz in kaltes Wasser, drücken sie nochmal gegen die Oberkieferzähne und legen sie wieder ins kalte Wasser.

Die Kerrstopps dürfen nicht durchgedrückt sein, dann halten wir die Bissgabel an die Oberkieferzähne und achten darauf, dass die anderen Zähne das Metall der Bissgabel nicht berühren und prüfen, ob sie ohne zu schaukeln anliegt. Dazu drücken wir mit zwei Fingern der linken Hand auf den Front- und den linken Seitenstopp und mit dem rechten Zeigefinger drücken wir auf den rechten Seitenstopp, dabei muss die Bissgabel ohne zu federn aufliegen. Die andere Seite prüfen wir genauso und legen dann das Oberkiefermodell auf die Bissgabel und prüfen, ob es korrekt sitzt oder schaukelt. Wir drücken die Bissgabel gegen den Oberkiefer und legen zwei mitteldicke Watterollen auf die Unterkiefer-Seitenzähne und lassen den Patienten den Unterkiefer langsam schließen und zubeißen.

Vor jedem Anlegen des Gesichtsbogens prüfen wir, ob der Bissgabelträger bis zum Anschlag am Gesichtsbogen anliegt und fest angeschraubt ist. Die blauen Ohrstöpsel des SAM-Gesichtsbogens werden auf die Ohroliven so aufgesetzt, dass die schräge Ebene nach *vorne* zeigt. Diese stecken wir in die Ohren und lassen den Patienten die Ohroliven nach innen sowie gegen den Oberrand des äußeren Gehörganges drücken und drehen die Schraube vorne unter dem Gesichtsbogen zu. Der Patient muss die ganze Zeit den Bogen nach oben drücken und festhalten. Die Nasionstütze mit interpupillarem Nivellierstab legen wir ohne Zug nach vorne auf die Nasenwurzel an und drehen die Schraube fest. Dann führen wir den Bissgabelträger in die Nut der Bissgabel bis zum Anschlag so ein, das die Schraube nach oben zeigt und drehen sie fest. Die Klemme muss ebenfalls nach vorne zeigen, wir drehen sie erst leicht fest und dann noch eine halbe Umdrehung weiter. Die Bissgabel ist nun mit dem Gesichtsbogen fixiert und kann abgenommen werden. Dazu öffnen wir die vordere, untere Schraube am Bogen, lassen den Patienten den Mund öffnen und entfernen den Gesichtsbogen. Zum Schluss überprüfen wir am Gesichtsbogen noch einmal, ob die Bissgabel fest mit dem Bogen verbunden ist.

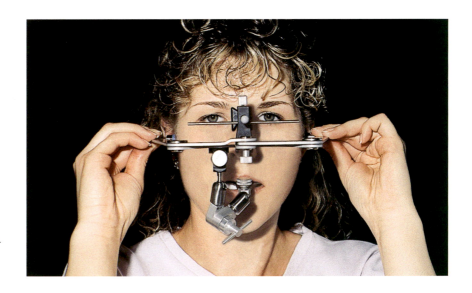

Abb. 5.69 Der Patient hält die seitlichen Arme des Bogens und drückt die Ohroliven im Ohr nach innen und nach oben

5.4 Modellmontage

Erst wenn Sie als Zahnarzt die Modellmontage perfekt beherrschen, können Sie die Ihrem Techniker oder einer geschickten Helferin beibringen und das Oberkiefer-Modell in den Artikulator einstellen lassen. Das Unterkiefer-Modell mit dem Registrat *müssen Sie aber immer selbst einstellen,* denn nur Sie kennen die Situation im Mund des Patienten und können beurteilen, ob alles stimmt! Zuerst trennen wir den Gesichtsbogen von dem Bissgabelträger, indem wir die Schraube lösen. Der Gesichtsbogen kann jetzt mit neuer Bissgabel und neuem Bissgabelträger weiterverwendet werden. Aus dem Unterteil des Einartikuliergerätes oder des SAM 3-Artikulators entfernen wir den Stützstift, schrauben stattdessen den Transferstand AX *bis zum Anschlag* ein und befestigen daran den Bissgabelträger, der ebenfalls *bis zum Anschlag* eingeführt und festgeschraubt wird. Wir schließen das Artikulatoroberteil des Einartikuliergerätes oder des SAM 3 bis auf den Transferstand und fixieren die Zentrikverriegelung. In das Oberteil des Artikulators schrauben wir den Axiosplit, legen eine gelbe Kontrollsockel-Platte auf den Axiosplit und darauf die runde Haftplatte aus Metall, damit der Magnet die Platte hält. Die Bissgabel unterstützen wir immer mit dem SAM-Kunststoffblock (alle anderen Unterstützungen haben sich nicht bewährt), auf den wir schnell härtenden Sprint-Gips auftragen. Nach dem Erhärten setzen wir das Oberkiefermodell, das wir auf der Oberseite 15 sek wässern (nicht zu lange, sonst saugt sich das Modell voll Wasser), auf die Bissgabel und wenn der Spalt zur Montageplatte größer als 10 mm ist oder schräg verläuft, gipsen wir das Modell zweizeitig ein. Dazu bringen wir Sprint-Gips auf das Modell, drücken leicht eine doppelt gefaltete Noppenfolie auf den Gips und schließen den Artikulator. Nach Aushärten des Gipses wird das Modell endgültig eingegipst.

Wir entfernen den Transferstand, schrauben den Stützstift wieder ein und stellen ihn auf *+2 mm.* Die gelbe Montageplatte muss fest angezogen werden, aber bitte nicht mit aller Gewalt, sonst kommt es zu Spannungen und der Gips kann einreißen. Den Artikulator drehen wir um, legen die Registrate auf die Oberkieferseitenzähne und gipsen das Unterkiefermodell, dessen Unterseite wir ebenfalls kurz wässern, zweizeitig ein, wenn der Abstand größer als 10 mm ist oder schräg verläuft. Dazu fassen wir mit beiden Daumen unter das Oberkiefer-Modell und mit beiden Zeige- und Mittelfingern halten wir das Unterkiefer-Modell an den Seiten in regio 3 und 7 gleichmäßig fest. Die Helferin bringt Gips auf das Unterkiefer-Modell und die Montageplatte, schließt den Artikulator, drückt mit einer Hand auf die Feststellschraube der Montageplatte und streicht mit der anderen Hand den Gips gegen das Modell und die Montageplatte. Zuerst versichern wir uns mithilfe der Kontrollsockelmethode, ob wir das erste Registrat korrekt eingegipst haben. Wir nehmen den Magneten aus dem Kontrollsockel, entfernen den Inzisalstift, drücken mit dem rechten, *gipsfreien* Zeigefinger auf die Mitte des Oberkiefer-Modelles, halten mit dem linken Daumen und Zeigefinger das Oberkiefermodell fest und schließen mit der rechten Hand das Oberteil des Artikulators. Wenn im Kontrollsockel kein Spalt zu sehen ist, drehen wir den Artikulator auf die andere Seite und drücken mit dem linken Zeigefinger auf das Oberkiefer-Modell und halten es mit dem rechten Daumen und Zeigefinger fest. Wir schließen nun mit der linken Hand das Oberteil des Artikulators und können jetzt die rechte Seite betrachten. Falls ebenfalls kein Spalt zu sehen ist, haben wir das Unterkiefer-Modell richtig eingegipst.

Die Kontrollsockelmethode nehmen wir anschließend auch für die Überprüfung des zweiten Registrates. Wenn das zweite Registrat im Kontrollsockel ebenfalls keinen Spalt aufweist, sind beide identisch und wir können davon ausgehen, dass die Registrate korrekt genommen wurden. Falls nicht, überprüfen wir beide Registrate noch einmal am Patienten. Wir setzen das erste Registrat auf die Oberkieferzähne und führen den Unterkiefer in das Registrat und wiederholen dies mit dem zweiten. Dabei sehen wir, welches besser passt und nehmen noch einmal ein neues Registrat und vergleichen es mit dem besseren. Dies wiederholen wir so lange, bis wir zwei identische Registrate erhalten. Wenn dorsal ein Spalt zu sehen ist, sind die Gelenke im Vergleich zum ersten Registrat distrahiert, wenn ventral ein Spalt sichtbar ist, komprimiert.

Vor dem Eingipsen des Unterkiefermodelles (nur beim SAM 2, sonst stimmt die zentrische Position eventuell nicht mehr, beim SAM 3 können wir die Einsätze auch danach noch austauschen) setzen wir den Protrusionseinsatz Nr. 2 ein und stellen die Kondylarbahn auf 30 Grad, dies ist der Mittelwert. Wenn ein Protrusionsregistrat genommen wurde, stellen wir die Kondylarbahnneigung auf 10 Grad, legen die Registrate auf die Seitenzähne des Unterkiefermodelles und setzen das Oberkiefermodell bei geöffneter Zentrikverriegelung in die Impressionen. Mit dem linken Zeigefinger drücken wir auf die obere Feststellschraube der Montageplatte und mit der rechten Hand drehen wir das vorher entriegelte Bennettgehäuse so weit nach unten, bis die Kondylarkugel den Einsatz Nr. 2 eben berührt. Wir wiederholen diesen Schritt auf der anderen Seite und drehen die Feststellschrauben des Kondylargehäuses wieder fest. Die Winkel der Kondylarbahnneigung können auf beiden Seiten unterschiedlich sein.

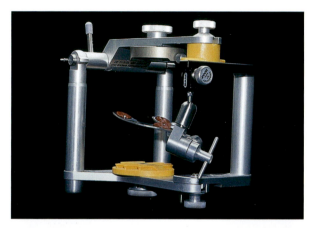

Abb. 5.70 Wir schrauben den Transferstand AX anstelle des Stützstiftes bis zum Anschlag in das Einartikuliergerät

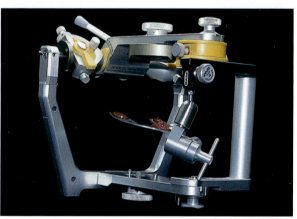

Abb. 5.71 oder den SAM 3-Artikulator

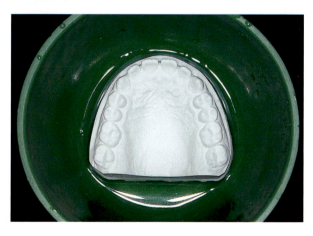

Abb. 5.72 Das OK-Modell wird 15 sek gewässert

5 Vorbehandlung der myogenen CMD

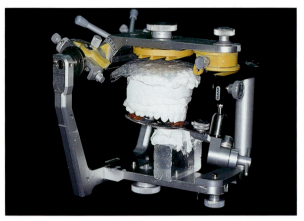

Abb. 5.73 Wir unterstützen die Bissgabel mit einem Acrylblock und Sprint-Gips und gipsen das OK-Modell

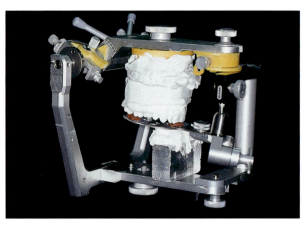

Abb. 5.74 zweizeitig ein

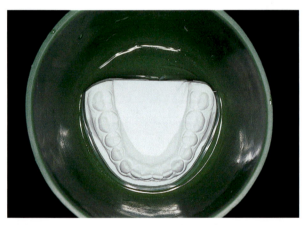

Abb. 5.75 Das UK-Modell wird 15 sek gewässert

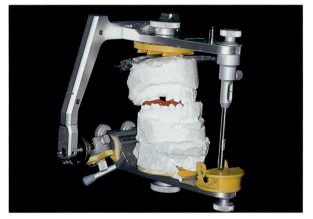

Abb. 5.76 und ebenfalls zweizeitig eingegipst,

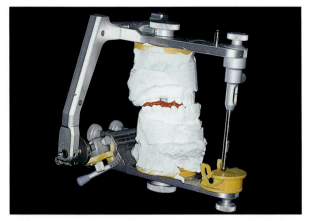

Abb. 5.77 wenn der Abstand zur Montageplatte mehr als 10 mm beträgt oder schräg verläuft

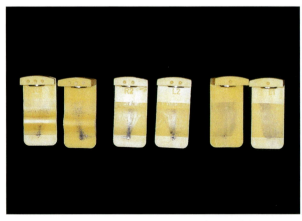

Abb. 5.78 Es gibt drei verschiedene Kondylarbahneinsätze, als Mittelwert nehmen wir die Nr. 2

5 Vorbehandlung der myogenen CMD

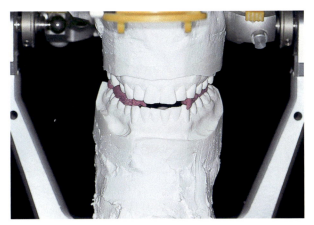

Abb. 5.79 Zum Einstellen der Kondylarbahnneigung legen wir die Protrusionsregistrate zwischen die Modelle

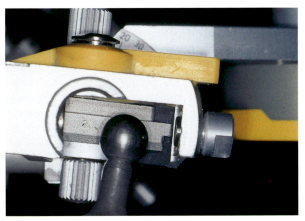

Abb. 5.80 und stellen den Winkel auf 10°

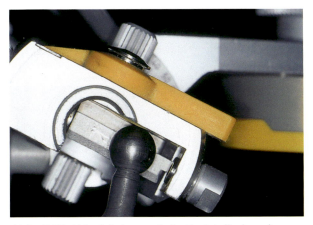

Abb. 5.81 Wir drücken auf die Feststellschraube der Montageplatte und drehen beide Kondylargehäuse bis zum Kontakt mit der Kondylarkugel

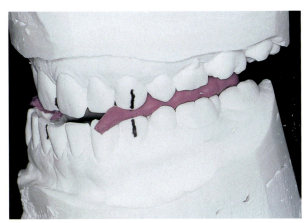

Abb. 5.82 Die Modelle müssen mit dem Registrat gleichmäßig belastet sein

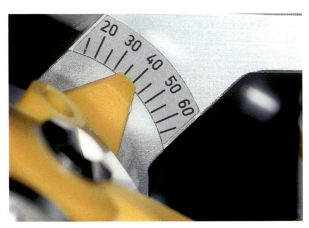

Abb. 5.83 Wir drehen die Schrauben fest und haben jetzt die Kondylarbahnneigung eingestellt

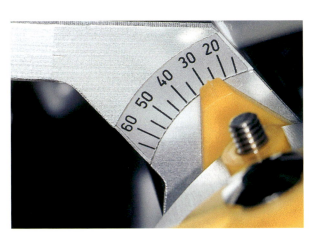

Abb. 5.84 Der linke und rechte Wert kann unterschiedlich sein

5.5 Herstellung der Oberkiefer-Aufbissschiene im Labor

Die Modelle werden mit Alginatisolierung eingestrichen und die Unterschnitte an den Zähnen mit Klebewachs ausgeblockt. Die Front- und Eckzähne werden nur labial im unteren Drittel dünn mit Wachs überzogen, inzisal und palatinal nicht, dort wird nur interdental ausgeblockt, dadurch werden Spannungen an den Zähnen verhindert. Zwischen zweitem Prämolaren und erstem Molaren werden Halteelemente hergestellt, wir nehmen Knopfanker, um den Halt der Schiene aktivieren zu können. Der Zahntechniker legt um das Oberkiefermodell eine Manschette aus Knetsilikon und fixiert die Knopfanker mit Klebewachs. Der Stützstift wird um 1 mm angehoben, damit der raue Kunststoff später wieder eingeschliffen werden kann und die Schiene dadurch glatt und durchsichtig wird. Dafür wird nach Fertigstellen der Schiene der Stützstift um 1 mm gesenkt und somit die alte Höhe wieder erreicht. Zuerst wird Kunststoff auf das Modell gestreut, wir nehmen Orthocryl von Dentaurum und dann mit Monomer benetzt. Die Okklusion wird nach jedem Streuen überprüft und als letzter Schritt wird der Artikulator in einen Drucktopf gestellt und die Schiene überall mit Wasser bedeckt. Sie wird nach Herstellerangaben polymerisiert, wir nehmen 2,5 bar bei 40 - 45° warmer Wassertemperatur und lassen sie 15 Minuten im Drucktopf stehen. Der Artikulator wird anschließend geöffnet und der Stützstift um 1 mm wieder auf die ursprüngliche Bisshöhe gesenkt. Die Schiene wird in dieser Höhe in zentrischer Kondylenposition eingeschliffen und die Protrusion sowie die Laterotrusionen werden flacher als die normale Front-Eckzahnführung eingeschliffen. Dann wird die Schiene vom Modell abgenommen, ausgearbeitet, poliert und die Unterseite auf scharfe Kanten und Blasen kontrolliert. *

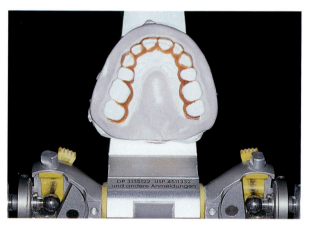

Abb. 5.85 Es wird eine Silikonmanschette um die Zähne gelegt

Abb. 5.86 und die Unterschnitte der Zähne lingual

Abb. 5.87 und labial im unteren Drittel ausgeblockt

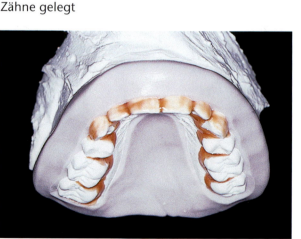

* Für die zahntechnische Ausführung danke ich Herrn ZTM G. Maschler

5 Vorbehandlung der myogenen CMD

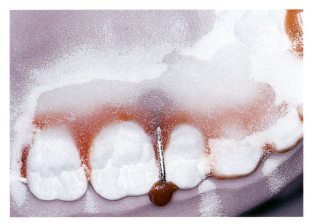

Abb. 5.88 Zur Retention werden Knopfanker zwischen zweitem Prämolaren und erstem Molaren eingesetzt

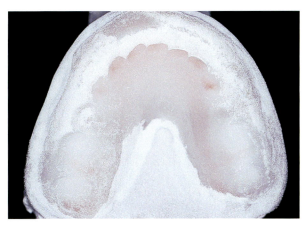

Abb. 5.89 Es wird Kunststoff auf das Modell gestreut und mit Monomer benetzt

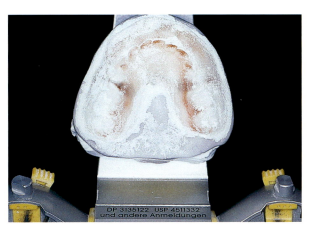

Abb. 5.90 So kommt die Schiene aus dem Drucktopf

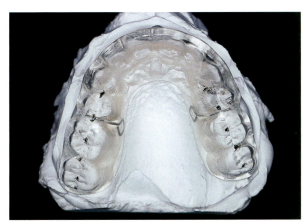

Abb. 5.91 Die eingeschliffene Schiene

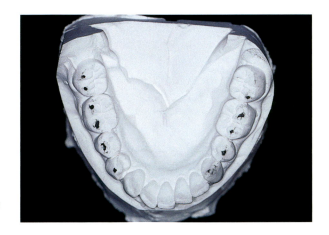

Abb. 5.92 mit gleichmäßigen Kontakten der unteren Stützhöcker

5.6 Einsetzen der Aufbissschiene

Die Aufbissschiene ist das wichtigste reversible Hilfsmittel, um die Kaumuskulatur zu entspannen und den Unterkiefer in die zentrische Kondylenposition zu führen. Das klingt sehr einfach, ist es aber nicht, denn ich habe schon viele Schienen in meiner Praxis gesehen, es war aber noch nie eine dabei, die diese Forderungen erfüllte. Fast alle Schienen wurden eingesetzt, nicht nachjustiert und dann Monate ohne jede Kontrolle tragen gelassen. Die Schiene muss *wöchentlich* einmal kontrolliert und in zentrischer Kondylenposition eingeschliffen werden, sonst bringt das gar nichts, sonder verschlechtert die Situation nur. Erst wenn die Okklusion der Schiene sich nach acht bis zehn Wochen nicht mehr ändert und der Patient nicht eingeschliffen werden kann oder will, können wir die Schiene in größeren Abständen von drei Monaten kontrollieren.

Einige Schienen hatten nur Kontakt auf den Seitenzähnen, ohne eine Front-Eckzahnführung. Die schlechteste Aufbissschiene hatte nur Kontakt in der Front, an den Seitenzähnen war kein Kunststoff vorhanden, dabei werden die Kondylen sehr schnell nach kranial und dorsal komprimiert. Daraus kann dann eine Diskusverlagerung mit allen negativen Folgen entstehen.

Fast alle wurden ohne jede Korrektur mit einer Tiefziehfolie im Unterkiefer hergestellt. Einfache tief gezogene Schienen sind aber absolut untauglich für die Vorbehandlung einer craniomandibulären Dysfunktion! Nur bei sehr stark eingeschränkter Mundöffnung sind sie manchmal so lange brauchbar, bis Abformungen beider Kiefer für eine korrekte Schiene möglich sind. Die meisten Schienen waren in der habituellen Position des Patienten angefertigt, nur durch die Dicke der Schiene erhöht. Dies liegt daran, dass bei der Bissnahme für die Aufbissschiene der Patient ohne Führung des Zahnarztes den Unterkiefer immer in der habituellen Kondylenposition schließt.

Wir fertigen fast *immer* eine Oberkiefer-Aufbissschiene an, Ausnahme Unterkieferfreiend-Situation. Die Vorteile der Oberkiefer-Schiene sind: Sie ist wesentlich stabiler und wir können eine flachere Front-Eckzahnführung einstellen, um den Stress aus dem craniomandibulären System herauszunehmen. Wenn durch Vorkontakte Zähne beweglich oder gelockert sind, ist dies meistens im Oberkiefer der Fall. Durch die Oberkiefer-Schiene festigen sich die Zähne wieder sehr schnell.

Die Nachteile einer Unterkieferschiene sind: Sie ist nicht so stabil, die Front-Eckzahnführung ist steiler, die Front- Eckzahnführung sehr schwierig einzuschleifen und dadurch bedingt kann es zu Lockerungen der Oberkiefer Frontzähne kommen. Bei den Seitwärtsbewegungen kann der untere Eckzahn mit der Schiene über den Oberkiefer-Eckzahn springen und sich verhaken.

Es gibt Lehrmeinungen, die eine Schiene mit adjustierter Kaufläche fordern, bei denen A-, B- und C-Kontakte wie im natürlichen Gebiss vorhanden sind. Das wichtigste Argument dagegen ist, dass sich bei der Entspannung der Muskulatur der Unterkiefer häufig auch zur Seite verschiebt und wenn Höcker im Weg sind, kann er das nicht. Zweitens ist mit dieser Methode keine flache Front-Eckzahnführung zu realisieren und drittens ist das nur mit erheblichem Zeitaufwand zu erbringen, denn man kann sie im Mund kaum einschleifen, man müsste sie remontieren. Dieser Aufwand ist aber absolut unnötig, es geht auch einfacher.

Wir setzen die Aufbissschiene dem Patienten ein, entlasten Stellen, die Spannung erzeugen und schleifen die Schiene exakt ein. Bevor wir einem Patienten mit okklusal bedingtem Beckenschiefstand zum ersten Mal die Schiene einsetzten und exakt einschleifen, muss er erst wieder eine Minute mit dünnen Watterollen zwischen den Seitenzähnen durch die Praxis laufen, damit sich das Becken gerade stellt. Dann hat die Schiene die Okklusion ausgeglichen und danach braucht der Patient nicht mehr auf Watterollen beißen. Die Schiene darf auf den Kauflächen keine Impressionen der Höcker haben, sie muss glatt sein und gleichmäßige Kontakte zu den Unterkiefer-Stützhöckern haben.

Dann schleifen wir sie ein und nehmen dazu beidseitig belegte schwarze Folie, legen sie zwischen Schiene und Unterkieferzähne, führen den Unterkiefer des Patienten mit dem P.K.Thomas-Handgriff in die zentrische Kondylenposition und schließen den Unterkiefer zwei, dreimal und sehen dann die schwarzen Vorkontakte auf der Schiene. Die schleifen wir ein und wiederholen diesen Vorgang so lange, bis auf den seitlichen Kauflächen der Schiene gleichmäßige Markierungen zu sehen sind. Zuletzt ziehen wir die Folie Zahn für Zahn zwischen Schiene und Zähnen durch, dabei darf der Patient die Zähne nur *leicht berühren* und so finden wir sehr schnell kleinste Vorkontakte. Dabei haben nur die Unterkiefer-Stützhöcker der Seitenzähne Kontakt. Die Folie muss also in zentrischer Okklusion bei leichtem Berühren der Zähne überall gleichmäßig durch die Schiene zu ziehen sein. Der Patient kann uns auch helfen, indem er uns beim Zubeißen die Stelle zeigt, wo er mehr Druck verspürt.

Die Unterkiefer Front- und Eckzähne dürfen beim leichten Schließen keinen Kontakt zu der Schiene haben, beim festen Zubeißen muss die Folie (18μ) durchzuziehen sein. Dann überprüfen wir die Front- und Eckzahnführung, die unteren Front- und Eckzähne müssen gleichmäßig über die Schiene gleiten und die Führung sollte nach vorne und zu beiden Seiten gleich flach sein. Die Schiene wird danach noch poliert und dem Patienten mitgegeben. Er braucht sie nur beim Schlafen zu tragen und sollte sie tagsüber in Wasser legen und mit Seife und Handbürste reinigen.

Den ersten Termin geben wir dem Patienten nach drei bis vier Tagen, denn die Kondylenposition und damit die Okklusion ändert sich am Anfang der Behandlung sehr schnell. Der Patient muss die Aufbissschiene vor jedem Termin *eine halbe Stunde vorher* einsetzen, damit sich der Unterkiefer in die erreichte, justierte Schienenposition einstellen kann. Da sich der Unterkiefer durch die Muskelentspannung auch seitlich verschieben kann, wird in dieser Situation ein unterer Eckzahn auf die schiefe Ebene der oberen Schiene treffen und der Unterkiefer zur Seite wegrutschen. Deshalb führen wir zuerst den Unterkiefer in die zentrische Kondylenposition (ohne Druck nach dorsal) und prüfen mit schwarzer Folie beide Eckzähne auf Vorkontakte und schleifen die Schiene ein. Dann ziehen wir die Folie wieder beim leichten Berühren des Unterkiefers zwischen Schiene und Zähne durch. Auf diese Weise schleifen wir sehr schnell kleinsten Vorkontakte gleichmäßig ein.

Danach bestellen wir den Patienten einmal wöchentlich ein und zeigen ihm, wie er seine verspannte Muskulatur massieren kann. Falls sich der M. masseter nach vier Wochen noch nicht entspannt hat, spritzen wir von außen Lokalanästhetikum (*ohne Zusatz von Adrenalin*) in die harten Areale des M. masseter, dadurch wird sich eine hartnäckige Verspannung lösen. Wenn die Muskulatur sich nach sechs bis acht Wochen immer noch nicht vollständig entspannt hat, überweisen wir den Patienten zur Mitbehandlung an einen auf CMD spezialisierten Physiotherapeuten. Normalerweise ändert sich die Okklusion auf der Schiene nach acht bis zehn Wochen nicht mehr. Durch die Schiene wird der Patient soweit deprogrammiert, dass er bei der Bisskontrolle den Unterkiefer immer *ohne dorsalen Druck* in der zentrischen Kondylenposition schließt.

Jetzt können wir die Zähne selektiv einschleifen und stellen dazu neue Modelle mit einem neuen Registrat in den Artikulator ein. Wir schleifen erst die Modelle ein, um zu prüfen, ob ein Okklusionsausgleich durch selektives Einschleifen überhaupt möglich ist oder ob eine kieferorthopädische oder kombiniert kieferorthopädisch-kieferchirurgische Vorbehandlung nötig ist.

5 Vorbehandlung der myogenen CMD

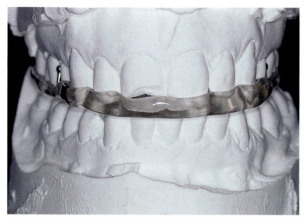
Abb. 5.93 Schiene in zentrischer Kondylenposition

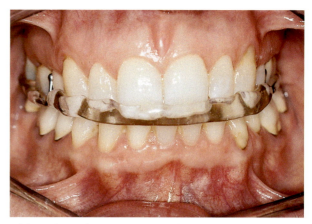
Abb. 5.94 Schiene in zentrischer Kondylenposition im Mund

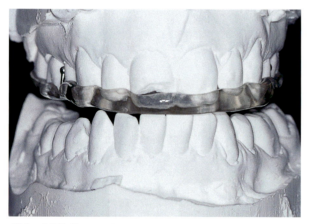
Abb. 5.95 Protrusion

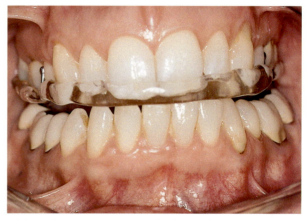
Abb. 5.96 Protrusion mit flacher Führung

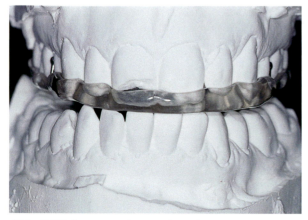
Abb. 5.97 Laterotrusion nach rechts

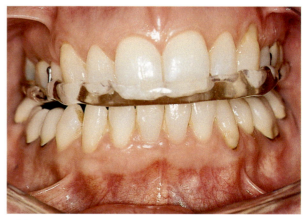
Abb. 5.98 Laterotrusion nach rechts

5 Vorbehandlung der myogenen CMD

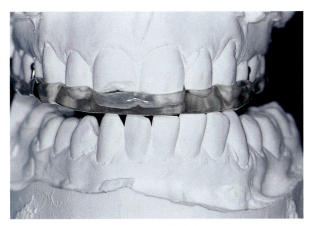

Abb. 5.99 Laterotrusion nach links

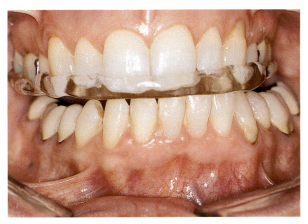

Abb. 5.100 Laterotrusion nach links

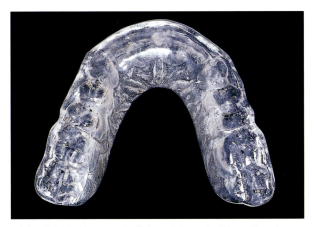

Abb. 5.101 Unsere Aufbissschiene in Zentrik mit Front-Eckzahnführung

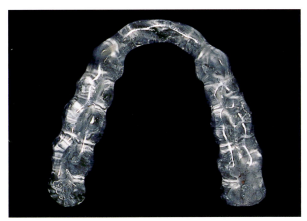

Abb. 5.102 Schiene in habitueller Okklusion

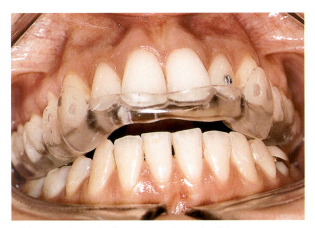

Abb. 5.103 und ohne Front-Eckzahnführung

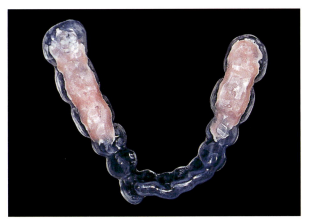

Abb. 5.104 Einfache tiefgezogene Schiene nur vom UK-Modell mit im Mund hergestellter „Zentrik"

6 Therapie der myogenen CMD durch selektives Einschleifen

Das Ziel des selektiven Einschleifens ist eine gleichmäßige, störungsfreie statische und dynamische Okklusion zu erhalten. Dieses Okklusionskonzept ist am besten mit einer Front-Eckzahnführung zu erreichen. Beim Kauen sind die Muskelaktivitäten bei einer Front-Eckzahnführung und bei einer Gruppenführung nur so groß wie zum Zerkleinern der Nahrung notwendig. Beim Bruxieren ist die Muskelaktivität bei einer Front-Eckzahnführung aber am geringsten, sie steigt mit jedem zusätzlich führenden Zahn und ist bei einer Gruppenführung aller Seitenzähne am größten. Die Muskelaktivität wird nur noch größer bei zusätzlichen Balancekontakten auf der Mediotrusionsseite.

Falls keine reine Front-Eckzahnführung erreicht werden kann, ist das Okklusionskonzept der sequentiellen Führung mit Front-Eckzahn-Dominanz am besten geeignet, eine niedrige Muskelaktivität beim Bruxieren zu erreichen. Das Prinzip der sequentiellen Führung besteht in der Abnahme der Länge und der Neigung der Führungselemente zur Achse-Orbital-Ebene von der Front über den Eckzahn bis zu den Prämolaren und Molaren. Jeder Seitenzahn diskludiert auf der Laterotrusionsseite alle distal stehenden Zähne und alle distal stehenden Zähne auf der Mediotrusionsseite. Der Eckzahn hat die dominanteste Führung, falls der aber wegen einer Nonokklusion ausfällt, kann der obere erste Prämolar die Führung übernehmen, weil er die längste Führungsfläche aller Seitenzähne hat.

Beim Aufwachsen der Seitenzähne ist das Konzept der sequentiellen Führung mit Front-Eckzahn-Dominanz einfacher zu erreichen, als beim Einschleifen der Zähne. Als Konsequenz aus diesem Okklusionskonzept sollten wir eine Gruppenführung nur bis zum mesiobukkalen Höcker des ersten oberen Molaren führen lassen. Bei allen Okklusionskonzepten dürfen keine Balancekontakte auf der Mediotrusionsseite vorhanden sein.

Eine stabile Front-Eckzahnführung in zentrischer Kondylenposition ist aus funktioneller Sicht Garant für den lebenslangen Erhalt der Zähne. Leider spielt jetzt auch bei uns die Ästhetik ohne Beachtung der Funktion (wie in den USA) eine zunehmend größere Rolle. Aber nur mit Ästhetik *und* Funktion können wir ein optimales Behandlungsergebnis erreichen, mit dem der Patient lange ohne Probleme lebt. Wir wollen unser ganzes zahnärztliches Wissen und Können ja nicht nur auf die Ästhetik reduzieren, denn dann brauchen wir uns nicht zu wundern, wenn wir langsam aus der Medizin ausgegrenzt werden.

Das Einschleifen der Zähne ist eine irreversible Maßnahme und darf nur nach einer klinischen Funktionsdiagnose und einer instrumentellen Funktionsanalyse mit einem klaren therapeutischen Konzept durchgeführt werden. Der Patient muss vorher darüber aufgeklärt werden, dass vorhandene Restaurationen eventuell durchgeschliffen werden können und größere Dentinareale konservativ versorgt werden müssen. Es ist sehr hilfreich, dem Patienten die eingeschliffenen Modelle im Artikulator zu zeigen und zu erklären. Wir sollten ihm aber auch erläutern, dass Einschleifen nicht gleichbedeutend mit dem Abschleifen der Zähne ist und dies meistens nur im Millimeterbereich und darunter erfolgt.

Wir streben A-, B- und C-Kontakte an, dies ist beim Einschleifen aber nicht oder nur selten wie bei einer aufgewachsten Krone zu realisieren. Wir sollten aber immer einen B-Kontakt und einen C- oder A-Kontakt erreichen.

Beim Übertragen der Korrekturen vom Modell auf die Zähne des Patienten schleifen wir mit unserem feinen Diamanten immer minimal weniger ein, sodass zum Schluss im Mund die letzten Feinheiten mit dem Arkansasstein eingeschliffen und gleichzeitig vorpoliert werden können. Nach der Politur mit Brownies und Aba-Polierern fluoridieren wir alle Zähne gründlich.

Die Hauptindikationen für das okklusale Einschleifen des Gebisses sind:

1. Unphysiologische Zahnkontakte
2. Instabilität okklusalen Ursprungs

primärer Art:
3.1 Knochenabbau am Processus alveolaris
3.2 Übermäßige Abrasionen an den Zähnen
3.3 Schmerzen an einzelnen Zähnen, die durch okklusale Störungen hervorgerufen wurden
3.4 bei der schwersten Form der Funktionsstörung, dem Zusammenbruch des ganzen stomatognathen Systems und

sekundärer Art:
3.5 Muskelverspannungen an der Kaumuskulatur, die Kopf- und Nackenschmerzen ausgelöst haben
4. Vor der restaurativen Behandlung
5. Nach kieferorthopädischer oder kieferorthopädisch-kieferchirurgischer Behandlung

Ein weiterer wichtiger Punkt sind Okklusionsstörungen, die durch Weisheitszähne bedingt sind. Und zwar meistens durch Balance- oder posteriore Protrusionskontakte. Am antagonistischen 2. Molaren und am diagonalen Eckzahn kommt es zu Knochenabbau und Abrasionen. Man sieht es häufig, der Eckzahn einer Kieferhälfte hat noch seine Spitze, beim Eckzahn der anderen Kieferhälfte ist sie abradiert. Deshalb sollten alle Weisheitszähne, die keine perfekte Okklusion haben oder die nicht als Pfeiler für eine Brücke gebraucht werden, extrahiert werden.

Einen ähnlichen Patientenfall möchte ich Ihnen vorstellen. Eine junge Patientin wird von einem HNO-Arzt wegen Kiefergelenkknacken überwiesen. Von den Weisheitszähnen ist nur der linke obere da und um 5 mm elongiert. Alle anderen Zähne sind in Klasse 1 vorhanden. Die klinische Funktionsanalyse ergab eine myogene CMD mit leichten Knackgeräuschen beim Öffnen und Schließen. Ich habe keinen Beckenschiefstand festgestellt und die Wirbelsäule hat keine Skoliose und keine Blockaden, deshalb hat sie ein rein zahnärztliches Problem. Wir müssen die Patientin nach Kopfschmerzen fragen, denn sie sieht keinen Zusammenhang zwischen ihren Zähnen und ihren Kopfschmerzen. Sie gibt an, dass sie links im Schläfenbereich häufig Kopfschmerzen hat. Bei geöffnetem Mund und leichter Führung des Unterkiefers nach dorsal kommt beim Schließen der linke untere 2. Molar an den oberen Weisheitszahn und der Unterkiefer wird nach anterior verschoben. Nach der Extraktion des Zahnes 28 sind die Kopfschmerzen nicht mehr aufgetreten. Da sie nach der Extraktion von der zentrischen Kondylenposition 1,5 mm nach anterior in die habituelle Okklusion rutschte, habe ich eine Aufbissschiene eingegliedert und nach 2 Wochen waren die Knackgeräusche, die durch eine gestörte Muskelkoordination bedingt waren, deutlich vermindert.

Ein anderer Grund für die Extraktion von Weisheitszähnen ist die schwierige Reinigungsmöglichkeit, nach ein paar Jahren gibt es Knochenabbau zwischen dem 2. Molaren und dem Weisheitszahn, sodass der dann doch extrahiert werden muss, dann aber der Knochen schon um einige Millimeter atrophiert ist.

6 Therapie der myogenen CMD durch selektives Einschleifen

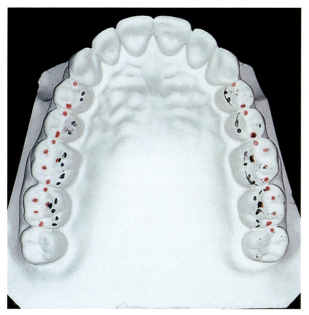

Abb. 6.1 Optimale Kontakte im Oberkiefer

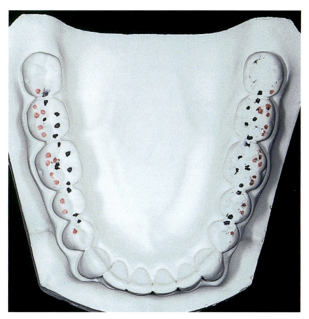

Abb. 6.2 Optimale Kontakte im Unterkiefer

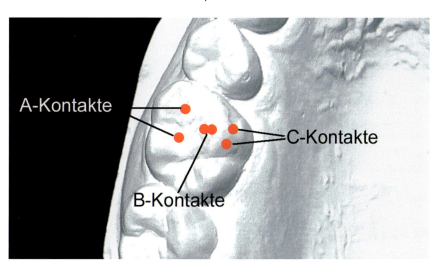

Abb. 6.3 A, B und C Kontakte im Oberkiefer

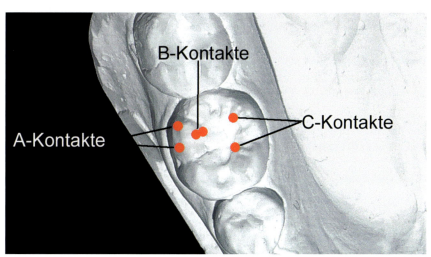

Abb. 6.4 A, B und C Kontakte im Unterkiefer

6.1 Registrat in zentrischer Kondylenposition

Für das selektive Einschleifen nehmen wir wieder Abformungen des Ober- und Unterkiefers, so wie sie im Kapitel 5.1 beschrieben wurden. Für den palatinalen Oberkiefer Stopp nehmen wir hierfür Knetsilikon, nicht Boxingwachs. Die Modelle müssen zum darauf folgenden Termin fertig gestellt sein. Den Patienten bestellen wir zu diesem Termin morgens ein, denn er muss nach dem Frühstück die Aufbissschiene wieder einsetzen und sie so lange tragen (mindestens eine Stunde), bis wir das Registrat nehmen.

Wir entfernen die Schiene aus dem Mund des Patienten und er darf nicht zubeißen, bis wir einen anterioren Stopp (Jig) aus brauner Kerr-Kompositionsmasse palatinal auf die beiden Oberkiefer-Frontzähne angebracht haben. Den Unterkiefer führen wir mit dem P.K.Thomas-Griff *ohne Druck nach dorsal* in die zentrische Kondylenposition, bis die Seitenzähne einen Abstand von zwei bis drei Millimetern haben. Mit der gebogenen Seite des Wachsmessers begradigen wir den Jig so, dass eine horizontale – keine schiefe – Ebene ohne Impressionen entsteht. Mit der vertikalen Dimension gehen wir dann so weit herunter, dass zwischen dem ersten Vorkontakt 1,5 mm Platz ist. Wir legen einen individuellen Gesichtsbogen an, wenn der erste Vorkontakt die Front um mehr als 2 mm sperrt. Bis 2 mm ist der arbiträre SAM-Gesichtsbogen genau genug.

Wir erklären dem Patienten, dass wir eine weiche Masse auf seine Zähne auftragen werden und dass er den Jig nur leicht berühren darf. Wenn er fest zubeißen würde, würde durch die Kontraktion der Muskulatur die 0,35 bis 0,50 mm Resilienz, die jedes gesunde Gelenk hat, in das Registrat übernommen und er hätte später nur auf den Frontzähnen Kontakt.

Dann isolieren wir die Kauflächen der Seitenzähne mit Vaselinöl und pusten den Überschuss mit dem Luftbläser weg. Unsere Helferin mischt SS White Impression Paste an und füllt sie in eine 2-ccm-Einmalspritze. Die Registrate können wir am liegenden oder sitzenden Patienten nehmen, wichtig ist nur, dass der Kopf des Patienten gerade ist, er darf nicht nach vorne oder hinten überstreckt sein. Die Impression Paste geben wir auf die Oberkiefer-Seitenzähne und fangen damit jeweils beim zweiten Molaren an. Dann führen wir den Unterkiefer *ohne jeglichen Druck* (nur um sicher zu sein, dass er den Unterkiefer nicht verschiebt) mit Daumen, Zeige- und Mittelfinger unter der Kinnspitze in die zentrische Kondylenposition bis zum leichten Kontakt mit dem Jig. Den Unterkiefer halten wir noch so lange fest, bis die Impression Paste anfängt abzubinden. Mit der anderen Hand überprüfen wir am M. masseter, ob der Patient seine Kaumuskulatur entspannt hält. Nach 5 Minuten können wir das linke und rechte Registrat entnehmen und entfernen unter Lupenkontrolle die Impressionen der Fissuren mit einem Skalpell. Mit dem Luftbläser entfernen wir die Krümel, setzen anschließend die Registrate wieder auf die Oberkieferzähne und lassen den Patienten den Unterkiefer langsam schließen. Wir achten darauf, ob die unteren Zähne sofort in die Impressionen kommen und fragen den Patienten, ob der Druck überall gleichmäßig ist. Wenn dies der Fall ist, nehmen wir die Registrate aus dem Mund und legen sie ins Hygrofor. Wir nehmen noch ein zweites Registrat, um mit der Kontrollsockelmethode festzustellen, ob beide Registrate identisch und wir dadurch sicher sind, dass das erste Registrat stimmt. Beide Registrate legen wir ins Hygrofor, damit sie nicht austrocknen. Da wir bei dieser Sitzung unsere fertigen Ober- und Unterkiefer-Modelle schon vor uns liegen haben, kontrollieren wir mit der Lupenbrille die Kauflächen und entfernen positive Blasen mit dem X-acto-Messer. Wir nehmen wieder Beauty-Pink-Wachsplatten für den Ober- und Unterkiefer, legen sie auf die neuen Modelle und überprüfen so deren Passgenauigkeit.

Für die Registrierung der zentrischen Kondylenposition ist die SS White Impression Paste am besten geeignet. Ich habe im Laufe der Jahre schon viele Materialien ausprobiert, auch die neuen Hartsilikone, diese sind absolut ungeeignet, da sie federn und weil sie dünn sein müssen, beim Kürzen der Impressionen brechen. Ganz allgemein gilt, je geringer der Abstand zum ersten Vorkontakt und je dünner das Registrat ist, desto genauer wird die Mundsituation mit der Modellsituation im Artikulator übereinstimmen.

Da wir nur einen arbiträren Gesichtsbogen benutzen und keinen individuellen, können wir zusätzlich mit einem kleinen Trick prüfen, ob der arbiträre Bogen ausreichend genau ist. Wir erhöhen unseren Jig aus Kerr im Mund um 2 mm, sodass wir 3 – 3,5 mm über dem ersten Vorkontakt sind und nehmen wie bei der Aufbissschiene ein Registrat mit GC-Compound. Nach dem Eingipsen der Modelle prüfen wir dann mit dem GC-Compound-Registrat und dem Kontrollsockel, wie genau die arbiträre Achse ist.

Danach legen wir den SAM-Gesichtsbogen am Patienten an, siehe Kapitel 5.3 und gipsen die Modelle in den SAM 3-Artikulator ein, allerdings stellen wir jetzt den Stützstift auf *+3 mm* ein.

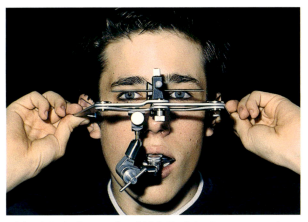

Abb. 6.5 Anlegen des SAM-Gesichtsbogens nach der Bissnahme

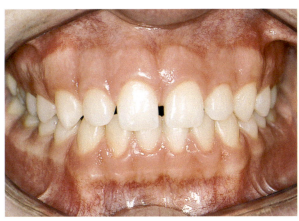

Abb. 6.6 Frontalansicht

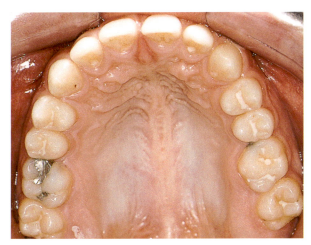

Abb. 6.7 Oberkiefer

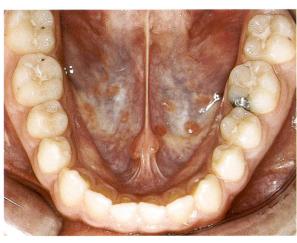

Abb. 6.8 Unterkiefer

6 Therapie der myogenen CMD durch selektives Einschleifen

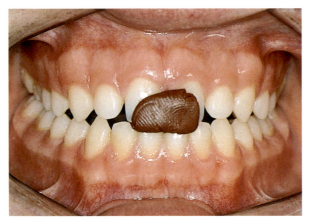

Abb. 6.9 Frontaler Jig mit 1,5 mm Abstand zum ersten Vorkontakt

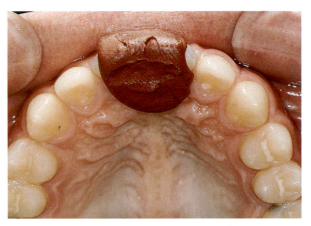

Abb. 6.10 Jig mit horizontaler Ebene ohne Impressionen

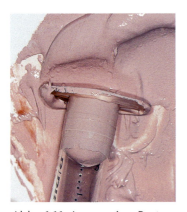

Abb. 6.11 Impression Paste wird angerührt

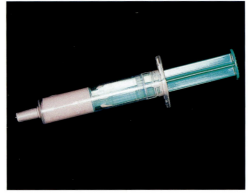

Abb. 6.12 und in eine 2-ccm-Spritze eingefüllt

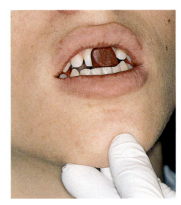

Abb. 6.13 Der UK wird ohne jeden Druck in die zentrische Kondylenposition geführt

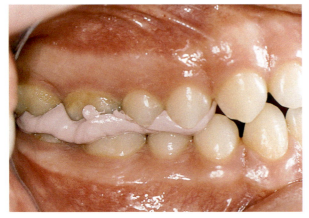

Abb. 6.14 Die Zähne werden mit Vaselinöl isoliert und Impression Paste auf die OK-Seitenzähne aufgetragen

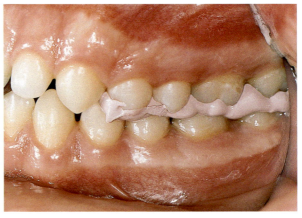

Abb. 6.15 Die UK-Front-Zähne berühren beim Schließen leicht den Jig

6 Therapie der myogenen CMD durch selektives Einschleifen

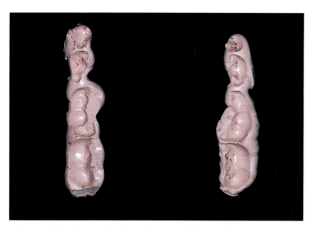

Abb. 6.16 Nach 5 min können die Registrate entfernt werden

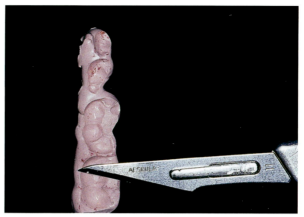

Abb. 6.17 Mit einem Skalpell werden die Impressionen der Fissuren weggeschnitten

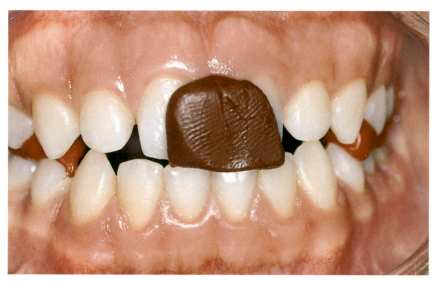

Abb. 6.18 Wir erhöhen den Jig auf 3,5 mm,

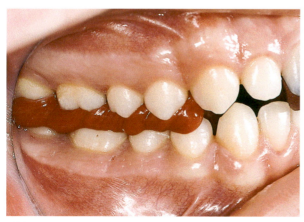

Abb. 6.19 spritzen GC-Compound auf die OK Seitenzähne

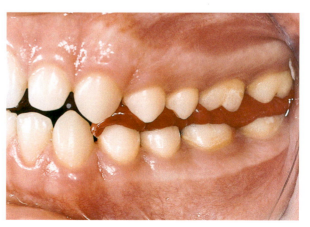

Abb. 6.20 und können damit die arbiträre Scharnierachse überprüfen

6.2 Modellmontage

Vor der Modellmontage kontrollieren wir, ob die Seriennummern des Artikulator-Ober- und Unterteiles identisch sind. Dann trennen wir den Gesichtsbogen von dem Bissgabelträger, indem wir die zuständige Schraube lösen. Aus dem Unterteil des Einartikuliergerätes oder des SAM 3-Artikulators entfernen wir den Stützstift, schrauben stattdessen den SAM-Transferstand AX *bis zum Anschlag* ein und befestigen daran den Bissgabelträger, der ebenfalls *bis zum Anschlag* eingeführt und festgeschraubt wird. Das Artikulatoroberteil des Einartikuliergerätes oder des SAM 3 Artikulators legen wir auf den Transferstand und schließen die Zentrikverriegelung. In das Oberteil des Artikulators schrauben wir den Axiosplit, legen eine gelbe Kontrollsockel-Platte auf den Axiosplit und darauf die runde Haftplatte aus Metall, damit der Magnet die Platte hält. Die Bissgabel unterstützen wir mit einem Kunststoffblock, auf den wir schnell härtenden Sprint Gips auftragen. Nach dem Erhärten setzen wir das Oberkiefermodell, das wir auf der Oberfläche *kurz* wässern, auf die Bissgabel und wenn der Spalt zur Montageplatte größer als 10 mm ist oder schräg verläuft, gipsen wir das Modell zweizeitig ein.

Wir entfernen den Transferstand, schrauben den Stützstift wieder ein und lassen ihn auf *+3 mm* stehen. Den Artikulator stellen wir auf den Kopf, legen die Registrate auf die Oberkieferseitenzähne und gipsen das Unterkiefermodell, das wir ebenfalls *kurz* auf der Unterseite wässern, zweizeitig ein, wenn der Abstand größer als 10 mm ist. Zuerst versichern wir uns mithilfe der Kontrollsockelmethode, ob wir das erste Registrat korrekt eingegipst haben. Wir nehmen den Magneten aus dem Kontrollsockel, entfernen den Inzisalstift, drücken mit dem rechten, *gipsfreien* Zeigefinger auf die Mitte des Oberkiefer-Modelles, halten mit dem linken Daumen und Zeigefinger das Oberkiefermodell fest und schließen mit der rechten Hand das Oberteil des Artikulators. Wenn im Kontrollsockel kein Spalt zu sehen ist, drehen wir den Artikulator auf die andere Seite und drücken mit dem linken Zeigefinger auf das Oberkiefer-Modell und halten es mit dem rechten Daumen und Zeigefinger fest. Wir schließen nun mit der linken Hand das Oberteil des Artikulators und können jetzt die rechte Seite betrachten. Falls kein Spalt im Kontrollsockel zu sehen ist, haben wir das Unterkiefer-Modell richtig eingegipst. Die Kontrollsockelmethode nehmen wir anschließend auch für die Überprüfung des zweiten Registrates. Wenn das zweite Registrat im Kontrollsockel ebenfalls keinen Spalt aufweist, sind sie identisch und wir können davon ausgehen, dass sie korrekt genommen wurden. Falls nicht, wiederholen wir die Registrat so lange, bis zwei identisch sind. Die Registrate legen wir nach dem Eingipsen der Modelle in den Hygrofor zurück, denn wir brauchen sie später eventuell noch einmal beim Einschleifen der Lateralbewegungen für die neuen Modelle. Nach dem Eingipsen der Modelle legen wir das 3,5 mm hohe GC-Compound-Registrat auf das Unterkiefer-Modell und prüfen mit dem Kontrollsockel, wie genau die arbiträre Achse ist. Wenn kein oder nur ein kleiner Spalt zu sehen ist, können wir davon ausgehen, dass die arbiträre Achse genau genug ist. Wenn ein größerer Spalt sichtbar ist, müssen wir die Achse bestimmen und einen individuellen Gesichtsbogen nehmen.

Für das Einschleifen der Modelle färben wir mit einem Schulpinsel Nr. 3 die Okklusalflächen der Zähne und palatinal die Oberkiefer-Frontzähne sowie inzisal die unteren Frontzähne mit (in Wasser verdünnter) gelber Plakafarbe ein. Danach trocknen wir sie sofort mit Druckluft, damit die Farbe nicht tiefer in den Gips eindringen kann.

Jetzt können wir die Zähne am Modell nach bestimmten Regeln selektiv einschleifen. Die ersten Regeln hat *Arne Lauritzen* entwickelt, sie sind sehr schwierig anzuwenden, obwohl sie später von *Engelhardt* modifiziert worden sind. Ich habe jahrelang die Zähne meiner Patienten nach *Lauritzens* angegebener Methodik eingeschliffen, bis ich durch Zufall auf das im Quintessenz-Verlag erschienene Buch von *Hyman Smukler* „Einschleifen im natürlichen und restaurierten Gebiss" aufmerksam geworden bin und seitdem sein verblüffend einfaches Konzept des selektiven Einschleifens anwende und auch in meinen Kursen lehre.

6 Therapie der myogenen CMD durch selektives Einschleifen

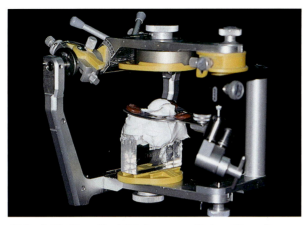

Abb. 6.21 Den Gesichtsbogen mit dem Transferstand AX einstellen und mit Gips unterstützen

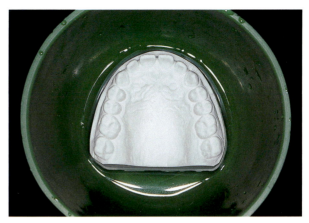

Abb. 6.22 Das OK-Modell 15 sek wässern

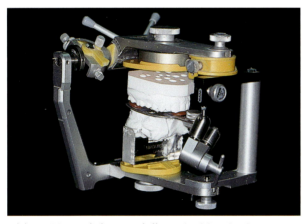

Abb. 6.23 und das Modell zweizeitig eingipsen,

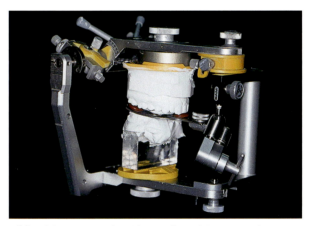

Abb. 6.24 wenn der Abstand zur Montageplatte mehr als 10 mm beträgt oder schräg verläuft

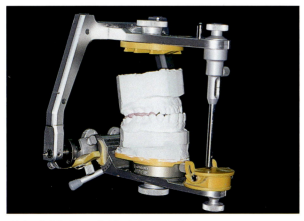

Abb. 6.25 Den Artikulator umdrehen

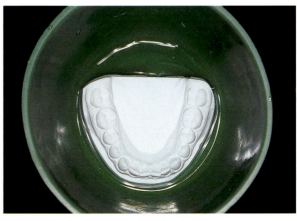

Abb. 6.26 Das UK-Modell 15 sek wässern

6 Therapie der myogenen CMD durch selektives Einschleifen

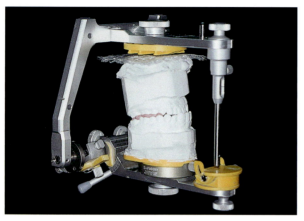

Abb. 6.27 und das Modell zur Retention zweizeitig mit der Noppenfolie eingipsen

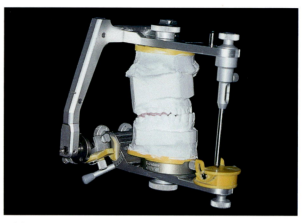

Abb. 6.28 Wir halten das UK-Modell fest, während die Helferin den Gips aufträgt und den Artikulator schließt

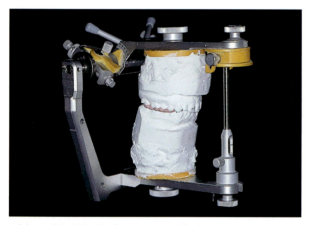

Abb. 6.29 Wir drehen den Artikulator um

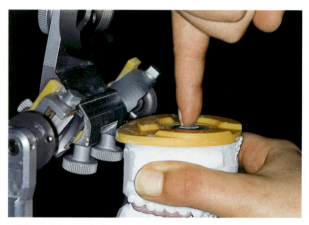

Abb. 6.30 und überprüfen mit dem Kontrollsockel,

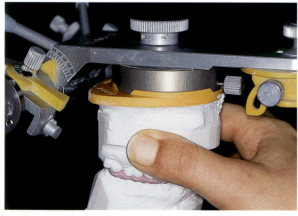

Abb. 6.31 ob wir das UK-Modell richtig eingegipst haben

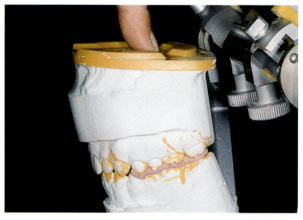

Abb. 6.32 Wir prüfen die andere Seite, drücken auf das Modell,

6 Therapie der myogenen CMD durch selektives Einschleifen

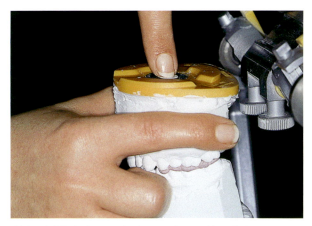

Abb. 6.33 halten mit der anderen Hand das Modell fest

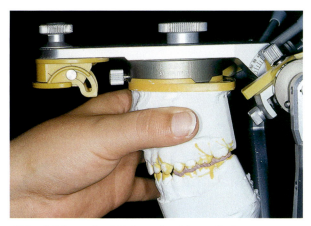

Abb. 6.34 und schließen das Oberteil des Artikulators

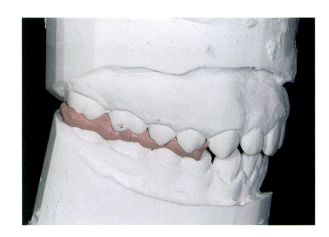

Abb. 6.35 Wir legen das zweite Registrat auf das UK-Modell

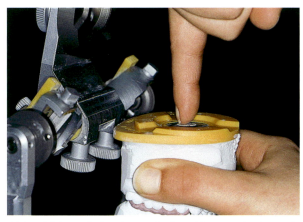

Abb. 6.36 und drücken mit dem Finger wieder auf das OK-Modell

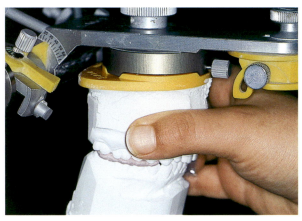

Abb. 6.37 und schließen den Artikulator, der Kontrollsockel hat einen Spalt, deshalb müssen wir das Registrat wiederholen

6 Therapie der myogenen CMD durch selektives Einschleifen

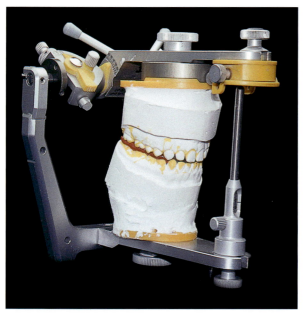

Abb. 6.38 Wir überprüfen mit dem Kontrollsockel das auf 3,5 mm erhöhte Registrat aus GC-Compound,

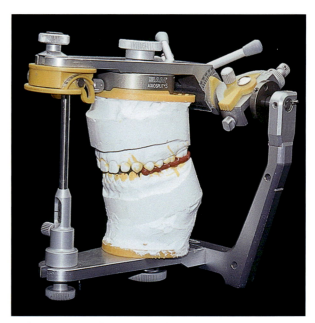

Abb. 6.39 um die Genauigkeit der arbiträren Scharnierachse festzustellen

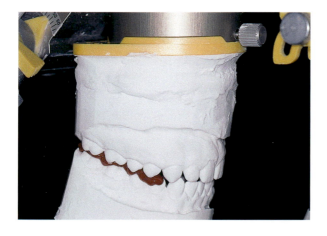

Abb. 6.40 Wir schließen den Kontrollsockel, kein Spalt zu sehen: deshalb stimmt die Achse

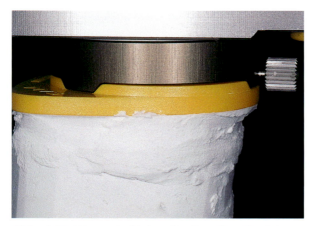

Abb. 6.41 Wenn ein kleiner Spalt vorhanden ist: die Genauigkeit ist ausreichend

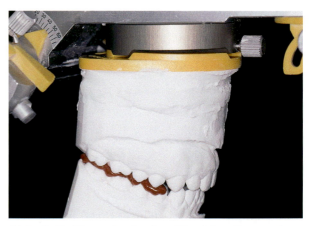

Abb. 6.42 Wenn der Spalt größer ist, müssen wir einen individuellen Gesichtsbogen nehmen

6 Therapie der myogenen CMD durch selektives Einschleifen

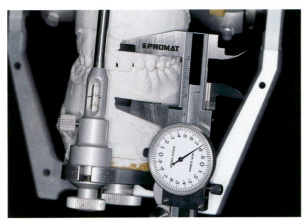

Abb. 6.43 Wir markieren am Modell zwei Linien und messen die Höhe in zentrischer Kondylenposition

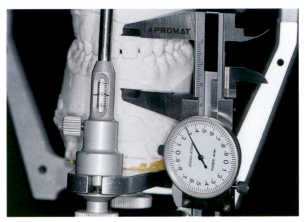

Abb. 6.44 und in maximaler Interkuspidation und notieren uns die Werte. Nach dem Einschleifen muss die Höhe 0,2 mm niedriger sein

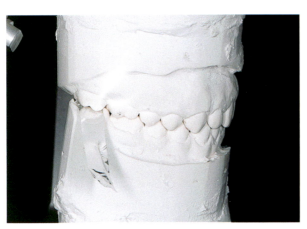

Abb. 6.45 Mit Shim-Stock-Folie prüfen wir, wo der erste Vorkontakt ist

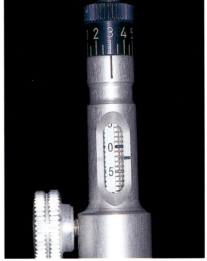

Abb. 6.46 Die Höhe des speziellen Einschleif-Stützstiftes in der zentrischen Kondylenposition beträgt in diesem Fall +2,3 mm

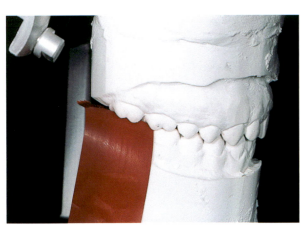

Abb. 6.47 Der erste Vorkontakt ist an 17-47

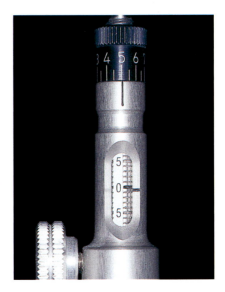

Abb. 6.48 Die Höhe des Einschleif-Stützstiftes in maximaler Interkuspidation beträgt +0,5 mm

6 Therapie der myogenen CMD durch selektives Einschleifen

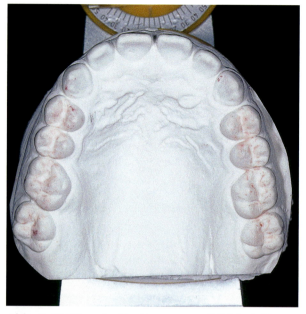

Abb. 6.49 Die rote Markierung am OK-Modell

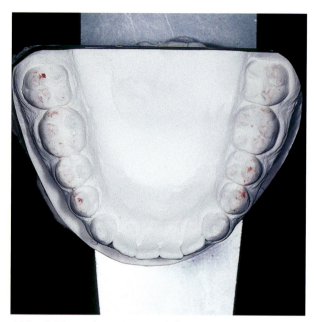

Abb. 6.50 und am UK-Modell

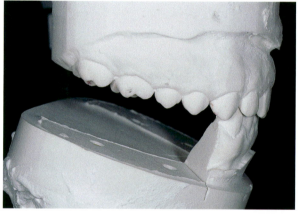

Abb. 6.51 Wir nehmen die gepinnten UK-Modellseiten rechts

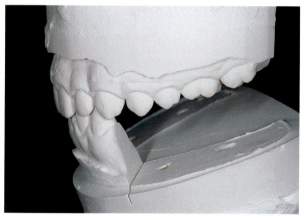

Abb. 6.52 und links

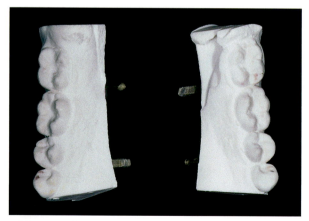

Abb. 6.53 heraus und

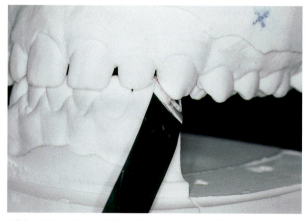

Abb. 6.54 überprüfen die Front- Eckzahnführung, ob Einschleifen möglich ist

6.3 Selektives Einschleifen

Für die Markierung der Vorkontakte nehmen wir Okklusionsfolien von Bausch oder Hahnel Folie von Roeko. Bei beiden wird eine farbige Wachsschicht ein- oder beidseitig auf eine Trägerfolie aufgebracht. Auf der Packung steht aber nur die Dicke der Trägerfolie, bei Bausch beträgt sie 8μ und bei Hahnel 12μ. In Wirklichkeit ist die Folie aber dicker, denn dazu kommt noch die Wachsschicht von 5μ pro Seite. Eine beidseitig beschichtete Folie, wie wir sie zum Einschleifen benutzen, ist dann 18 μ bzw. bei Hahnel 22 μ dick. Durch das Klappern der Zähne am Modell oder im Mund wird die Wachsschicht komprimiert, sodass wir realistisch von 12 bis 16 μ ausgehen können. Die Bausch Folie hat nicht so viel Farbanteile und zeichnet feiner ab, deshalb ist sie beim Einschleifen am Modell optimal, sie verschmiert das Modell nicht so schnell. Im Mund sind beide sehr gut, hier muss man selbst ausprobieren, welche am besten geeignet ist. Die Hahnel Folie hat mehr Farbanteile, das sieht man im Mund manchmal besser, deshalb benutze ich je nach Situation beide.

Die zusätzliche Überprüfung der Kontakte mit der 8μ dünnen Shim-Stock-Folie ist sehr wichtig, da die Farbfolien fast doppelt so dick sind. Hier nehme ich die Shim-Stock-Folie von Hahnel, die eine Dicke von nur 8μ hat, während die von Bausch mit 12μ etwas dicker ist. Einige Kollegen nehmen stattdessen die Rettungsfolie und schneiden sie sich zurecht. Davon rate ich aber ab, da die Rettungsfolie mit 16μ zu dick ist und außerdem die Stärke schwanken kann.

Für die Markierung der zentrischen Okklusion nehmen wir *rote*, beidseitig belegte Folie.
In der zentrischen Kondylenposition gibt es 2 Typen von Kontakten:

6.3.1 Typ 1

Interferenz auf dem inneren Abhang des Stützhöckers
Situation: Innere Abhänge der Stützhöcker
Regel: *Entferne jene Markierung, die der Verbindungslinie der bukkalen Höckerspitzen oder der palatinalen Höckerspitzen am nächsten liegt.*

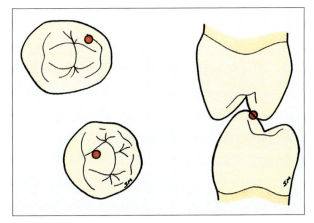

Abb. 6.55a Der Vorkontakt befindet sich auf den inneren Abhängen der Stützhöcker. Wir schleifen den Vorkontakt ein, der der Verbindungslinie der bukkalen Höckerspitzen oder der palatinalen Höckerspitzen am nächsten liegt.

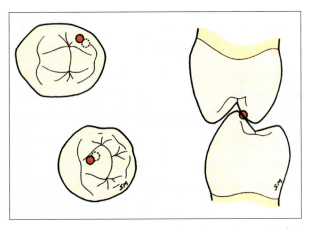

Abb. 6.55b Wir schleifen die Vorkontakt so lange ein, bis eine Höcker-Fossa-Beziehung und damit die zentrische Okklusion erreicht ist. Während des Einschleifens können Vorkontakte vom Typ 1 und Typ 2 vorkommen.

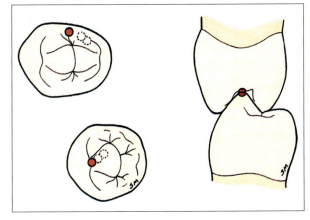

Abb. 6.55c Die Höcker-Fossa-Beziehung ist erreicht, die gepunkteten Kreise sind die eingeschliffenen Vorkontakte.

6.3.2 Typ 2

Interferenz auf dem äußeren Abhang des Stützhöckers bzw. dem inneren Abhang des Scherhöckers
Situation 1: Äußerer Abhang des Unterkiefer-Stützhöckers und innerer Abhang des Oberkiefer-Scherhöckers

Situation 2: Äußerer Abhang des Oberkiefer-Stützhöckers und innerer Abhang des Unterkiefer-Scherhöckers
Regel: *Entferne die Markierung auf dem äußeren Abhang des Stützhöckers*

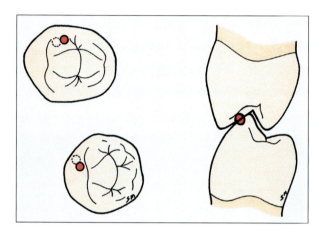

Abb. 6.56a Der Vorkontakt befindet sich auf dem äußeren Abhang des Unterkiefer-Stützhöckers und dem inneren Abhang des Oberkiefer-Scherhöckers. Wir schleifen den Vorkontakt auf dem äußeren Abhang des Unterkiefer-Stützhöckers ein.

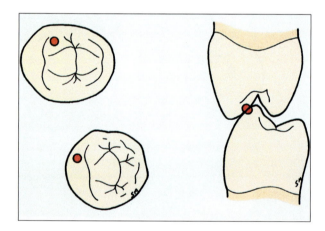

Abb. 6.56b Nach mehrmaligem Einschleifen kommen wir der Höcker-Fossa-Beziehung näher. Wichtig ist auch hier, dass beim Einschleifen Vorkontakte vom Typ 1 und Typ 2 nebeneinander vorkommen können.

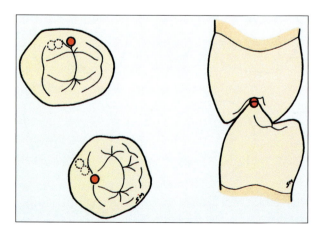

Abb. 6.56c Die Höcker-Fossa-Beziehung ist erreicht, die Verbindungslinie der bukkalen Höckerspitzen liegt in der Fossa, habituelle Okklusion = zentrische Okklusion.

6.3.3 Herstellung einer maximalen Interkuspidation

Situation: Der Höcker ist in zentrischer Kondylenposition zu hoch, aber interferiert nicht bei Lateralbewegungen
Regel: *Vertiefe die Fossa*. Dies ist meistens der Fall.

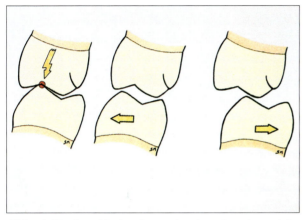

Abb. 6.57a Der Höcker ist zu hoch, stört aber nicht bei den Lateralbewegungen

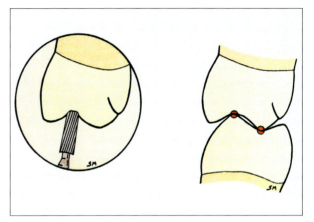

Abb. 6.57b Wir vertiefen die Fossa

6.3.4 Herstellung einer maximalen Interkuspidation

Situation: Der Höcker ist in der zentrischen Kondylenposition zu hoch, aber interferiert bei Lateralbewegungen
Regel: *Kürze den Höcker*.

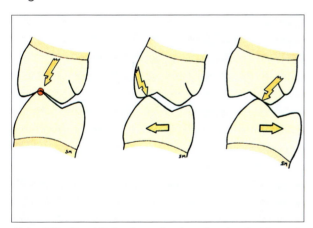

Abb. 6.58a Der Höcker ist zu hoch, stört aber bei Lateralbewegungen

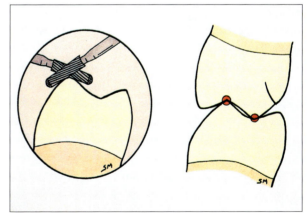

Abb. 6.58b Kürze den Höcker

Die Höcker dürfen wir aber nur in Ausnahmefällen kürzen, z.B. bei elongierten oder gekippten Zähnen. Höcker dürfen wir *nicht kürzen*, wenn keine Front-Eckzahnführung vorhanden ist und die Höcker bei den Lateralbewegungen stören. In diesen Fällen werden die Höcker erst bei den Lateralbewegungen eingeschliffen. Wenn ein Eckzahn nach dem Einschleifen der zentrischen Kondylenposition erst nach 1-2 mm führt, dürfen wir den Höcker auch nicht kürzen, sondern werden später mit einem palatinalem Veneer die Eckzahnführung aufbauen und dann erst die Lateralbewegungen einschleifen. Wir müssen immer daran denken, dass ein flacher Höcker eine größere Austrittsöffnung bei den Lateralbewegungen braucht und dadurch die Kauflächen der Zähne zu flach würden.

Einschleifen der zentrischen Okklusion im Artikulator

Auf Grund meiner langjährigen Erfahrungen mit den Teilnehmern meiner Einschleifkurse halte ich folgendes Vorgehen für optimal:
Wir stellen den Artikulator vor uns auf den Tisch, verriegeln die Zentrik und ziehen den Stützstift bis zum Inzisalteller hoch.
Dann nehmen wir die Registrate vom Modell und lassen den Stützstift bis zum ersten Zahnkontakt herunter und drehen die Schraube fest. Bei dem speziellen Stützstift für das Einschleifen können wir an einem Ring mit zehntel Millimeter Einstellung über der Millimeterskala die genaue Höhe einstellen und notieren. Die Modelle befinden sich jetzt in zentrischer Kondylenposition und der erste Vorkontakt gibt uns die Höhe des Stützstiftes an, wir lesen sie ab und notieren sie uns auf dem Modell, sie beträgt bei diesem Patienten +2,3 mm. Dann öffnen wir wieder die Zentrikverriegelung an beiden Seiten, drehen den zehntel Millimeterring nach oben, lassen den Stützstift herunter und gehen mit dem Oberkiefermodell in die maximale Interkuspidation. Mit einer Hand drücken wir auf die obere Feststellschraube und ziehen den Stützstift wieder bis zum Inzisalteller hoch, drehen den zehntel Millimeterring bis zum Anschlag herunter und notieren uns die Höhe der maximale Interkuspidation (dies ist die habituelle Okklusion des Patienten) auf dem Modell, sie steht jetzt auf +0,5 mm. Der Unterschied zwischen der zentrischen und der habituellen Okklusion beträgt also bei diesem Patienten *am Stützstift* 1,8 mm. Die Bisshöhe wird normalerweise nach dem Einschleifen am Modell *in der*

Front um bis zu 0,2 mm niedriger sein. Um diese 0,2 mm drehen wir den zehntel Millimeterring herunter und haben nun einen genauen Stopp, wenn wir mit dem Einschleifen aufhören können oder müssen. Dieser Stützstift ist beim Einschleifen eine sehr große Hilfe und informiert uns immer über die erreichte Höhe.
Falls es für optimale A-, B-, C-Kontakte oder zu Erreichung einer beidseitigen Front-Eckzahnführung erforderlich ist, dürfen wir *maximal* bis zu 0,3 mm absenken. Dies messen wir mit der Schieblehre an den markierten Punkten des Modelles in maximaler Interkuspidation. Einfacher geht das aber mit dem speziellen Stützstift, bei dem das etwa 0,4 mm sind. Dabei darf aber *niemals* die ganze Front eingeschliffen werden, sondern nur einzelne Frontzähne, bis an den Front- und Eckzähnen die Shim-Stock-Folie gleichmäßig durchgezogen werden kann. Für das selektive Einschleifen am Modell brauchen wir das X-acto-Messer Nr. 1 mit Klinge Nr. 12, Shim-Stock-Folie (8 µ), beidseitig belegte Bausch-Folie in Rot, Grün, Blau und Schwarz, Farbstifte von Faber Castell in den gleichen Farben sowie einen spitzen Bleistift.
Zum Einschleifen schließen wir die Zentrikverriegelung, heben mit dem Stützstift das Artikulatoroberteil an, senken es wieder bis zum ersten Vorkontakt ab und drehen die Schraube am Stützstift fest. Das Einschleifen in zentrischer Kondylenposition muss *immer unter gleichzeitigem Kontakt mit dem Stützstift* erfolgen!
Mit Shim-Stock-Folie prüfen wir jedes Zahnpaar einzeln, beginnend rechts am 7er bis zum linken 7er. Wir notieren uns in unserer Vorkontakt-Liste unter der Nummer 1 (das ist der erste Schleifdurchgang) welches Zahnpaar Kontakt hat und tragen diese Zähne ein. In diesem Fall ist es rechts 7 und links 4.
Dann nehmen wir unsere rote, beidseitig belegte Folie, halten sie nur zwischen die Zähne mit Vorkontakt (sonst wird das Modell zu schnell verschmiert) und klappern vorsichtig zwei Mal mit unserem Artikulator. Alle markierten Kontakte übertragen wir mit einem roten Farbstift in die visuelle Schleifliste und schleifen die Kontakte nach den Regeln, hier Typ 1 ein. Nur *die Vorkontakte*, die wir einschleifen wollen, markieren wir mit einem Strich und schreiben dahinter die Zahl

des Durchganges, in diesem Fall die 1 an Zahn 34 und 47. Dann schleifen wir diese Vorkontakte ein und wenn wir anschließend die beiden Zähne 34 und 47 mit Shim-Stock prüfen, muss die Folie durchzuziehen sein, falls sie noch von einem Zahn gehalten wird, klappern wir noch einmal und schleifen diesen Vorkontakt noch etwas mehr ein. Wir schleifen so lange ein, bis die Shim-Stock-Folie von den Zähnen eben nicht mehr gehalten wird.

Dann lösen wir den Stützstift für den zweiten Einschleifdurchgang, heben damit das Artikulatoroberteil an, senken es erneut bis zum nächsten Vorkontakt ab und drehen die Schraube des Stützstiftes fest. Wir prüfen jetzt wieder alle Zahnpaare mit Shim-Stock-Folie und die Kontakt haben, notieren wir unter der Nummer 2 in der Vorkontakt-Liste. Alle Vorkontakte zeichnen wir in der Schleifliste ein, markieren mit der Nummer 2 aber wiederum nur die, die wir einschleifen wollen und schleifen diese Zähne so weit ein, bis die Shim Stock Folie eben durchzuziehen ist. Das führen wir so lange fort (hier bis zum Durchgang Nr. 11), bis alle Zähne gleichmäßige Kontakte haben und am *Stützstift* die Höhe von 0,2 mm erreicht ist. Wir überprüfen dann die Höhe mit der Schieblehre ganz genau am Modell, sie muss 0,2 mm niedriger sein als bei der maximalen Interkuspidation. Die Werte am Modell und am Stützstift sind unterschiedlich. Weil der Stützstift von der Gelenkachse weiter entfernt ist, ist der Wert dort größer.

Wir streben A-, B- und C-Kontakte an allen Seitenzähnen an, die mit Shim-Stock-Folie (8 μ) gehalten werden sollten, dies können wir aber nicht immer erreichen, wir sollten aber stets einen B-Kontakt und einen A- oder C-Kontakt erhalten. Die Shim-Stock-Folie muss beim geschlossenen Modell gerade eben an den Front- und Eckzähnen durchzuziehen sein.

Im Mund dürfen die Front- und Eckzähne beim leichten Schließen keinen Kontakt haben, erst beim festen Zubeißen muss die Shim-Stock-Folie eben durchzuziehen sein. Beim festen Klappern der Zähne dürfen die Front- und Eckzähne nicht auslenken, das prüfen wir mit unseren Fingern an den labialen Flächen. *Wir dürfen niemals die unteren Eckzähne in der Höhe kürzen,* sonst verlieren wir unsere Eckzahnführung. Falls durch Einschleifen der palatinalen Fläche des oberen Eckzahnes die Führung zu steil werden sollte, kann an der *bukkalen Fläche* des unteren Eckzahnes vorsichtig mit einem in Vaseline eingefetteten Arkansasstein eingeschliffen werden.

Für das Einschleifen im Mund nehmen wir feine (mit rotem Ring), tropfenförmige Diamanten, zum Vorpolieren Arkansassteine und zum Polieren Brownies von Shofu sowie Polierer von Aba. Die Arkansassteine und die Polierer fetten wir alle vorher mit Vaseline ein. Einschleifen und besonders polieren müssen wir immer mit Wasserkühlung, sonst überhitzen die Zähne sehr schnell.

Für noch nicht so Erfahrene ist es einfacher, beim Einschleifen im Mund einen Jig nach *Gutowski* mit einem Pinsel palatinal an den oberen Einsern mit GC-Pattern-Resin aufzubauen. Der wird dann mit einem Rosenbohrer so weit eingeschliffen, bis die ersten Vorkontakte erreicht sind, die auf unserer Schleifliste unter der Nr. 1 aufgeführt sind. Der Patient darf beim Einschleifen die Zähne nicht fest zubeißen, sondern ohne die Kaumuskeln anzuspannen die Zähne nur leicht berühren. Wir gehen genauso vor wie am Modell und entfernen die eingezeichneten Vorkontakte, bis wir die Shim-Stock-Folie an den eingeschliffenen Zähnen eben durchziehen können und schleifen dann den Jig so weit ein, bis die Vorkontakte der Nr. 2 erreicht sind. Dabei lassen wir den Patienten den Jig wieder nur leicht berühren und ziehen unsere Shim-Stock-Folie durch jedes Zahnpaar einzeln durch. Dadurch werden kleinste Vorkontakte fühlbar und diese Kontakte markieren wir mit roter Folie und schleifen so die letzten Feinheiten ein. Die Durchgänge werden nacheinander auf der Schleifliste abgearbeitet und zum Schluss überprüfen wir noch einmal die Kontakte aller Zähne. Nach jedem Einschleifdurchgang werden die Zahlen auf der Schleifliste durchgestrichen. Falls es nach ein paar Korrekturen keine Übereinstimmung mehr mit dem Modell gibt, brechen Sie das Einschleifen im Mund ab und nehmen neue Abformungen sowie ein neues Registrat und überprüfen die nächsten Schritte, der Patient muss die Schiene dann aber weiter tragen.

Wenn Sie viel Erfahrung gesammelt haben (dies wird bei ca. 300 eingeschliffenen Patienten der Fall sein) und die Kontakte mit dem Modell und der Schleifliste immer übereinstimmten, gehen wir anders vor.

6 Therapie der myogenen CMD durch selektives Einschleifen

Wir brauchen dann keine Schleifliste und keinen Jig mehr, sondern schleifen nur unter Modellkontrolle die Zähne ein, dabei fangen wir im Oberkiefer links beim zweten Molaren an und arbeiten uns Schritt für Schritt bis zum rechten zweiten Molaren vor. Dabei ist es hilfreich, neben die eingeschliffenen Modelle noch gelb eingefärbte Anfangsmodelle zu legen, sodass wir das Anfangsmodell immer mit dem eingeschliffenen Modell und den gerade eingeschliffenen Zähnen vergleichen können. Anschließend schleifen wir dann den Unterkiefer ebenfalls unter ständiger Kontrolle der Modelle ein. Am besten hält eine Helferin das jeweilige Modell neben den Kopf des Patienten, sodass wir unseren Kopf nicht verdrehen müssen und die Zähne und das Modell immer im Blickfeld haben.

Vorkontakte an den oberen Front- und Eckzähnen dürfen wir aber *niemals* direkt übertragen, sondern die schleifen wir im Mund immer unter Shim-Stock-Folien Kontrolle, zuletzt mit einem Arkansasstein ein. Es besteht sonst die Gefahr, dass wir etwas zu viel wegnehmen (eine Folienstärke von 18 µ ist schon zu viel) und damit die Funktion unserer Front- oder Eckzahnführung gefährden. Kontakte auf dem distalen Viertel des oberen zweiten Molaren nehmen wir zum Schluss so weit weg, dass die Shim-Stock-Folie beim Zubeißen eben noch durchzuziehen ist. Durch geringfügig mehr Druck auf diesen Bereich kann der Zahn nach distal ausgelenkt werden und es so zum Öffnen des Kontaktes zwischen dem ersten und zweiten Molaren mit allen bekannten negativen Folgen kommen.

Zum Schluss ziehen wir Shim-Stock-Folie zwischen den Zähnen durch und finden so kleinste Vorkontakte, dabei darf der Patient die Zähne aber nur leicht berühren, nicht fest zubeißen. Wenn wir im Mund mit Shim-Stock-Folie Vorkontakte suchen und dann mit roter Folie markieren, müssen wir den Unterkiefer des Patienten immer mit dem P.K.Thomas-Griff führen. Erst wenn wir in der zentrischen Kondylenposition angelangt sind und der Patient bei der Führung des Unterkiefers nicht mehr nach vorne oder zur Seite rutscht, können wir den Patienten ohne Führung klappern lassen. Dann sind nur noch kleinere Vorkontakte in der zentrischen Okklusion, also in den Gruben oder auf den Randleisten vorhanden, die wir beim Durchziehen der Shim-Stock-Folie finden und dann mit der roten Folie markieren.

Nur wenn Sie noch keine Erfahrung mit dem Einschleifen haben, nehmen Sie bei den ersten 20 Patienten nach dem Einschleifen der zentrischen Okklusion neue Abformungen und schleifen die Protrusion und Lateralbewegungen auf neuen Modellen ein. So behält man anfangs besser den Überblick, denn auf den Kauflächen sind dann nur die zentrischen Stopps zu sehen.

Dazu legen wir die Zentrik-Registrate (die wir im Hygrofor aufbewahrt haben) wieder auf die Seitenzähne, schließen den Artikulator und stellen den Stützstift auf diese Höhe ein. Dann entfernen wir das eingeschliffene Oberkiefermodell, stellen das neue Modell auf das Zentrik-Registrat und gipsen es ein. Den Artikulator stellen wir auf den Kopf, entfernen das eingeschliffene Unterkiefer-Modell und gipsen das neue Modell ein. Bevor wir die Protrusion einschleifen, malen wir wieder die beiden Modelle mit in Wasser verdünnter, gelber Plakafarbe an. Auf den eingeschliffenen Modellen übermalen wir mit einem roten superfeinen Edding 89 Stift unsere roten zentrischen Stopps bzw. wenn neue Modelle in den Artikulator eingestellt wurden, markieren wir diese erst mit roter Folie und übermalen sie dann mit dem roten Stift. Dadurch sind sie besser zu sehen, denn zentrischen Stopps dürfen *niemals* weggeschliffen werden.

6 Therapie der myogenen CMD durch selektives Einschleifen

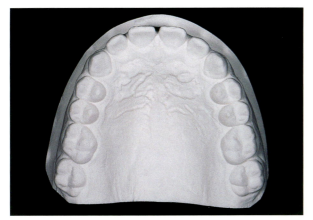
Abb. 6.59 Oberkiefer Einschleifmodell

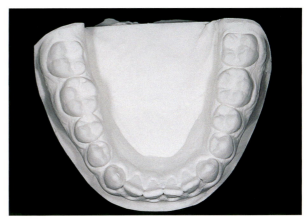
Abb. 6.60 Unterkiefer Einschleifmodell

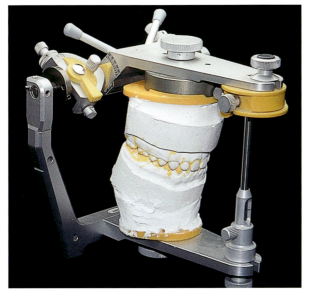
Abb. 6.61 Gelb eingefärbte Modelle

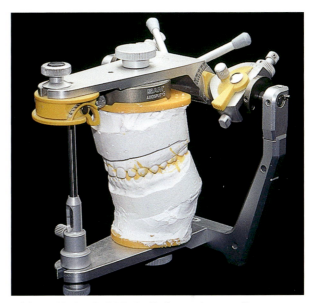
Abb. 6.62 im SAM 3-Artikulator eingestellt

Abb. 6.63 Vorkontakt Liste Nr. 1

Abb. 6.64 und Nr. 2

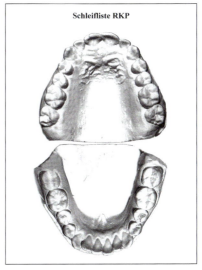
Abb. 6.65 Visuelle Schleifliste

6 Therapie der myogenen CMD durch selektives Einschleifen

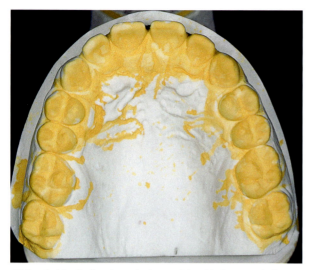

Abb. 6.66 Gelb eingefärbtes Oberkiefer-Modell

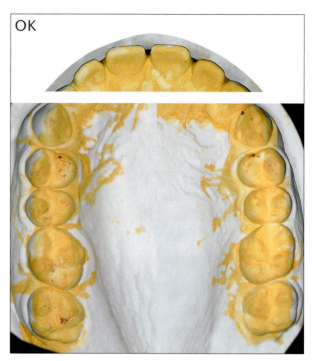

OK

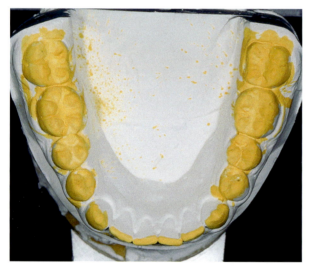

Abb. 6.67 und Unterkiefer-Modell

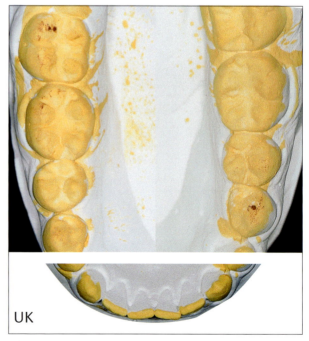

UK

Abb. 6.68a (OK), b (UK) Beim 1. Schleifdurchgang sind Vorkontakte vom Typ 1 an 7 re und 4 li. Wir schleifen sie an 14 und 47 ein, da sie der Verbindungslinie der Höckerspitzen am nächsten liegen und markieren sie unter Nr. 1 der Schleifliste

6 Therapie der myogenen CMD durch selektives Einschleifen

Abb. 6.69 Mit dem X-Acto Messer Nr.1 und Klinge Nr. 12 schleifen wir die Vorkontakte ein

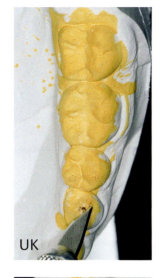
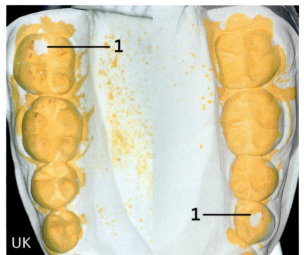

Abb. 6.70 1. Schleifdurchgang, die Vorkontakte sind eingeschliffen

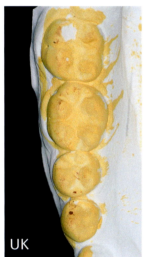
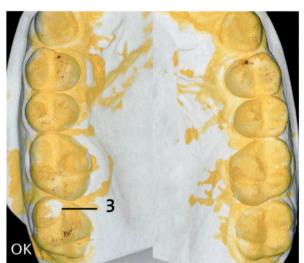

Abb. 6.71 Beim 2. Schleifdurchgang haben wir einen Vorkontakt an 4 re vom Typ 1

Abb. 6.72 Wir schleifen ihn an 44 unter Nr. 2 der Schleifliste ein

Abb. 6.73 beim 3. Schleifdurchgang haben wir einen Vorkontakt an 7 re, den wir unter Nr. 3 (vertiefe die Fossa) an 17 einschleifen

Abb. 6.74 Beim 4. Schleifdurchgang haben wir einen Vorkontakt an 3 li vom Typ 1,

Abb. 6.75a, b den wir unter der Nr. 4 an 23 einschleifen

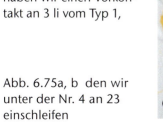
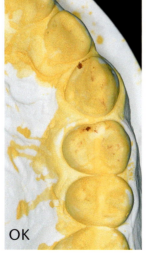
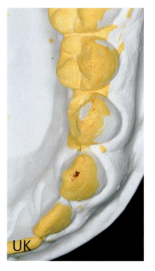

6 Therapie der myogenen CMD durch selektives Einschleifen

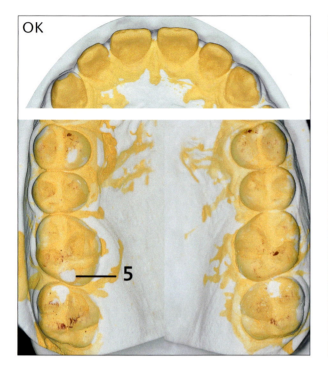

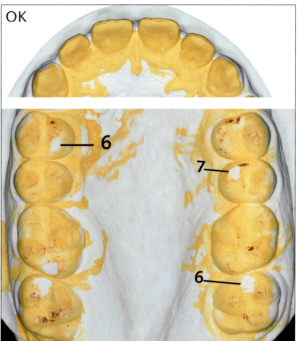

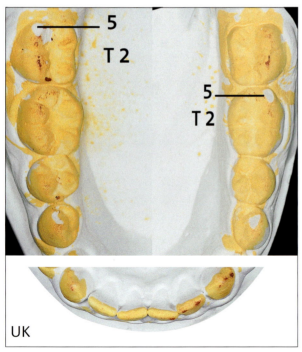

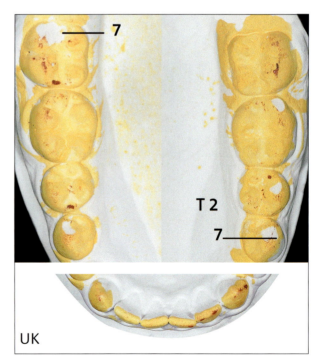

Abb. 6.76a (OK), b (UK) Beim 5. Schleifdurchgang finden wir Vorkontakte an 7, 6 re und 6 li, die wir an 16 vom Typ 1 und an 36 und 47 vom Typ 2 einschleifen

Abb. 6.77a, b Beim 6. Schleifdurchgang haben wir Vorkontakte an 4 re und 7 li, die wir an 14 vom Typ 1 und an 27 (vertiefe die Fossa) einschleifen und beim 7. Durchgang an 7 re und 4 und 5 li, die wir an 47 und 25 sowie an 34 vom Typ 2 einschleifen

6 Therapie der myogenen CMD durch selektives Einschleifen

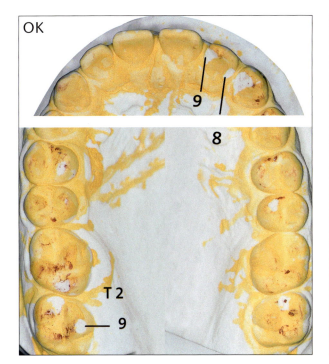

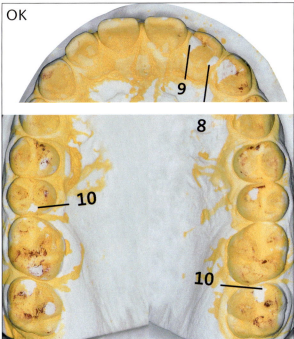

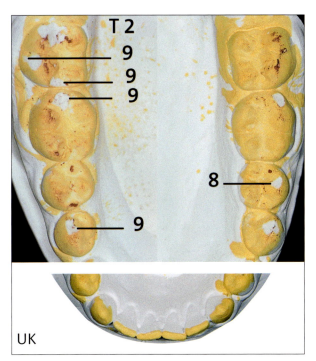

Abb. 6.78a, b, Beim 8. Durchgang sind Vorkontakte an 2, 3 und 5 li, die wir im an 22, 23 und an 35 einschleifen. Beim 9. Durchgang haben wir Vorkontakte an 7, 6, 4 re und 2 li. Wir schleifen 17, 22, 44, 46 und 47 ein.

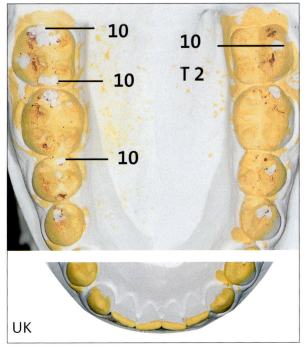

Abb. 6.79a, b Beim 10. Schleifdurchgang haben wir Vorkontakte an 7, 5 re und 7 li, die wir an 15, 27, 37 Typ 2, 45 und 2 mal an 47 einschleifen.

6 Therapie der myogenen CMD durch selektives Einschleifen

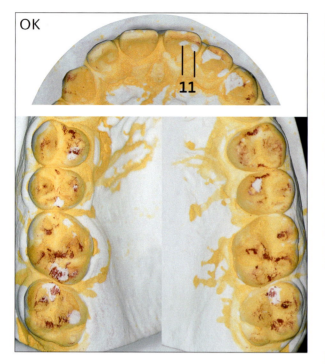

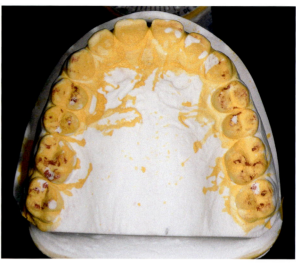

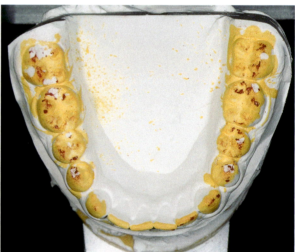

Abb. 6.81a, b Die eingeschliffenen Ober- und Unterkiefermodelle

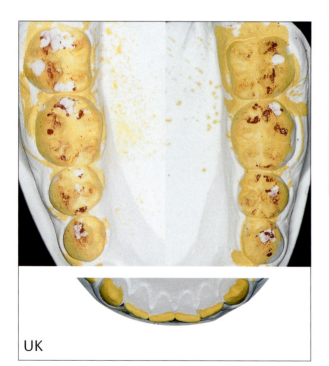

Abb. 6.80a, b Beim 11. Durchgang haben wir zwei Vorkontakte an 1 li, die wir an 21 einschleifen

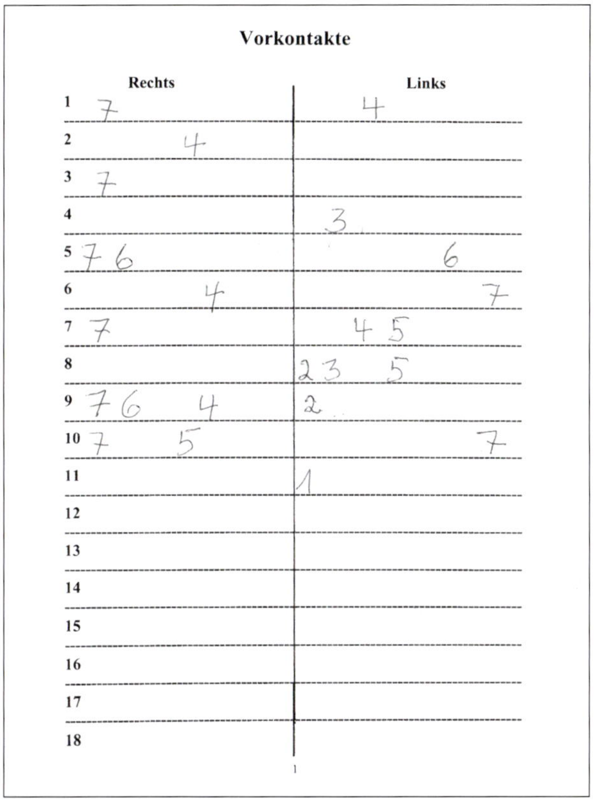

6 Therapie der myogenen CMD durch selektives Einschleifen

Abb. 6.82 Vorkontakt Liste

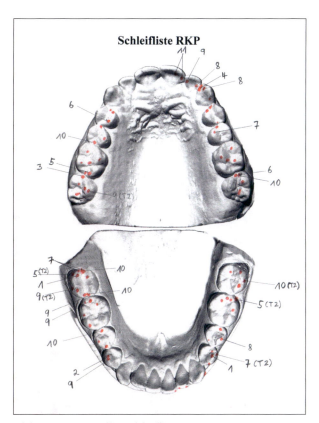

Abb. 6.83 Visuelle Schleifliste

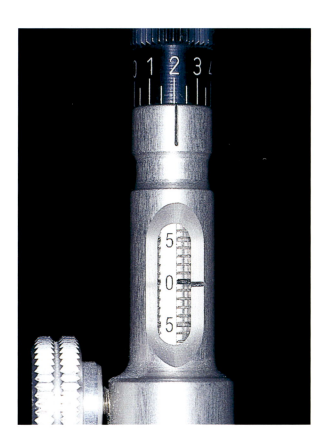

Abb. 6.84 Wir stellen die Höhe um 0,2 - 0,3 mm niedriger ein, haben dadurch einen Stopp und sehen, wann das Einschleifen beendet ist

6 Therapie der myogenen CMD durch selektives Einschleifen

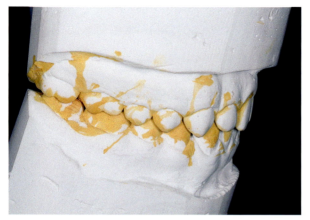

Abb. 6.85a Eingeschliffene Modelle

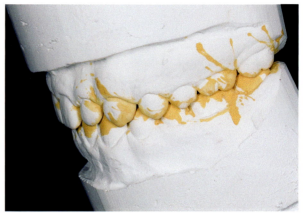

Abb. 6.85b in zentrischer Kondylenposition

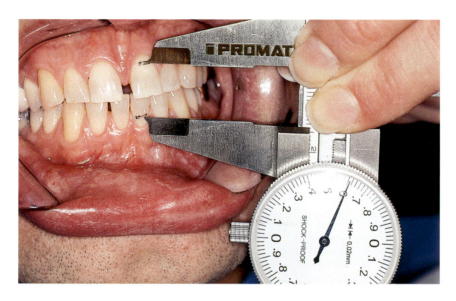

Abb. 6.86 Wir markieren zwei Linien und messen die habituelle Bisshöhe

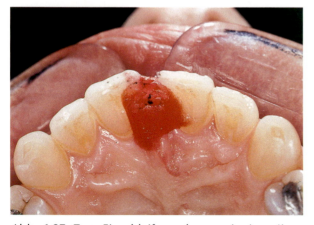

Abb. 6.87 Zum Einschleifen nehmen wir einen Jig mit Pattern Resin

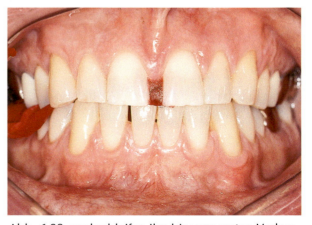

Abb. 6.88 und schleifen ihn bis zum ersten Vorkontakt herunter und gehen dann nach der Vorkontakt Liste und der visuellen Schleifliste vor und schleifen nach jedem Durchgang den Jig bis zum nächsten Vorkontakt ein

6 Therapie der myogenen CMD durch selektives Einschleifen

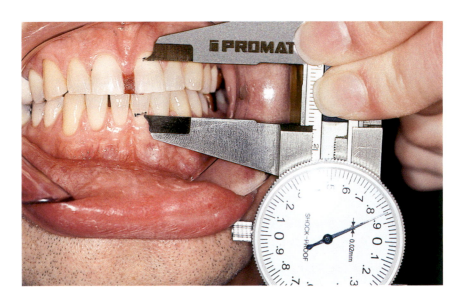

Abb. 6.89 Wir messen die Höhe in der zentrischen Kondylenposition beim ersten Vorkontakt

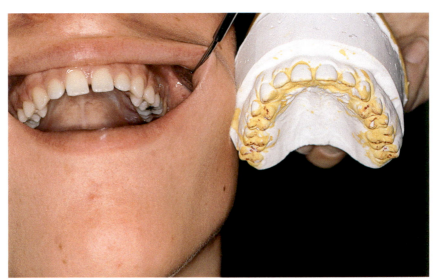

Abb. 6.90 Bei mehr Erfahrung schleifen wir den Oberkiefer anhand des eingeschliffenen Modelles ein

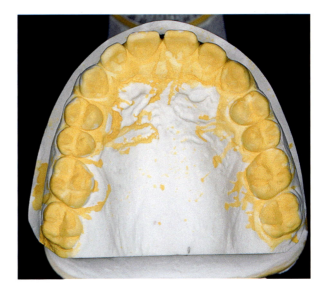

Abb. 6.91 und nehmen zur Kontrolle ein Orginal-Modell

6 Therapie der myogenen CMD durch selektives Einschleifen

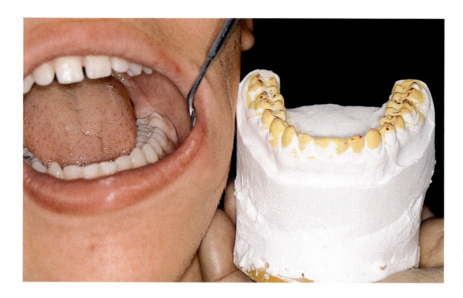

Abb. 6.92 Anschließend schleifen wir den Unterkiefer ein,

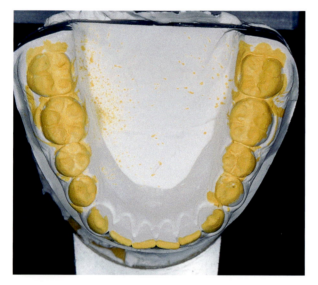

Abb. 6.93 ebenfalls mit dem Original-Modell als Kontrolle

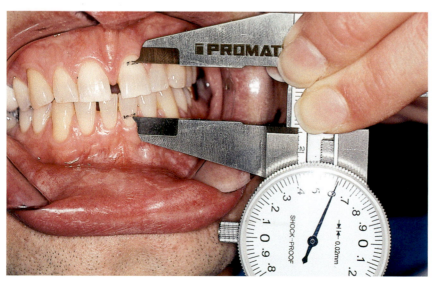

Abb. 6.94 Nach dem Einschleifen überprüfen wir die Bisshöhe, sie soll 0,2 mm niedriger als die habituelle Bisshöhe sein

6.3.5 Interferenzen bei der Protrusion anterior

Für die Markierung der Protrusion nehmen wir *schwarze*, beidseitig belegte Folie.
Situation: Labiale Führungsflächen der Unterkiefer-Frontzähne und palatinale Führungsflächen der Oberkiefer-Frontzähne

Regel: *Beschleife die palatinalen Führungsflächen der Oberkiefer-Frontzähne.*

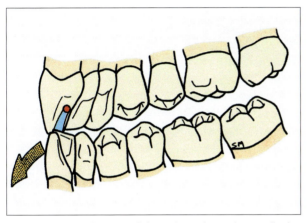

Abb. 6.95a Interferenz auf der palatinalen Führungsfläche des Oberkiefer-Frontzahnes und der labialen Führungsfläche des Unterkiefer-Frontzahnes

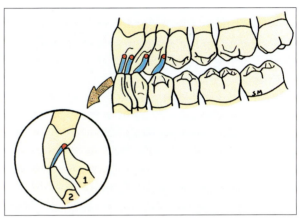

Abb. 6.95b Nach dem Einschleifen der palatinalen Führungsfläche ist eine gleichmäßige Frontzahnführung erreicht

6.3.6 Interferenzen bei Protrusionsbewegungen posterior

Situation: Distale Abhänge der Oberkieferhöcker und mesiale Abhänge der Unterkieferhöcker

Regel: *Beschleife die distalen Abhänge der Oberkieferhöcker und die mesialen Abhänge der Unterkieferhöcker: distal oben, mesial unten.*

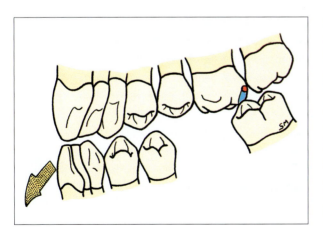

Abb. 6.96a Interferenz zwischen den distalen Abhängen der Oberkieferhöcker und den mesialen Abhängen der Unterkieferhöcker

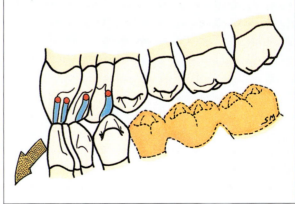

Abb. 6.96b Nach dem Einschleifen der Abhänge und Kürzen des Zahnes oder Einsetzen einer Teilkrone hindert eine Brücke den oberen Molaren an der erneuten Elongation und die Frontzahnführung ist wieder hergestellt.

Einschleifen der anterioren Protrusion im Artikulator

Zum Einschleifen der Protrusion stellen wir die geraden, metallenen Einsätze auf 2° Bennettwinkel und setzen die Gleitführungen beim SAM 3 ein. Dann gehen wir mit den Modellen in Kopfbissstellung und drehen die Protrusionsschrauben *gleichmäßig* so weit heraus, bis sie Kontakt mit dem Anschlag haben. Beim SAM 2 setzen wir die entsprechenden Protrusionseinsätze, die es von 1 bis 6 mm gibt, ein. Bei unserem Modell sind wir bei 3 mm Protrusion in der Kopfbissstellung. In Kopfbissstellung ist es egal, ob wir die oberen oder unteren Frontzähne einschleifen, wichtig ist hierbei nur die Ästhetik. Diese wird durch die oberen Frontzähne geprägt, das müssen wir berücksichtigen! Wir schleifen deshalb meistens die unteren Frontzähne soweit ein, bis die oberen mittleren Schneidezähnen (11, 21) gleichmäßigen Kontakt haben. Dann dürfen wir *nicht mehr weiter einschleifen*, auch wenn die seitlichen Schneidezähne noch keinen Kontakt haben.

Wir markieren die Vorkontakte mit schwarzer Folie und nummerieren nur die Kontakte in der Schleifliste mit fortlaufenden Zahlen, die wir einschleifen wollen. Auf der Schleifliste notieren wir uns noch die eingeschliffenen Kontakte bei jedem Millimeter und beim SAM 3 zusätzlich noch bei 0,5 mm.

Wir drehen die Protrusionsschrauben um einen Millimeter zurück und haben dann folgende Situation in der Front: Kontakte auf den labialen Führungsflächen der Unterkiefer-Frontzähne und auf den palatinalen Führungsflächen der Oberkiefer-Frontzähne.

Regel: *Beschleife die palatinalen Führungsflächen der Oberkiefer-Frontzähne.*

Dabei schleifen wir die oberen Frontzähne nur so weit ein, bis die oberen mittleren Schneidezähne (11, 21) gleichmäßige Kontakte haben. Wir dürfen dann *auf keinen Fall weiter einschleifen*, bis die seitlichen Schneidezähne mitführen, denn die haben häufig keine Protrusionskontakte.

Die eingeschliffenen Kontakte an den Zähnen schreiben wir bei jedem Millimeter auf, bei diesem Patienten sind es bei 3 mm 1,2; bei 2 mm 3; bei 1 mm 4 und bei 0,5 mm 5. Die anteriore Protrusion wird so eingeschliffen, dass die oberen mittleren Frontzähne (häufig führen die 2er nicht mit) gleichmäßig führen und - ganz wichtig - ebenfalls *der mesiale Abhang des unteren ersten Prämolaren* über den *distalen Abhang des oberen Eckzahnes* (bei Klasse I). Diese Führung darf niemals weggeschliffen werden, sie gehört mit zur Frontführung. Beim SAM 3 drehen wir die Protrusionsschrauben wieder Millimeter um Millimeter zurück und schleifen die Vorkontakte in der Front ein, bis der erste Vorkontakt auf den Seitenzähnen erscheint.

6 Therapie der myogenen CMD durch selektives Einschleifen

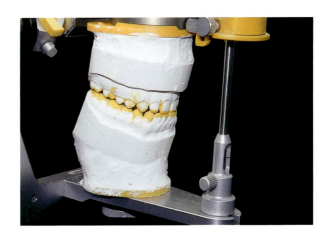

Abb. 6.97 Wir setzen die Protrusionsführungs-Scheiben ein und stellen mit den Protrusionsschrauben das UK-Modell in Kopfbissstellung

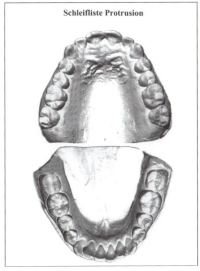

Abb. 6.98 Die visuelle Schleifliste für die Protrusion

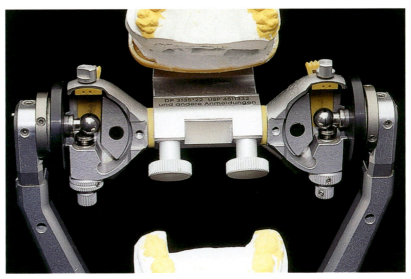

Abb. 6.99 Die Protrusionsschrauben sind beide gleichmäßig um 3 mm herausgeschraubt

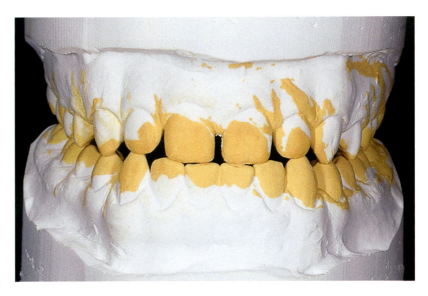

Abb. 6.100 In der Kopfbissstellung

6 Therapie der myogenen CMD durch selektives Einschleifen

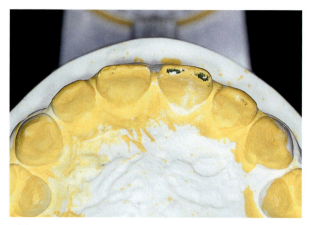
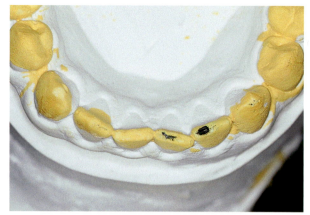

Abb. 6.101a, b werden die ersten Vorkontakte bei 3 mm mit schwarzer Folie am OK- und UK-Modell markiert

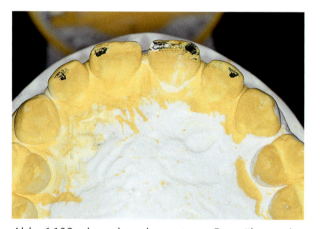
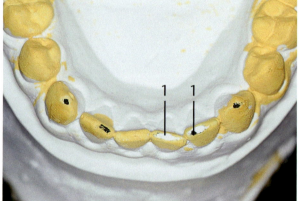

Abb. 6.102a, b und an den unteren Frontzähnen eingeschliffen

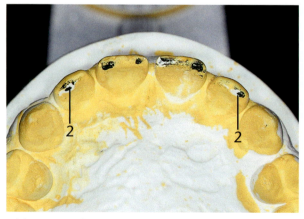
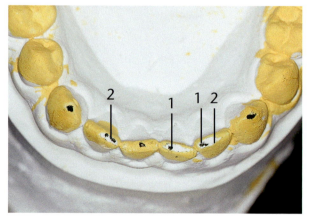

Abb. 6.103a, b Beim zweiten Durchgang sind die unteren Frontzähne Nr.1, 2 und die oberen Nr. 2 soweit eingeschliffen, dass alle gleichmäßigen Kontakt haben, in Kopfbissstellung entscheidet die Ästhetik

6 Therapie der myogenen CMD durch selektives Einschleifen

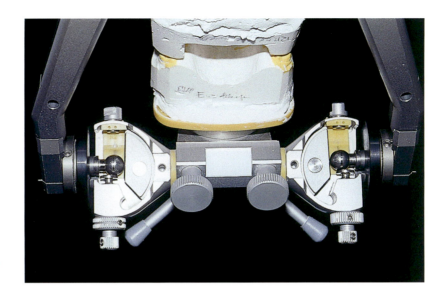

Abb. 6.104 Wir drehen die Protrusionsschrauben um 1 mm zurück auf 2 mm

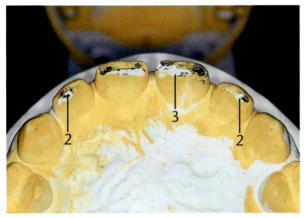 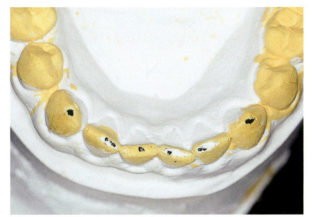

Abb. 6.105a, b jetzt darf nur noch an den palatinalen Flächen der OK-Frontzähne eingeschliffen werden, hier unter Nr. 3 an Zahn 21

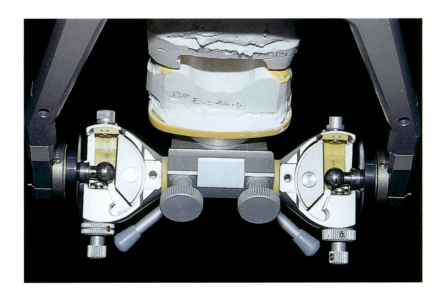

Abb. 6.106 Wir drehen die Protrusionsschrauben um 1 mm zurück auf 1 mm

6 Therapie der myogenen CMD durch selektives Einschleifen

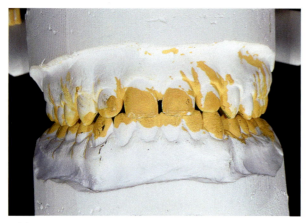

Abb. 6.107 Der Vorkontakt ist unter Nr. 4 an Zahn 11 und wird eingeschliffen

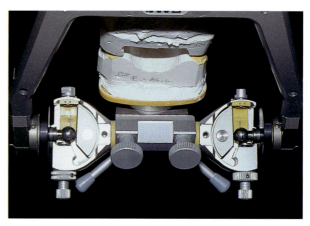

Abb. 6.108 Als Letztes stellen wir die Protrusionsschrauben auf 0,5 mm

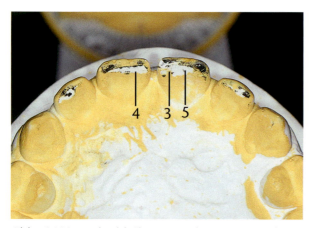
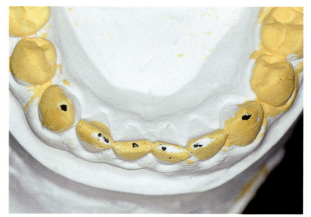

Abb. 6.109 und schleifen unter der Nr. 5 an Zahn 21 den Vorkontakt ein

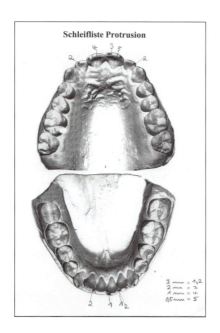

Abb. 6.110 Wir markieren auf der Schleifliste mit Zahlen nur die Vorkontakte, die wir einschleifen wollen und notieren uns dazu die Länge der Protrusionsschrauben

Einschleifen der posterioren Protrusion im Artikulator

Wir beginnen mit dem Einschleifen der posterioren Vorkontakte, sobald wir beim Zurückdrehen der Protrusionsschrauben aus der Frontführung den ersten Vorkontakt im Seitenzahngebiet haben. Dabei dürfen wir *niemals* die mesiale Führung des unteren ersten Prämolaren über den Eckzahn wegschleifen, sondern diese Führung gehört zur Frontzahnführung und muss gleichmäßig mit ihr eingeschliffen werden. Die anderen Vorkontakte bei den Seitenzähnen schleifen wir so weit ein, bis wir wieder eine reine Frontzahnführung haben. Gleichzeitig schleifen wir auch die Vorkontakte an den palatinalen Führungsflächen der Oberkiefer Frontzähne nur soweit ein, bis die oberen mittleren Schneidezähne gleich starke Kontakte und damit eine gleichmäßige Führung haben.

Dann drehen wir die Protrusionsschraube um einen Millimeter zurück und schleifen die Vorkontakte wieder ein, bis wir 1,0 mm (beim SAM 2) vor der zentrischen Kondylenposition sind. Nur beim SAM 3 stellen wir zuletzt die Protrusionsschrauben auf 0,5 mm ein. Bei der Protrusion ist unser Ziel die sofortige Disklusion der Seitenzähne und die gleichmäßige Führung der unteren Frontzähne zusammen mit den mesialen Abhängen der unteren ersten Prämolaren über die oberen Front- und Eckzähne.

Falls keine Frontzahnführung vorhanden ist, gehen wir anders vor: Wir schleifen die Vorkontakte so ein, dass die mesialen Höcker der beiden unteren ersten Prämolaren bei der Protrusion über die distalen Höcker der oberen Eckzähne führen, bis die Frontzähne mitführen und gleichmäßig eingeschliffen werden können.

Wenn dies auch nicht möglich ist, ist es unser Ziel, dass bei der Protrusion alle mesialen Höcker der Unterkiefer-Seitenzähne gleichmäßig über die distalen Höcker der Oberkiefer-Seitenzähne gleiten, bis die Eck- und Frontzähne führen und es dann zur Disklusion der Seitenzähne kommt.

Anschließend drehen wir beim SAM 3 die Protrusionsschrauben *auf 0 mm zurück,* entfernen die Protrusionsführungsscheiben und schließen die Zentrikverriegelung, beim SAM 2 entfernen wir die Protrusionseinsätze.

Danach können wir die Laterotrusion und die Mediotrusion rechts und links einschleifen.

6.3.7 Interferenzen bei Lateralbewegungen Laterotrusion (Arbeitsseite)

Für die Markierung der Laterotrusion nehmen wir *grüne*, beidseitig belegte Folie.
Situation: Äußerer Abhang der Stützhöcker der Unterkiefer-Seitenzähne und innerer Abhang der Scherhöcker der Oberkiefer-Seitenzähne.

Regel: *Beschleife den inneren Abhang des Oberkiefer-Scherhöckers*

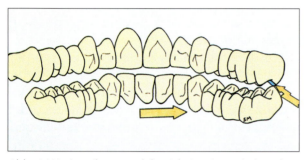

Abb. 6.111a Interferenz auf der Arbeitsseite zwischen dem äußeren Abhang des Stützhöckers des rechten zweiten unteren Molaren und dem inneren Abhang des Scherhöckers des oberen zweiten Molaren

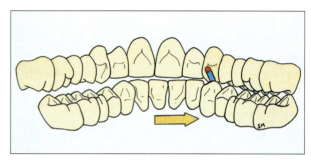

Abb. 6.111b Wir beschleifen den inneren Abhang des Oberkiefer-Scherhöckers

6.3.8 Interferenzen bei Lateralbewegungen Mediotrusion (Balanceseite)

Für die Markierung der Mediotrusion nehmen wir *blaue*, beidseitig belegte Folie.
Situation: Innere Abhänge der Stützhöcker

Regel: *Beschleife die inneren Abhänge der Stützhöcker, wobei aber die Verbindungslinie der bukkalen oder palatinalen Höckerspitzen nicht einbezogen werden sollte*, wir dürfen also keine zentrischen Stopps wegschleifen.

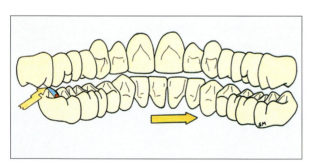

Abb. 6.112a Interferenz auf der Balanceseite zwischen den inneren Abhängen der Stützhöcker der linken zweiten Molaren

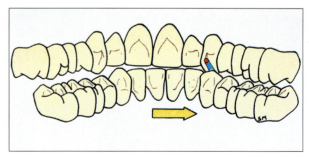

Abb. 6.112b Die Balancekontakte sind ohne zentrische Stopps zu entfernen eingeschliffen und es ist eine Front-Eckzahnführung erreicht. *

* Die Grafiken sind aus dem Buch von Hyman Smukler „Okklusales Einschleifen im natürlichen und im restaurierten Gebiß" Quintessenz Verlag Berlin, 1991.

Einschleifen der Latero- und Mediotrusionen im Artikulator

Wir markieren die Vorkontakte mit blauer Folie und nummerieren nur die Kontakte in der visuellen Schleifliste mit fortlaufenden Zahlen, die wir einschleifen. Als Mittelwert nehmen wir die grünen Bennetteinsätze und stellen sie auf 5° Bennettwinkel ein. Die Mediotrusion kann nicht mit Registraten eingestellt werden, da die Kurve bei den wichtigen ersten 3 mm nicht erfasst wird, sondern nur eine gerade Linie. Wir beschleifen den inneren Abhang des Oberkiefer-Scherhöckers, falls dies der einzige Vorkontakt war, haben wir unsere Eckzahnführung. Falls die anderen Molaren und Prämolaren danach auch Vorkontakte haben, dürfen wir die nicht alle wegschleifen, sondern schleifen sie so ein, dass eine gleichmäßige Führung möglichst nur bis zum mesio-bukkalen Höcker des oberen ersten Molaren mit Eckzahndominanz entsteht. Bei der rechten Lateralbewegung bewegen wir das Artikulatorunterteil nach rechts durch Herausdrehen der linken Protrusionsschraube, dabei muss die linke Kondylarkugel permanenten Kontakt mit dem linken Bennetteinsatz und die rechte Kondylarkugel immer Kontakt mit dem hinteren Kondylargehäuse haben. Die linke Protrusionsschraube drehen wir Millimeter für Millimeter heraus und schleifen die Lateralkontakte so ein, dass eine gleichmäßige Lateralbewegung entsteht. Wir schleifen so weit, bis die Eckzähne in Kopfbissstellung stehen oder eine einseitige Führung der Seitenzähne mit Front- Eckzahn-Dominanz eingeschliffen ist. Bei der linken Lateralbewegung bewegen wir das Artikulatorunterteil nach links durch Herausdrehen der rechten Protrusionsschraube, dabei müssen die rechte Kondylarkugel permanenten Kontakt mit dem rechten Bennetteinsatz und die linke Kondylarkugel immer Kontakt mit dem hinteren Kondylargehäuse haben.

Bei der Mediotrusion (Balanceseite) beschleifen wir die inneren Abhänge der Ober- und Unterkiefer-Stützhöcker, wobei aber die Verbindungslinie der bukkalen oder palatinalen Höckerspitzen nicht einbezogen werden darf, und markieren dies mit blauer Folie. Die roten, zentrischen Stopps dürfen wir also *niemals* wegschleifen. Das Einschleifen der rechten Laterotrusion und linken Mediotrusion erfolgt immer Millimeter für Millimeter gleichzeitig, ebenso wie der linken Laterotrusion und rechten Mediotrusion. Wir prüfen die Laterotrusion mit grüner Folie und anschließend die Mediotrusion mit blauer Folie, schleifen die Zähne ein und drehen dann die entsprechende Protrusionsschraube um 1 mm weiter.

Wenn wir etwas mehr Erfahrung gesammelt haben, brauchen wir die Protrusionsschraube nicht mehr herauszudrehen, sondern nehmen das Artikulatoroberteil in die linke Hand und führen mit der rechten Hand das Unterteil in die Seitwärtsbewegung und markieren mit den entsprechenden Folien die Vorkontakte bei der Latero- und Mediotrusion. Dies ist nicht so einfach, weil wir darauf achten müssen, dass bei der Mediotrusionsseite die Kondylarkugel immer Kontakt mit dem Bennetteinsatz und auf der Laterotrusionsseite immer Kontakt mit dem hinteren Kondylargehäuse haben muss. Dabei muss dann auch noch die Folie gehalten werden, dazu braucht man eigentlich drei Hände.

6 Therapie der myogenen CMD durch selektives Einschleifen

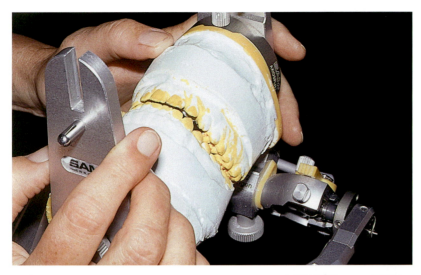

Abb. 6.113 Wir öffnen die Zentrikverriegelung, entfernen den Stützstift, schrauben links den grünen Bennetteinsatz ein, den wir auf 5° und links den geraden, den wir auf 0° stellen. Jetzt können wir eine rechtslaterale Bewegung ausführen

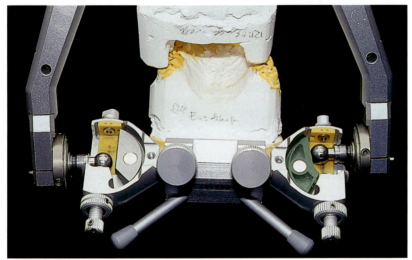

Abb. 6.114 Dazu muss der linke Kondylus immer Kontakt mit dem grünen Bennetteinsatz und der rechte immer Kontakt mit dem hinteren Kondylargehäuse haben

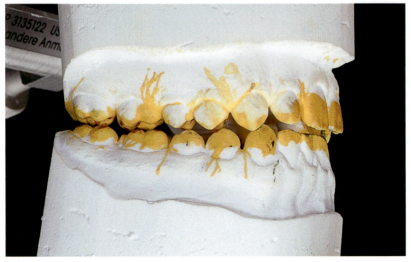

Abb. 6.115 Bei der rechten Lateralbewegung haben wir eine reine Eckzahnführung

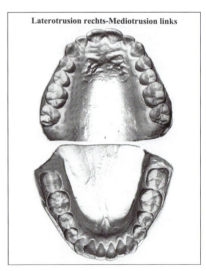

Abb. 6.116 Die visuelle Schleifliste für die rechte Lateralbewegung und linke Mediotrusion

6 Therapie der myogenen CMD durch selektives Einschleifen

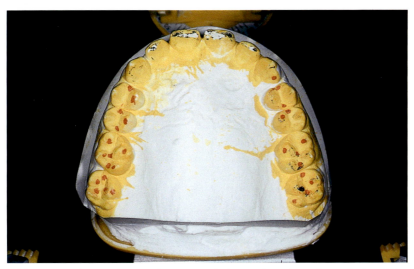 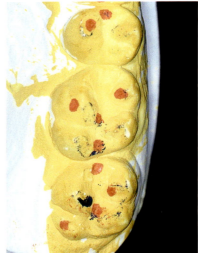

Abb. 6.117a, b Bei der Mediotrusion haben wir Balancekontakt im OK an 27

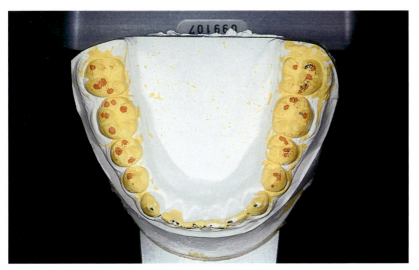 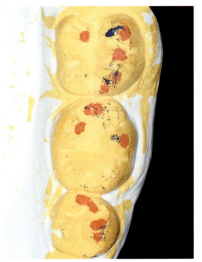

Abb. 6.118a, b und Balancekontakt im UK an 37

Abb. 6.119a, b Balancekontakt im OK an 27 und im UK an 37 eingeschliffen, ohne rote, zentrische Stopps zu entfernen

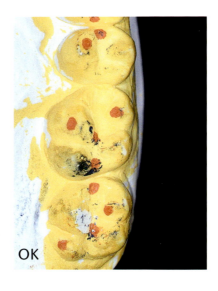 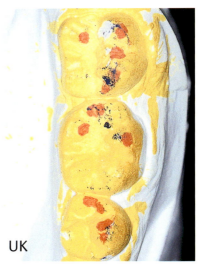

OK UK

6 Therapie der myogenen CMD durch selektives Einschleifen

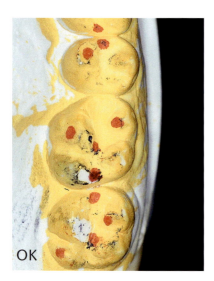
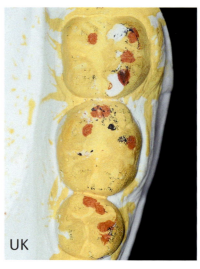

Abb. 6.120a, b 2. Balancekontakt im OK an 26 und im UK an 37 eingeschliffen

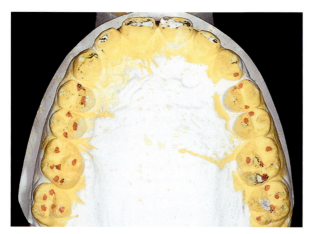

Abb. 6.121 Der Unterkiefer führt jetzt bei der rechten Lateralbewegung nur über den Eckzahn ohne Balancekontakte

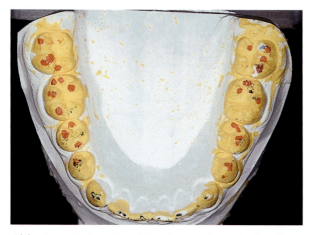

Abb. 6.122 Die grüne Markierung im UK zeigt die Führung des unteren Eckzahnes nach rechts

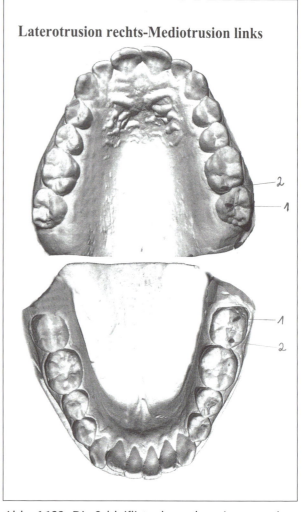

Laterotrusion rechts-Mediotrusion links

Abb. 6.123 Die Schleifliste der rechten Laterotrusion mit den blau markierten Balancekontakten auf der linken Mediotrusionsseite an 26, 27 und 37

6 Therapie der myogenen CMD durch selektives Einschleifen

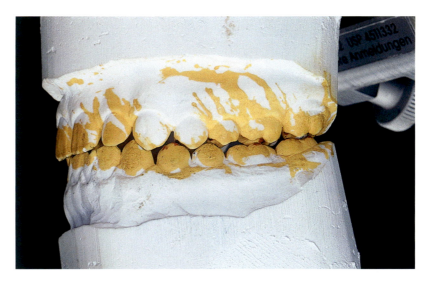

Abb. 6.124 Bei der linken Lateralbewegung haben wir eine reine Eckzahnführung

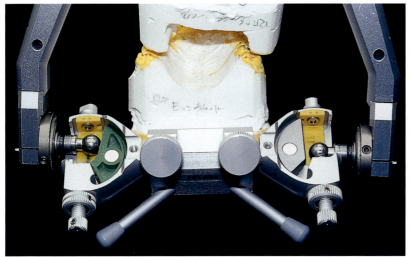

Abb. 6.125 Wir schrauben rechts den grünen Bennetteinsatz ein, stellen ihn auf 5° ein und links den geraden, den wir auf 0° stellen, damit wir einen Stopp für die Zentrik haben

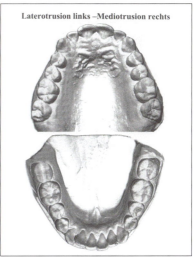

Abb. 6.126 Die Schleifliste für die linke Lateralbewegung und die rechte Mediotrusion

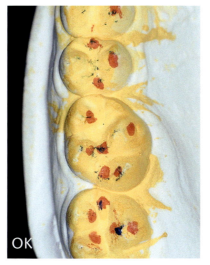
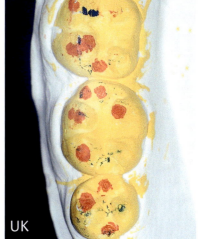

Abb. 6.127a, b Bei der Mediotrusion haben wir Balancekontakt im OK an 17 und im UK an 47,

6 Therapie der myogenen CMD durch selektives Einschleifen

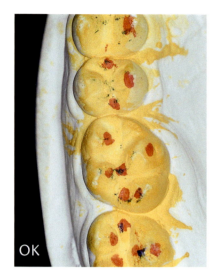
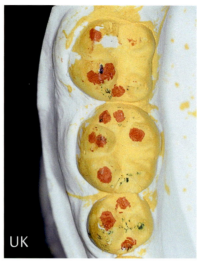

Abb. 6.128a, b die wir im UK an Zahn 47 einschleifen

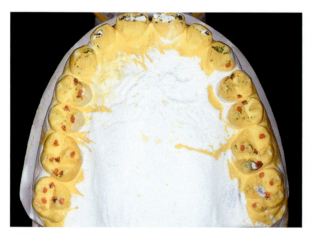

Abb. 6.129 Der Oberkiefer mit der grünen Eckzahnführung an 23 bei der linken Lateralbewegung

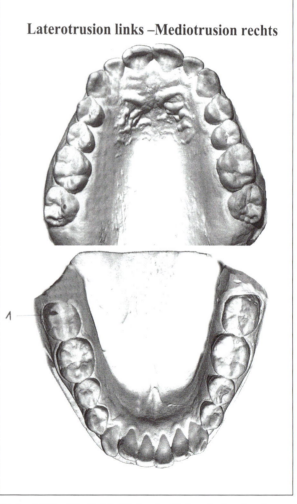

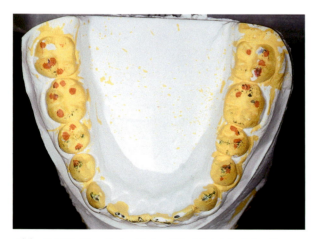

Abb. 6.130 Der Unterkiefer führt jetzt bei der linken Lateralbewegung nur über den Eckzahn ohne Balancekontakte

Abb. 6.131 Die Schleifliste der linken Laterotrusion mit dem blau markierten Balancekontakt auf der rechten Mediotrusionsseite an 47

6 Therapie der myogenen CMD durch selektives Einschleifen

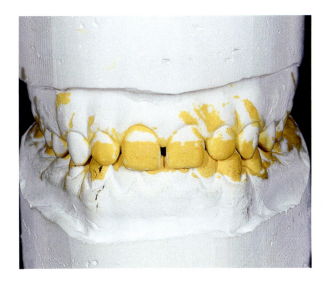

Abb. 6.132 Eingeschliffene Modelle

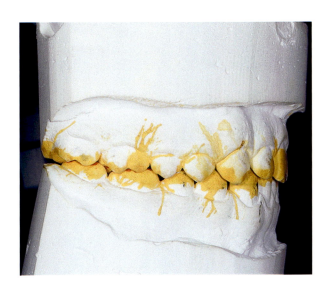

Abb. 6.133 von rechts

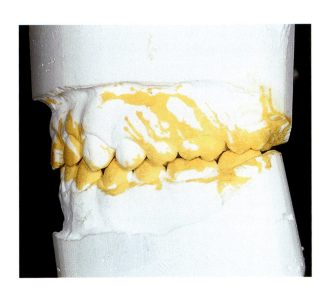

Abb. 6.134 und von links

Übertragung der eingeschliffenen Protrusion und Laterotrusionen auf den Patienten

Bei der Übertragung der eingeschliffenen Vorkontakte auf den Patienten prüfen wir die Protrusion mit schwarzer Folie, indem wir den Unterkiefer des Patienten gleichmäßig aus der Kopfbissstellung nach dorsal schieben lassen und korrigieren die Vorkontakte in Übereinstimmung mit unserem Modell und der visuellen Schleifliste. Falls wir ein Protrusionsregistrat genommen haben, stimmt dies in etwa mit unserem Modell überein, kleine Abweichungen können vorkommen.

Nach dem Einschleifen der Protrusion schleifen wir die Lateralbewegungen ein. Das Modell kann uns bei der Übertragung der Lateralbewegung und der Mediotrusion im Mund aber nur Anhaltspunkte geben, da wir die Gelenkbahn nicht aufgezeichnet und im Artikulator einen Mittelwert eingestellt haben, deshalb dürfen wir die eingeschliffenen Vorkontakte nur als Anhaltspunkte sehen.

Aus diesem Grund übertragen wir die eingeschliffenen Vorkontakte nicht direkt vom Modell, sondern schleifen die Lateralbewegungen im Mund ein. Es werden immer die Laterotrusion einer Seite und die Mediotrusion der anderen Seite zusammen eingeschliffen. Für die linke Mediotrusion legen wir blaue Folie zwischen die linken Seitenzähne und führen den Unterkiefer mit leichtem Druck (500 g) nach rechts und achten darauf, dass der Patient keine Lateroprotrusion durchführt. Wenn die Balancekontakte auf der Mediotrusionsseite (links) eingeschliffen sind, können wir die Lateralkontakte auf der rechten Seite mit grüner Folie einschleifen und überprüfen zuletzt noch einmal die Mediotrusion auf Balancekontakte. Anschließend schleifen wir nach den gleichen Kriterien die andere Seite ein.

Wenn keine reine Front-Eckzahnführung erreicht werden kann, schleifen wir eine Gruppenführung bis zum mesio-bukkalen Höcker des ersten oberen Molaren mit Front-Eckzahn-Dominanz ein. Falls Eckzähne keine Führung aufweisen, kann das verschiedene Gründe haben, entweder einen skelettal offenen Biss oder ein myofunktionelles Problem, weil die Zunge beim Schlucken immer durch die Zähne gleitet. Bei myofunktionellem Befund muss erst eine Therapie erfolgreich abgeschlossen werden, bevor wir kieferorthopädisch behandeln oder mit einem Veneer die Eckzahnführung wieder aufbauen dürfen. Falls kein myofunktionelles Problem besteht oder nicht mehr besteht, ist es ratsam, vor Einsetzen eines Veneers erst die Führung und vor allem die Steilheit der Führung mit einem Kunststoffaufbau zu testen, denn wenn die Führung zu steil ist, lockert sich der Eckzahn. Wenn die Spitze des unteren Eckzahnes abradiert ist, kleben wir eine Keramikspitze adhäsiv auf, wenn sie nicht abradiert ist, befestigen wir palatinal am oberen Eckzahn ein Veneer. Hierbei ist es am einfachsten, die Steilheit der Führung von der anderen Kieferhälfte zu übernehmen. Diese können wir mit dem einstellbarem Inzisaltisch einstellen und ihn um 180° drehen und haben dann die Steilheit der Führung. Noch genauer geht das mit einem aus lichthärtendem Kunststoff (Multi-Comp) hergestellten individuellen Führungsteller.

Die Zähne werden zum Schluss mit Arkansassteinen *ohne Druck* vorpoliert und Aba-Polierern sowie Shofu-Brownies perfekt poliert (raue Stellen lösen Parafunktionen aus) und anschließend fluoridiert. Nach 2 bis 3 Tagen kontrollieren wir die zentrische Okklusion, beim Klappern muss ein hoher Ton (C-Dur) zu hören sein, kein Doppelton. Den linken Zeigefinger und Daumen halten wir links und rechts an die zweiten Oberkiefer-Molaren, lassen den Patienten klappern und gehen immer einen Zahn nach vorne. Wir spüren mit unseren Fingern minimale Bewegungen der Zähne und dadurch Vorkontakte an den Oberkieferzähnen. Danach überprüfen wir mit Shim-Stock-Folie jedes Zahnpaar einzeln, dabei darf der Patient seine Kaumuskeln nicht anspannen, sondern die Zähne nur leicht berühren, sonst hält die Folie immer. Dies überprüfen wir beim Schließen mit der anderen Hand am M. masseter. Den Patienten fragen wir, ob alle Zähne gleichmäßigen Kontakt haben, bei eingeschliffener zentrischer Okklusion kann er Ihnen kleinste Vorkontakte häufig ganz genau zeigen, die wir mit Shim-Stock-Folie überprüfen.

Die Schwierigkeit nach dem Einschleifen am Modell besteht darin zu entscheiden, ob es sinnvoll ist, dies auf den Patienten zu übertragen. Nicht einschleifen würde ich:

1. Falls eine Front-Eckzahnführung in habitueller Okklusion vorhanden ist und nach dem Einschleifen am Modell in zentrischer Kondylenposition nicht mehr besteht.
2. Oder wenn die Achsen der Stützhöcker durch die Dorsalverschiebung des Unterkiefers zu weit auseinander liegen und so keine axiale Belastung der Stützhöcker mehr gewährleistet ist.

Wenn bei diesen Patienten eine kieferorthopädische oder kieferchirurgisch-kieferorthopädische Vorbehandlung durchgeführt wird, dürfen wir erst nach Abschluss der Behandlung einschleifen.

Falls die Patienten keine Vorbehandlung wünschen und in der habituellen Kondylenposition prothetisch versorgt werden müssen, nehmen wir ein spezielles Registrat nach *Christiansen*, damit der Biss nachher genau so stimmt wie vor der Behandlung. Dies war bisher außerordentlich schwierig und nie optimal zu realisieren; mit diesem Registrat ist es ganz einfach und der Biss stimmt nach der prothetischen Behandlung in der habituellen Okklusion bis auf 8 µ wieder überein. Dieses Vorgehen habe ich in Kapitel 8 bei der prothetischen Versorgung der arthrogenen CMD-Patienten Schritt für Schritt beschrieben.

Das Einschleifen am Patienten kann bei gelockerten Zähnen schwierig sein, weil diese Zähne sich beim Markieren mit der Folie auslenken. Im Seitenzahnbereich überprüfen wir wieder mit unserem Daumen und Zeigefingern beim Klappern, ob ein Zahn sich auslenkt. Bei diesem Zahnpaar nehmen wir dann mehrfach gefaltete Folie, bis sich ein Kontakt abzeichnet. In der Front drücken wir mit unserem Zeigefinger gegen den gelockerten Oberkiefer-Frontzahn und bekommen dann mit unserer nicht gefalteten Folie eine Markierung.

Dieser wird so lange an der palatinalen Führungsfläche eingeschliffen, bis er gerade eben nicht mehr ausgelenkt wird. Falls die Führung an einem einzelnen Frontzahn steiler als bei den andern werden sollte und damit eine gleichmäßige Frontführung nicht mehr gewährleistet ist, dürfen wir ausnahmsweise die vordere Inzisalkante des unteren Frontzahnes kürzen oder falls der untere Zahn herausgewachsen ist, auch diesen, solange eine gleichmäßige Führung bestehen bleibt. Wir müssen solange einschleifen, bis sich der Frontzahn wieder gefestigt und an seinen ursprünglichen Platz zurückgekehrt ist.

Wir sehen häufiger bei Patienten, dass sich die oberen Frontzähne lockern, auffächern oder sich ein Diastema bildet. Dann stimmt entweder der Biss nicht und der Unterkiefer rutscht beim Zubeißen über die Vorkontakte nach vorne gegen die oberen Frontzähne oder es liegt eine Infraokklusion im Seitenzahnbereich vor, meistens bedingt durch zu niedrige Kronen. Auf keinen Fall dürfen wir jetzt nur die Frontzähne einschleifen, denn die Ursache liegt im Seitenzahnbereich. Wenn wir die Zähne nach Vorbehandlung in zentrischer Okklusion eingeschliffen haben, werden die Frontzähne keinen oder nur noch an einzelnen Zähnen Vorkontakte haben, da der Unterkiefer nicht mehr nach vorne rutscht. Alternativ müssen wir beim Auffächern der Zähne auch an ein myofunktionelles Problem denken.

Ein bis zwei Tage nach dem Einschleifen wird der Patient wieder einbestellt und die Okklusion erneut überprüft, dies wiederholen wir dann eine Woche später. Wenn sich der Biss nicht mehr verändert hat, kommt der Patient nach drei Monaten noch einmal zur Kontrolle der Okklusion, die wir dann bei jeder weiteren Routineuntersuchung überprüfen.

7 Vorbehandlung und Therapie der arthrogenen CMD

Bei der klinischen Diagnose einer arthrogenen craniomandibulären Dysfunktion (CMD) muss zusätzlich immer eine Magnetresonanztomografie (MRT) beider Kiefergelenke erfolgen. Nicht jedes Röntgeninstitut hat Erfahrung mit der Kiefergelenk-MRT. Dazu braucht man eine spezielle Kiefergelenkspule und viel Erfahrung. Deshalb suchen Sie sich ein Institut aus, das auf diesem Gebiet kompetent ist.

Ein ganz hervorragendes Buch zu diesem Thema „MR-Tomographie Temporomandibulargelenk" erschienen im Thieme Verlag wurde von einem Radiologen und einem Zahnarzt geschrieben und ist leider vergriffen, ich hoffe, dass es bald wieder neu aufgelegt wird.

Bei Verdacht auf eine anteriore Diskusverlagerung ist es auch aus forensischer Sicht wichtig, ein MRT vorlegen zu können. Wenn nach der prothetischen Versorgung Probleme auftreten, können wir damit beweisen, dass die Diskusverlagerung nicht durch unsere Arbeit entstanden ist. Außerdem stehen die Kosten eines MRT der Kiefergelenke in keinem Verhältnis zu einer umfangreichen prothetischen Rekonstruktion.

Als Letztes ist eine elektronische Registrierung der Kiefergelenke notwendig, um die Bewegungsbahnen zu ermitteln und aus allen Befunden eine Diagnose zu stellen. Für die Kiefergelenkdiagnostik kommt nur ein berührungsloses System in Frage wie der Condylocomp LR3. Dieser hat den Vorteil, dass damit eine neue, innovative Art der Kiefergelenkbehandlung möglich ist, die G. Christiansen entwickelt hat.

Ich arbeite seit Anfang 1999 mit dieser Methode, mit der es möglich ist, mit speziellen, diagnostischen Registrierungen der Unterkieferbewegungen und Messung des Gelenkraumes mit dem Condylocomp LR3 die Modelle des Patienten in einen speziellen Artikulator, den Variocomp von *Christiansen* oder den CAR-Artikulator von *Winzen* einzustellen. Diese sind mit dem Computer verbunden und dadurch können wir am Monitor die Kondylen des Artikulators in allen drei Ebenen so in die therapeutische Position einstellen, als ob wir uns im Gelenk des Patienten befänden. Dann kann in dieser Position eine Unterkiefer-Aufbissschiene hergestellt werden. Der bisher einzige therapeutische Artikulator, der auch Verschiebungen auf der Achse zuließ, war der Richterator, aber die genaue Einstellung der Werte am Computer, so als ob wir uns beim Patienten im Gelenk befänden, kann nur mit dem CAR-Artikulator oder dem Variocomp am Computer durchgeführt werden.

Während der elektronischen Registrierung des Patienten mit dem Condylocomp nehmen wir bei der Positionsanalyse ca. 1 bis 2 mm protrusiv ein Registrat, diese Position wird gespeichert und durch ein gelbes Kreuz markiert. Die Modelle des Patienten werden mit diesem Registrat in den CAR-Artikulator eingestellt und die Registriergehäuse des Condylocomp am Artikulator angebracht. Wir befinden uns jetzt auf den gelben Kreuzen und sind an derselben Position wie beim Patienten. Wir klicken die Position „Verschieben" an und das gelbe Kreuz wird von einem roten Kreuz überlagert, das wir mit den Schrauben des CAR-Artikulators oder des Variocomps dreidimensional zu der therapeutischen Position bewegen können.

In dieser Position nehmen wir im CAR-Artikulator ein neues Registrat und gipsen damit die Modelle in einen individuellen Artikulator wie den SAM 3 neu ein.

Wir stellen alle Protrusions- und Mediotrusionswerte ein und der Zahntechniker fertigt eine Unterkiefer-Aufbissschiene an, bei der die Oberkiefer-Höcker 2 – 3 mm tief in der Schiene Halt finden, sodass so die neue Position fixiert wird. Die Impressionen werden so weit eingeschliffen, bis bei der Front-Eckzahnführung keine Balance- und Lateralkontakte mehr auftreten.

Früher dachten wir immer eindimensional und sprachen von Kompression oder Distraktion eines Gelenkes. Es hat sich durch die Gelenkraummessungen aber herausgestellt, dass dieser Denkansatz falsch ist, denn es hat sich gezeigt, dass es eine Kompression in einer Richtung praktisch nicht gibt, sondern das die Gelenke meistens dreidimensional verschoben bzw. distrahiert sind. Verschiebungen auf der Achse sind dabei sehr häufig und die konnten bisher nicht behandelt werden, dies ist jetzt erstmals mit dieser Methode auch möglich. Interessant ist, dass die Verschiebungen sich im zehntel Millimeterbereich bewegen, nur bei Diskusverlagerungen mit oder ohne Reposition im Millimeterbereich.

7 Vorbehandlung und Therapie der arthrogenen CMD

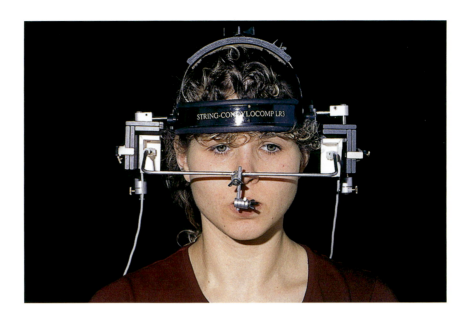

Abb. 7.1 Elektronische Registrierung mit dem Condylocomp LR 3

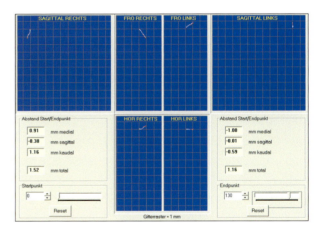

Abb. 7.2 Gelenkraummessung horizontal (*Hor Rechts*) von rechts nach links mit 500 g Druck

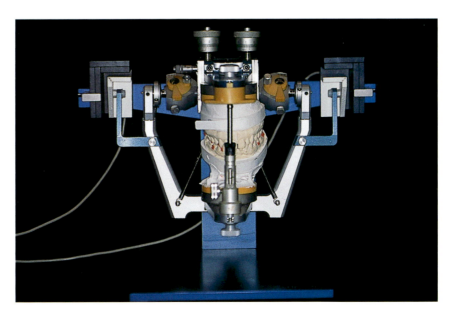

Abb. 7.3 Variocomp Artikulator auf Basis des SAM 3

7 Vorbehandlung und Therapie der arthrogenen CMD

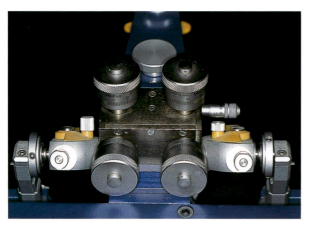

Abb. 7.4 mit Verstellschrauben in alle drei Ebenen

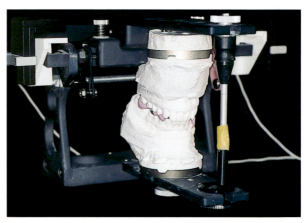

Abb. 7.5 CAR-Artikulator mit angesetzten Condylocomp LR 3

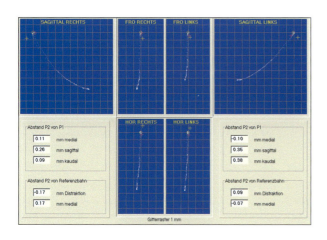

Abb. 7.6 Gelbes Kreuz ist die Position des Registrates am Patienten, rotes Kreuz ist die in allen drei Ebenen eingestellte therapeutische Position, die mit der elektronischen Gelenkdiagnostik und der Gelenkraummessung ermittelt wurde

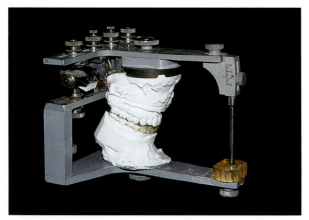

Abb. 7.7 Mit einem neuen Registrat in der therapeutischen Position werden die Modelle in einen individuellen Artikulator eingestellt

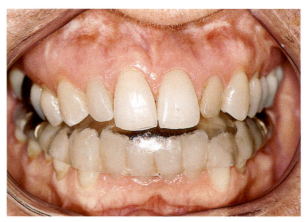

Abb. 7.8 und eine UK-Schiene angefertigt, die 3 mm tiefe Impressionen hat, damit so die neue therapeutische Position fixiert ist

7 Vorbehandlung und Therapie der arthrogenen CMD

Kondylusverlagerungen:

Der Kondylus wird meistens nach kranial, dorsal und transversal verlagert. Kompressionen kommen nach kranial, dorsal und medial vor, während sich bei der Distraktion der Kondylus nach kaudal verlagert.

Bei der Kondylushypermobilität gleitet der Kondylus über das Tuberkulum artikulare hinaus und ohne Behandlung wieder zurück. Bei der Kondylusluxation geht der Kondylus über das Tuberkulum artikulare hinaus und ohne Behandlung nicht wieder zurück.

Diskusverlagerungen:

Bei Diskusverlagerungen unterscheiden wir zwischen partieller und totaler Verlagerung. Über 90% sind dabei anterior-mediale Diskusverlagerungen und 10% anterior-laterale.

Posterior-laterale Verlagerungen sind sehr selten, sie sind mit Schmerzen beim Zubeißen verbunden, haben vielfach bei der erkrankten Seite eine Infraokklusion und bei der Mundöffnung weicht der Unterkiefer zur gesunden Seite ab.

Die Diskusverlagerungen gibt es mit partieller und totaler Verlagerung sowie mit und ohne Reposition.

Bei partieller und totaler Verlagerung kommt es bei der Exkursivbewegung zu einem initialen bis intermediären Knacken, dies hängt davon ab, wann der Kondylus auf den Diskus aufspringt und zu einem terminalen Knacken bei der Inkursivbewegung, manchmal gleitet der Kondylus nur ab und das Knacken ist nicht zu hören. Bei einer Diskusverlagerung ohne Reposition kommt es zu keinem Knacken, die Mundöffnung ist eingeschränkt und der Unterkiefer weicht zur erkrankten Seite hin ab. Die Verlagerungen treten meistens durch starken Zug des M. pterygoideus lateralis pars superior auf. Die Ursache reicht von Hyperaktivität über Okklusionsstörungen bis zur Kompression der Gelenke.

Bei der Therapie der Diskusverlagerung mit und ohne Reposition müssen wir neben der Gelenkraummessung ebenfalls noch distrahieren, um dem Diskus den nötigen Platz und die Möglichkeit zur Reposition zu geben. Die Distraktion muss in mehreren Schritten mit maximal je 1,0 mm durchgeführt werden, damit die Kaumuskulatur nicht zu sehr verspannt und die Gelenkkapsel und die Muskulatur durch einen auf CMD-Erkrankungen spezialisierten Physiotherapeuten gedehnt werden können. Je länger eine Verlagerung ohne Reposition besteht, desto geringer werden die Chancen, eine Reposition zu erreichen. Allerdings sind die Chancen mit der CAR-Methode gestiegen.

Diskusluxation:

Bei der exzentrischen Diskusluxation liegt der Diskus normal auf dem Kondylus oder ist leicht nach anterior medial verlagert. Es kommt bei der Exkursivbewegung zu einem intermediären Knacken und bei der Inkursivbewegung zu einem terminalen Knacken, das aber manchmal nicht zu hören ist, da der Kondylus nur abgleitet.

Eine exzentrische Diskusluxation, die *Klett* als Erster beschrieben hat, ist nur mit einer elektronischen Registrierung einfach zu diagnostizieren, der Bahnverlauf ist ganz typisch und verläuft immer nach demselben Muster.

7.1 Normaler Bewegungsablauf

Beim normalen Bewegungsablauf in zentrischer Kondylenposition sind kaum Muskelverspannungen der Kau- und Nackenmuskulatur vorhanden, liegen die Kondylen in kranioventraler, nicht seitenverschobener Position bei physiologischer Kondylus-Diskus-Relation und physiologischer Belastung der beteiligten Gewebe. Der Diskus liegt in 12-Uhr-Position vor dem Kondylus, dies ist bei der sagittalen Schichtung im MRT gut zu erkennen.

Bei der Gelenkraummessung sind bei 500 g Druck die Resilienz beider Gelenke bei normaler Mobilität gleichmäßig, nach kranial und dorsal 0,35 bis 0,5 mm sowie nach medial 0,6 mm.

Die Exkursivbewegung verläuft beidseitig gleichmäßig bis zum Endpunkt und die Inkursivbewegung verläuft ebenso gleichmäßig ohne zeitliche Sprünge bis zum Ausgangspunkt. Die Gelenkbahnaufzeichnung in Protrusion, Achse, Mediotrusion rechts und links sind ohne Abweichungen. Die Registrierung mit dem Condylocomp liefert uns Punkte, die den Kondylus in seiner Bewegung in Raum und Zeit zeigen, wobei der Abstand jedes Punktes 10 ms beträgt. Aus der Bewegung der Punkte (des Kondylus) können wir Rückschlüsse auf die Bewegungen des Diskus ziehen.

7 Vorbehandlung und Therapie der arthrogenen CMD

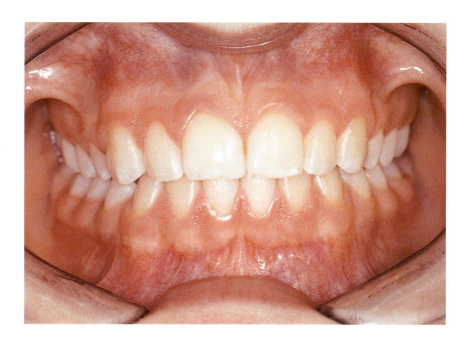

Abb. 7.9 Ein optimales Gebiss in Klasse I

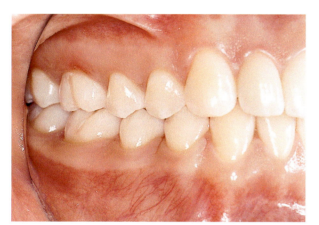

Abb. 7.10 rechts

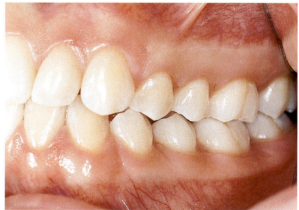

Abb. 7.11 links

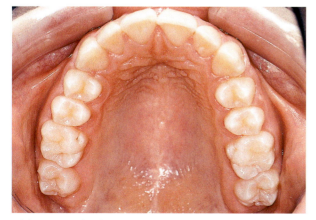

Abb. 7.12 Oberkiefer

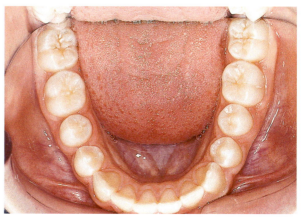

Abb. 7.13 Unterkiefer

7 Vorbehandlung und Therapie der arthrogenen CMD

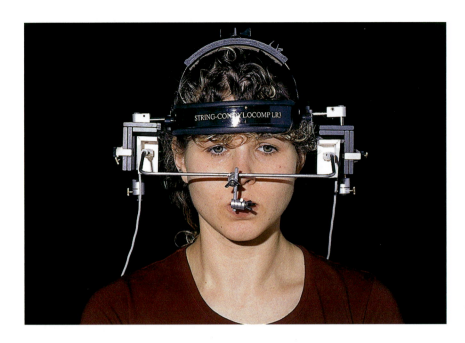

Abb. 7.14 Elektronische Registrierung

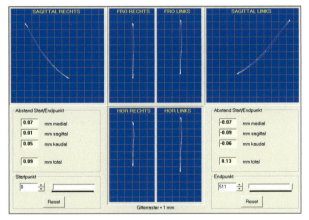

Abb. 7.15 Protrusion in allen drei Ebenen

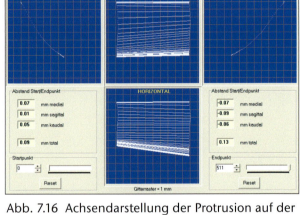

Abb. 7.16 Achsendarstellung der Protrusion auf der *Frontal-* und *Horizontal* Ebene

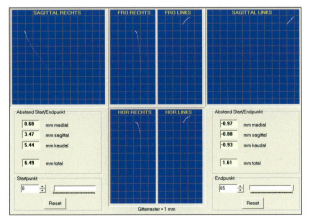

Abb. 7.17 Mediotrusion rechts auf der *Hor Rechts* Ebene

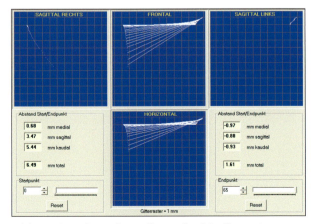

Abb. 7.18 Achsendarstellung der Mediotrusion rechts auf der *Frontal-* und *Horizontal*-Ebene

7 Vorbehandlung und Therapie der arthrogenen CMD

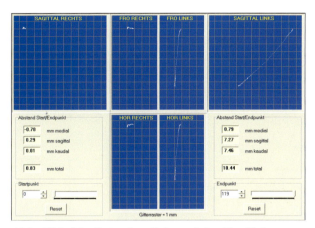

Abb. 7.19 Mediotrusion links auf der *Hor Links* Ebene

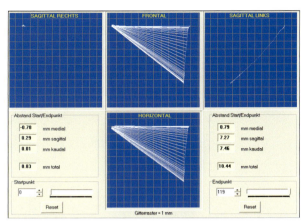

Abb. 7.20 Achsendarstellung der Mediotrusion links auf der *Frontal-* und *Horizontal*-Ebene

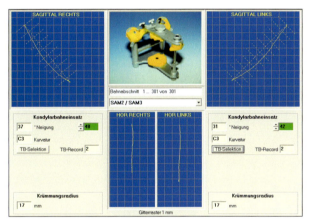

Abb. 7.21 Artikulatorprogrammierung der Protrusion

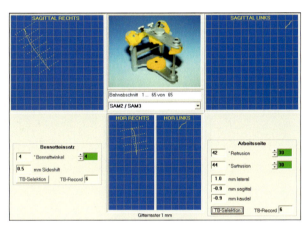

Abb. 7.22 der Mediotrusion rechts

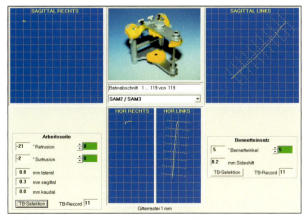

Abb. 7.23 und der Mediotrusion links

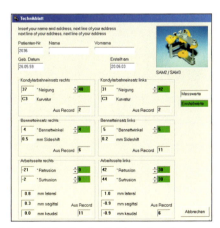

Abb. 7.24 Technik-Blatt für die Programmierung des Artikulators

113

7 Vorbehandlung und Therapie der arthrogenen CMD

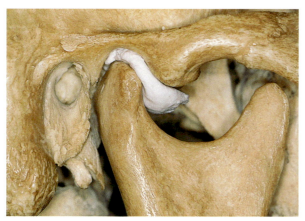

Abb. 7.25 Zentrische Kondylenposition, Diskus in 12 Uhr Position

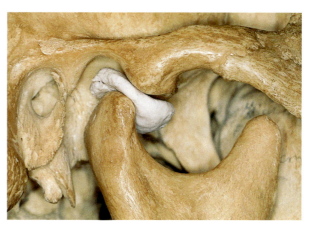

Abb. 7.26 In Protrusion

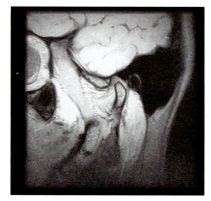

Abb. 7.27 MRT in sagittaler Schichtung, Diskus in 12 Uhr Position

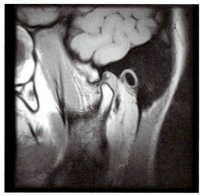

Abb. 7.28 In Protrusion

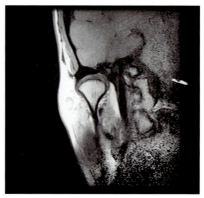

Abb. 7.29 Coronale Schichtung in zentrischer Kondylenposition

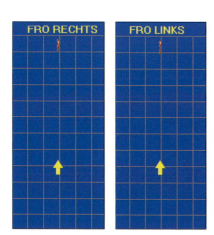

Abb. 7.30a, b Gelenkraummessung nach kranial mit 500 g Druck, rechts und links ist er gleich groß

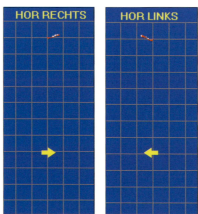

Abb. 7.31a, b nach links und rechts ist ebenfalls gleich

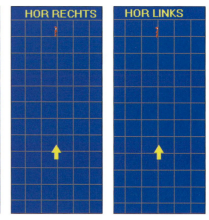

Abb. 7.32a, b Druck auf das Kinn nach dorsal, rechts und links ist gleich

114

7.2 Anteriore Diskusverlagerung mit Reposition

Bei der Exkursivbewegung springt der Kondylus auf den Diskus auf, dies ist mit einem initialen oder intermediären Knacken verbunden. Im weiteren Verlauf sieht der Bewegungsablauf normal aus, bei der Inkursivbewegung kommt es am Ende der Bewegung zu einem Abgleiten des Kondylus vom Diskus, dies kann manchmal als terminales Knacken gehört werden.

In diesem Patienten Fall ergab die Bewegungsanalyse der Kiefergelenke und die Analyse der Gelenkraummessung Kompressionen beider Kiefergelenke in allen drei Ebenen. Rechts distrahieren wir den Kondylus um 0,22 mm und verschieben den Unterkiefer in der Transversalen um 0,09 mm nach links. Den Unterkiefer bringen wir rechts um 0,23 mm und links um 0,12 mm nach anterior. Den linken Kondylus distrahieren wir um 1,0 mm und nach ca. 4 bis 6 Wochen nochmal um 1,0 mm, wenn die Gelenkkapsel und die Muskulatur durch den Physiotherapeuten genug gedehnt wurden.

Wir brauchen nicht weiter zu distrahieren, wenn der Diskus die richtige Position erreicht hat und die Schmerzen sowie das Knacken verschwunden sind. Bei diesem Patienten reichten zwei Distraktionen von je 1.0 mm, dann war genug Platz für den Diskus vorhanden und beim Öffnen waren keine Abweichung des Unterkiefers, kein Knacken und keine Schmerzen mehr vorhanden. Unser therapeutisches Ziel ist es, bei beiden Gelenken einen gleichmäßig großen Gelenkraum zu schaffen. Dies bewegt sich im zehntel Millimeterbereich, nur beim Distrahieren eines Kondylus im Millimeterbereich.

Anmerkung zu den Abbildungen: Bei den Magnetresonanztomographien (MRT) zeigen beide Gelenke immer nach links, beim Ablauf der Gelenkbewegung des knöchernen Schädels nach rechts, sonst würde das Gelenk rückwärts laufen.

7 Vorbehandlung und Therapie der arthrogenen CMD

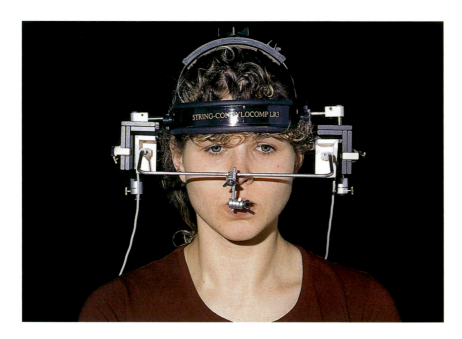

Abb. 7.33 Elektronische Registrierung mit dem Condylocomp LR 3

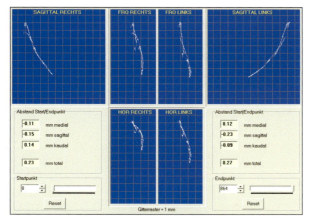

Abb. 7.34 Protrusion in allen drei Ebenen

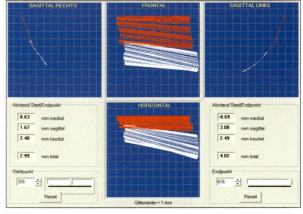

Abb. 7.35 Achsendarstellung der Protrusion

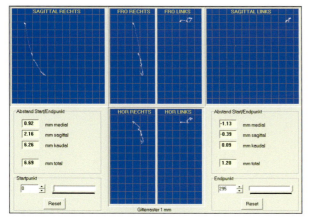

Abb. 7.36 Mediotrusion rechts

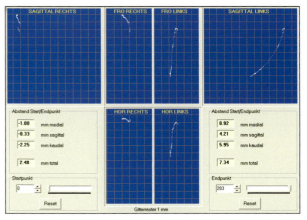

Abb. 7.37 Mediotrusion links

7 Vorbehandlung und Therapie der arthrogenen CMD

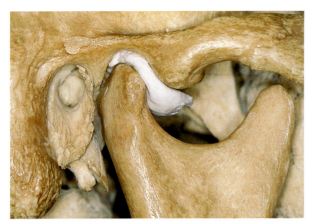
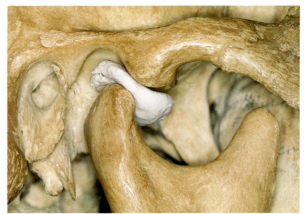

Abb. 7.38 Rechtes Gelenk in zentrischer Kondylenposition,

Abb. 7.39 in Protrusion

Abb. 7.40 Rechter Diskus in 12 Uhr Position

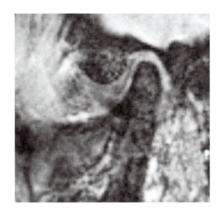
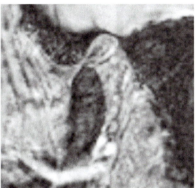

Abb. 7.41 und in Protrusion

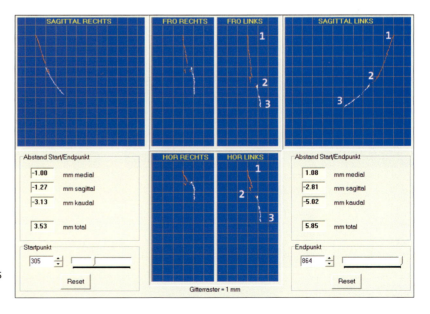

Abb. 7.42 Exkursivbewegung des linken Gelenkes in Rot bis zum Aufspringen des Kondylus (Knacken)
1 Startpunkt
2 Kondylus springt auf den Diskus
3 Endpunkt

7 Vorbehandlung und Therapie der arthrogenen CMD

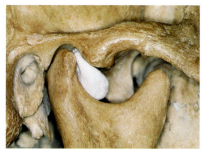
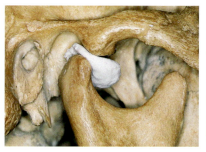
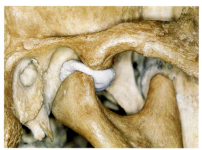

Abb. 7.43 1 Startpunkt, Diskus leicht anterior verlagert

Abb. 7.44 2 linker Kondylus springt auf den Diskus auf

Abb. 7.45 3 in Protrusion

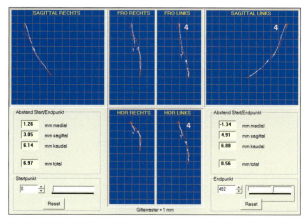
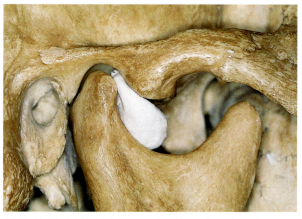

Abb. 7.46 4 Inkursivbewegung des linken Gelenkes in Weiß 4 Kondylus springt ab

Abb. 7.47 4 Kondylus rutscht über den dorsalen Rand des Diskus nach posterior

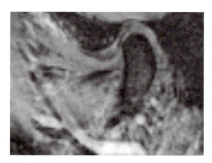
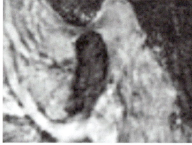

Abb. 7.48 Linkes Gelenk, Diskus leicht nach anterior verlagert

Abb. 7.49 In maximaler Protrusion

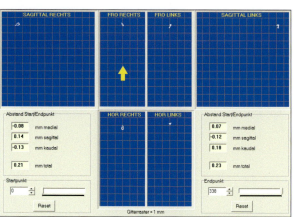
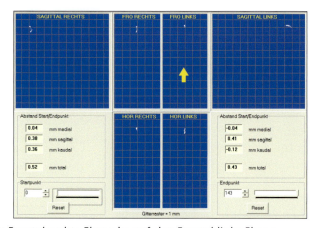

Abb. 7.50a Gelenkraummessung nach kranial: auf der *Frontal rechts Ebene* b: auf der *Frontal links Ebene*

7 Vorbehandlung und Therapie der arthrogenen CMD

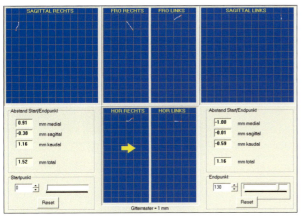
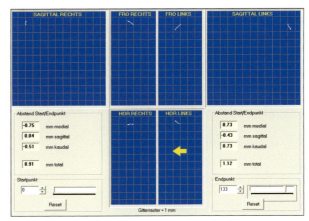

Abb. 7.51a nach links: auf der *Horizontal rechts Ebene* b nach rechts: auf der *Horizontal links Ebene*

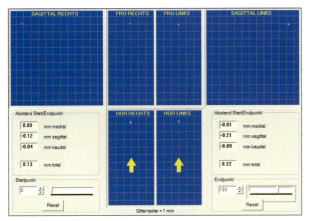

Abb. 7.52 nach dorsal: auf der Horizontal rechts und links Ebene

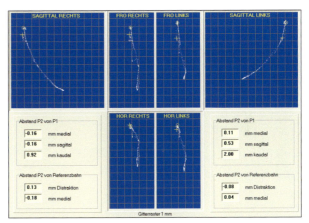

Abb. 7.53 Kondylenpositionsanalyse, das gelbe Kreuz ist die Position des Registrates bei der Registrierung

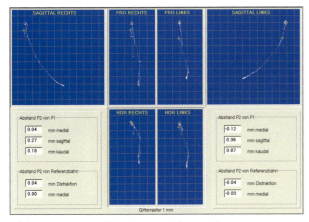

Abb. 7.54 Das gelbe Kreuz wird von einem roten Kreuz überlagert, das mit den Schrauben des CAR-Artikulators in die therapeutische Position gebracht wird, links ist das rote Kreuz (Kondylus) um 1 mm vom Kreis (Startpunkt) distrahiert.

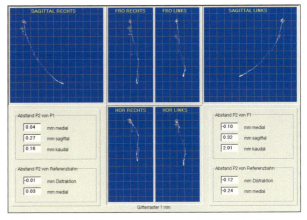

Abb. 7.55 Vier Wochen später wurde das rote Kreuz (Kondylus) nochmal um 1 mm distrahiert

7 Vorbehandlung und Therapie der arthrogenen CMD

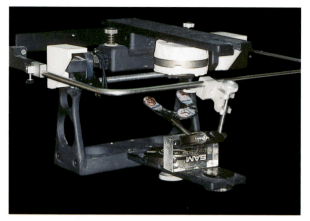

Abb. 7.56 Der Gesichtsbogen des Condylocomp mit angeschraubter Bissgabel

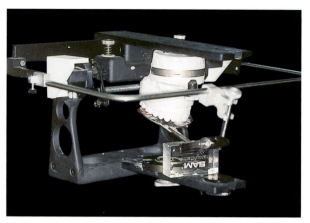

Abb. 7.57 Das OK-Modell wird eingestellt

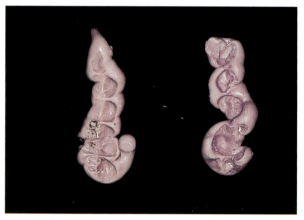

Abb. 7.58 Mit dem Registrat bei der Registrierung (gelbe Kreuze)

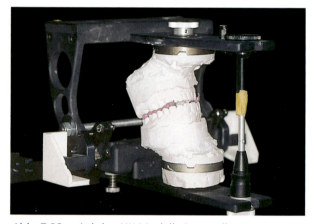

Abb. 7.59 wird das UK-Modell eingestellt

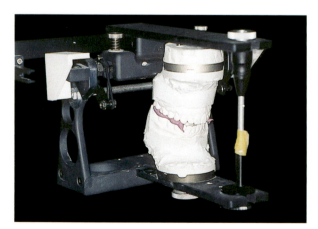

Abb. 7.60 Der Artikulator wird umgedreht,

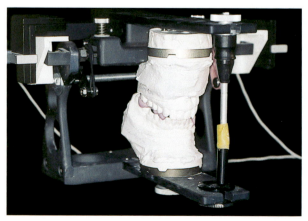

Abb. 7.61 die Registriergehäuse angebracht und die therapeutische Position dreidimensional eingestellt

7 Vorbehandlung und Therapie der arthrogenen CMD

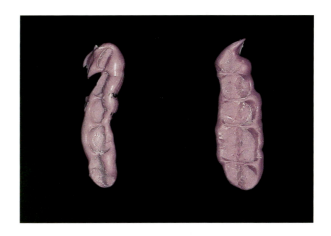

Abb. 7.62 Mit einem neuen Registrat in der therapeutischen Position

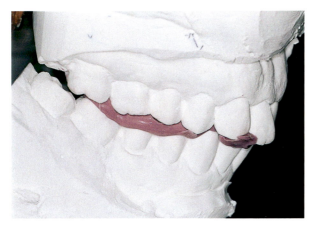

Abb. 7.63 wird das Modell in einen individuellen Artikulator eingestellt

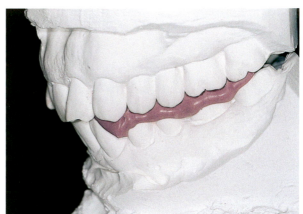

Abb. 7.64 linke Seite

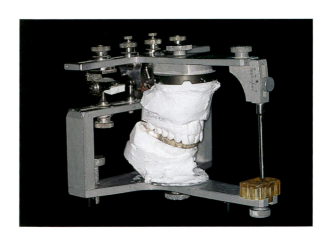

Abb. 7.65 und im Artikulator in der therapeutischen Position die UK-Schiene hergestellt

7 Vorbehandlung und Therapie der arthrogenen CMD

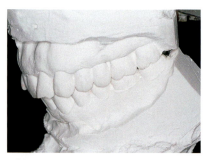

Abb. 7.66 Die Modelle vor der Behandlung mit einem Zentrik Registrat in den Artikulator eingestellt

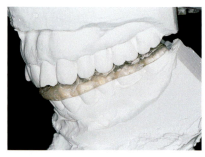

Abb. 7.67 Die Schiene in der therapeutischen Position wird Tag und Nacht getragen

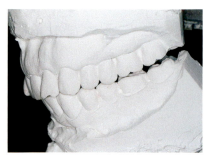

Abb. 7.68 Die Modelle nach 3 Monaten im Artikulator, die linke Seite ist distrahiert

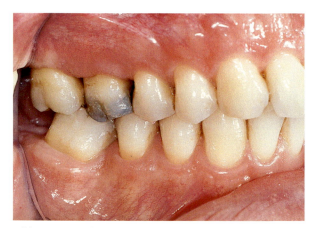

Abb. 7.69 Rechte Seite

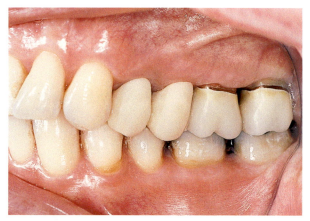

Abb. 7.70 Linke Seite, 24, 25 Kunststoffprovisorien und 26, 27 laborgefertigte Kunststoffprovisorien mit Goldkern

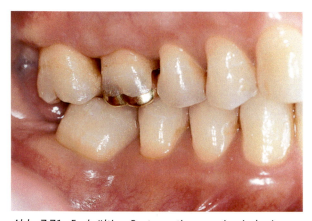

Abb. 7.71 Endgültige Restauration provisorisch eingesetzt rechts

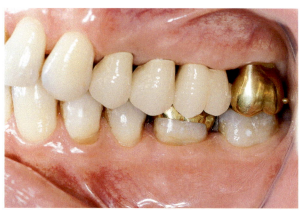

Abb. 7.72 und links

7.3 Anteriore Diskusverlagerung ohne Reposition

Bei der anterioren Diskusverlagerung schiebt der Kondylus bei der Exkursivbewegung den Diskus vor sich her, springt aber nicht auf. Die Protrusion ist eingeschränkt, dies ist auf der horizontalen Ebene gut zu sehen. Bei dieser Patientin weicht der Unterkiefer beim Öffnen zu der erkrankten Seite nach links ab. Man kann den verlagerten Diskus mit dem Mittelfinger tasten, wenn man den Unterkiefer mit der anderen Hand nach vorne zieht. Durch Herunterdrücken und Nachvorneziehen des Unterkiefers auf der linken Seite konnte der Kondylus auf den Diskus aufspringen. Nach erneutem Öffnen war dies nicht mehr möglich.

Die Patientin hat im Oberkiefer eine totale Prothese und im Unterkiefer eine implantatgestützte Unterkieferprothese. Das MRT bestätigte die klinische Diagnose der anterioren Diskusverlagerung ohne Reposition.

Nach der elektronischen Registrierung mit Bewegungsanalyse der Kiefergelenke und Analyse der Gelenkraummessung habe ich den linken Kondylus um 1 mm distrahiert, den Unterkiefer transversal um 0,19 mm nach links verschoben, das rechte Gelenk um 0,27 mm und das linke um 0,36 nach anterior verlagert. Gleichzeitig wurde die Patientin von einer auf das Kiefergelenk spezialisierten Physiotherapeutin behandelt. Die Patientin trägt die Prothesen mit der Unterkiefer-Schiene Tag und Nacht, nur beim Essen nimmt sie die Schiene heraus. Vier Wochen nach Einsetzen der Unterkiefer-Aufbissschiene wurde der linke Kondylus erneut um 1 mm distrahiert, sodass der Diskus jetzt genug Platz hat, nach posterior zu gelangen und wieder seine physiologische Position einzunehmen, dies aber nur sporadisch tut. Deshalb habe ich die Patientin zur Arthroskopie an die kieferchirurgische Abteilung der Uni-Klinik Bonn überwiesen.

7 Vorbehandlung und Therapie der arthrogenen CMD

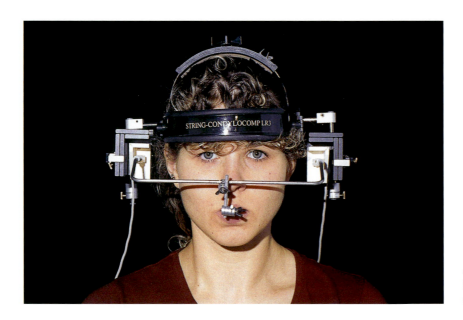

Abb. 7.73 Elektronische Registrierung mit dem Condylocomp

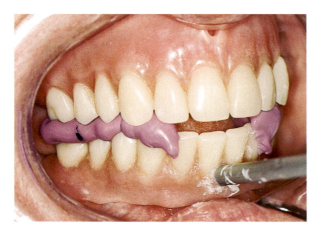

Abb. 7.74 Registrat (gelbes Kreuz) bei der Registrierung

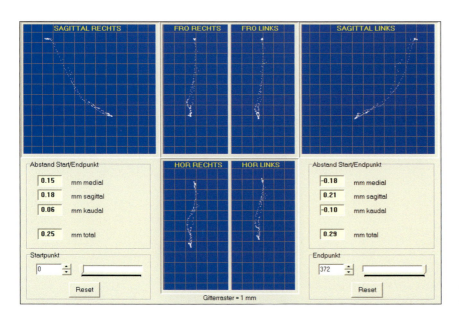

Abb. 7.75 Protrusion in allen drei Ebenen

7 Vorbehandlung und Therapie der arthrogenen CMD

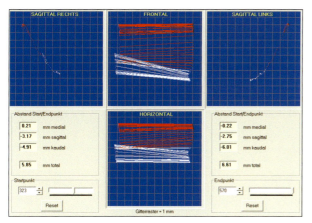

Abb. 7.76 Achsendarstellung der Protrusion

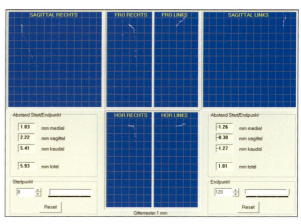

Abb. 7.77 Mediotrusion rechts

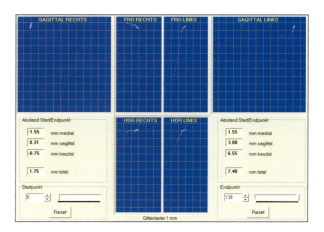

Abb. 7.78 Mediotrusion links

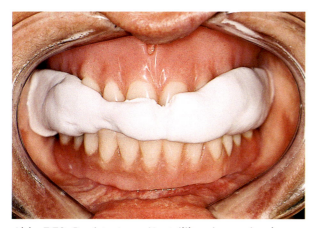

Abb. 7.79 Registrat aus Knetsilikon in maximaler Protrusion für das MRT

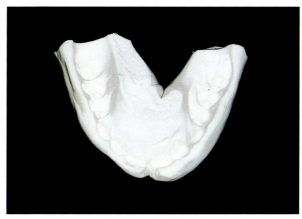

Abb. 7.80 Registrat

7 Vorbehandlung und Therapie der arthrogenen CMD

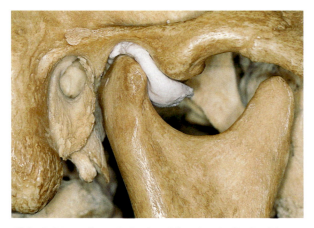

Abb. 7.81 Rechtes Gelenk, Diskus in 12 Uhr Position

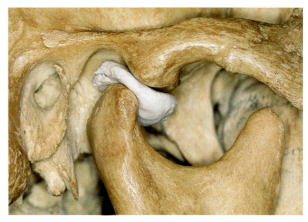

Abb. 7.82 Rechtes Gelenk in Protrusion

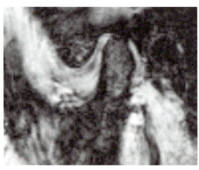

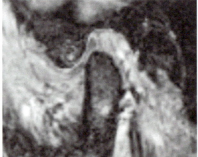

Abb. 7.83 MRT, rechtes Gelenk in ZKP, Diskus in 11 Uhr Position

Abb. 7.84 MRT, rechtes Gelenk in Protrusion

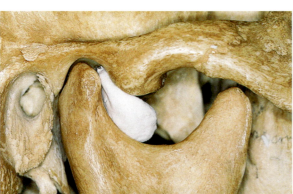

Abb. 7.85 Linkes Gelenk, Diskus anterior verlagert

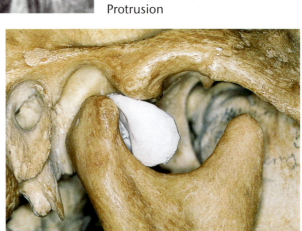

Abb. 7.86 Linkes Gelenk in Protrusion, Diskus bleibt anterior verlagert

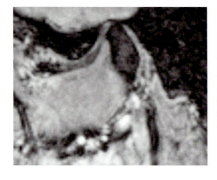

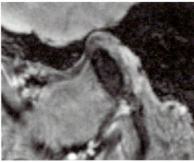

Abb. 7.87 MRT, linkes Gelenk, Diskus anterior verlagert

Abb. 7.88 MRT, linkes Gelenk in Protrusion, Diskus bleibt anterior verlagert

7 Vorbehandlung und Therapie der arthrogenen CMD

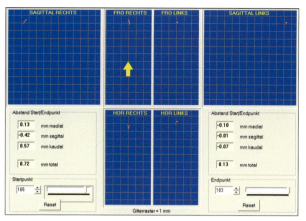 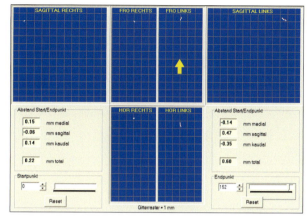

Abb. 7.89a Gelenkraummessung nach kranial auf der *Frontal rechts Ebene* b auf der *Frontal links Ebene*

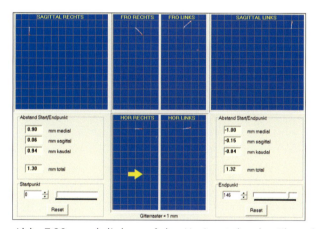 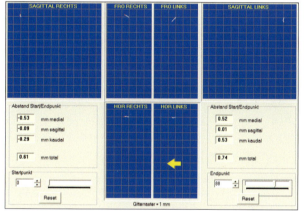

Abb. 7.90a nach links: auf der *Horizontal rechts Ebene* b nach rechts: auf der *Horizontal links Ebene*

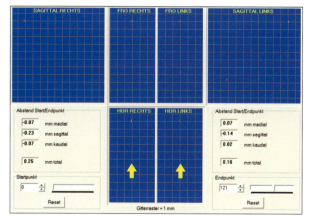 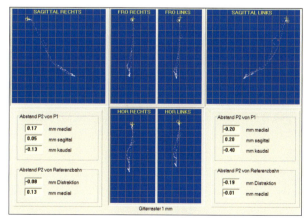

Abb. 7.91 nach dorsal: auf der *Horizontal rechts und links Ebene*

Abb. 7.92 Kondylenpositionsanalyse, das gelbe Kreuz ist die Position des Registrates bei der Registrierung

7 Vorbehandlung und Therapie der arthrogenen CMD

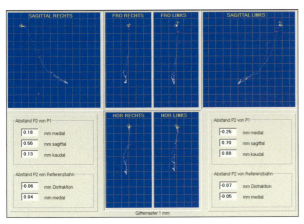

Abb. 7.93 Das gelbe Kreuz wird von einem roten Kreuz überlagert und in die therapeutische Position gebracht, links um 1 mm distrahiert

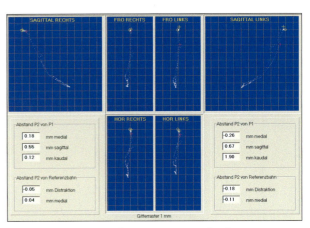

Abb. 7.94 Vier Wochen später wurde das rote Kreuz nochmal um 1 mm distrahiert

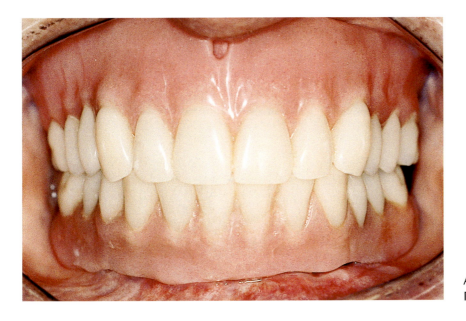

Abb. 7.95 Anfangsbefund, Prothesen von frontal

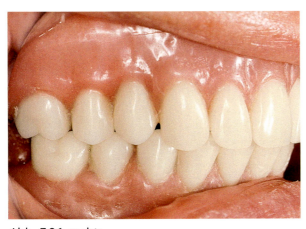

Abb. 7.96 rechts

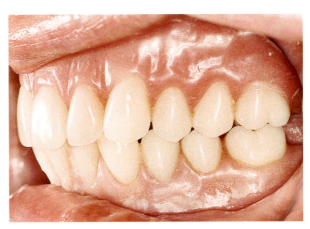

Abb. 7.97 und links

7 Vorbehandlung und Therapie der arthrogenen CMD

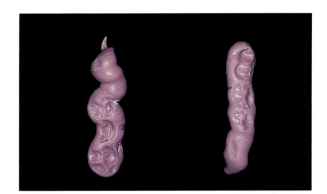

Abb. 7.98 Mit dem bei der Registrierung genommen Registrat

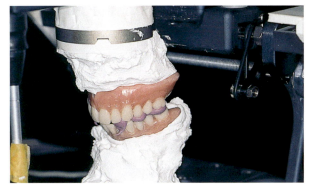

Abb. 7.99 wird die UK-Prothese eingegipst,

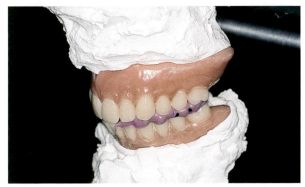

Abb. 7.100 in die therapeutische Position eingestellt und in dieser Position wird ein neues Registrat genommen

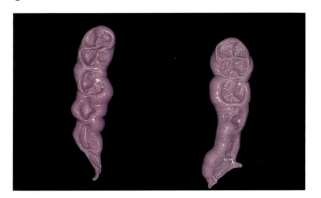

Abb. 7.101 Mit diesem Registrat

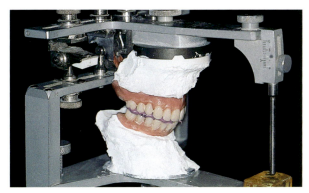

Abb. 7.102 werden die Prothesen in einen individuellen Artikulator eingestellt

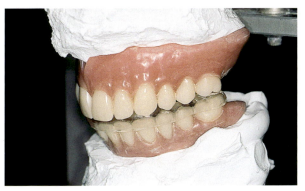

Abb. 7.103 und eine UK-Schiene hergestellt

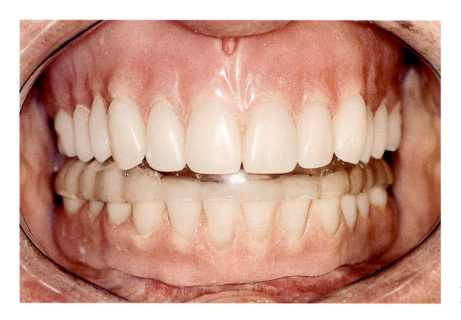

Abb. 7.104 Die Schiene wird außer beim Essen

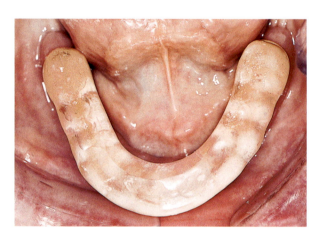

Abb. 7.105 Tag und Nacht getragen

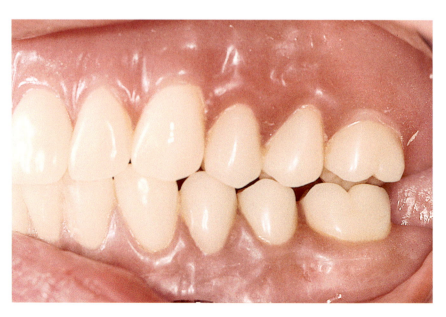

Abb. 7.106 Nach drei Monaten waren die Verschiebung der Gelenke und die Distraktion abgeschlossen, am 26/36 ein Spalt von 2 mm

7 Vorbehandlung und Therapie der arthrogenen CMD

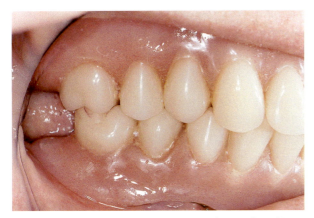

Abb. 7.107 Bei der Remontage wurden rechts die Zähne eingeschliffen

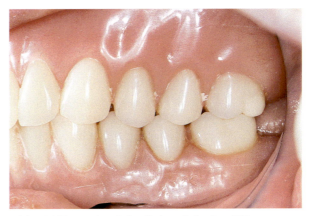

Abb. 7.108 und auf der linken Seite im OK neue Zähne eingesetzt

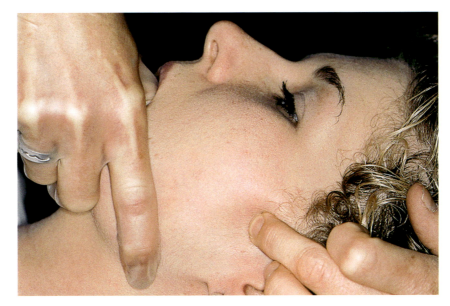

Abb. 7.109 Es kam nur sporadisch zur Diskusreposition, beim Vorziehen des UK kann man den Diskus palpieren, wenn er anterior verlagert ist

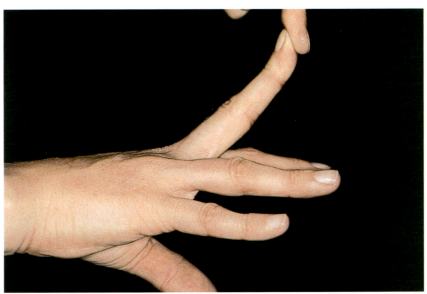

Abb. 7.110 Die Patientin hat eine leichte Hypermobilität

7.4 Exzentrische Diskusluxation

Bei der exzentrischen Diskusluxation liegt der Diskus entweder normal auf dem Kondylus oder ist nach anterior-medial leicht verlagert. Der Bahnverlauf ist immer sehr ähnlich und typisch für eine exzentrische Diskusluxation und nur mit der elektronischen Registrierung sehr einfach zu diagnostizieren. Mit dem MRT ist die exzentrische Diskusluxation nicht zu erkennen, trotzdem gehört ein MRT immer zu einer kompletten Diagnose.

Nach der Bewegungsanalyse der Kiefergelenke und der Analyse der Gelenkraummessung verschieben wir im CAR-Artikulator den Unterkiefer um 0,04 mm nach links, bringen den rechten Kondylus 0,14 mm und den linken 0,13 mm nach anterior. Dann distrahieren wir den linken Kondylus um 1 mm. In einer zweiten Stufe sechs Wochen nach Dehnung der Gelenkkapsel und der Muskulatur durch eine spezialisierte Physiotherapeutin habe ich den Kondylus im CAR-Artikulator nochmal um 1,0 mm distrahiert und die Schiene geändert. Jetzt ist genügend Platz für den Diskus vorhanden und es kommt mit der Schiene nicht mehr zu einer Luxation, das Knacken sowie die Schmerzen sind verschwunden. Es wurden auf die untern Molaren laborgefertigte Langzeitprovisorien gesetzt und die entstandene Infraokklusion an den Zähnen links 3, 4 und 5 wird kieferorthopädisch geschlossen.

7 Vorbehandlung und Therapie der arthrogenen CMD

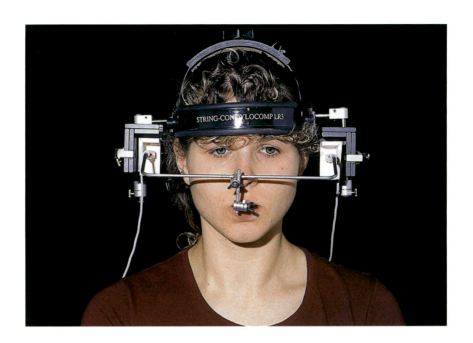

Abb. 7.111 Elektronische Registrierung

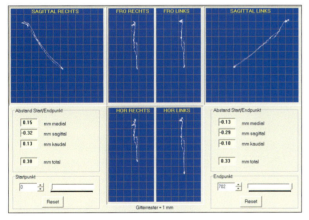

Abb. 7.112 Typischer Bahnverlauf einer exzentrischen Diskusluxation links

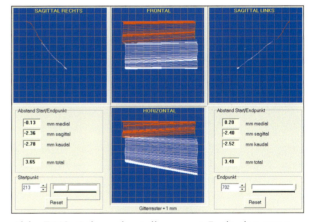

Abb. 7.113 Achsendarstellung, am Ende der roten Spur springt der Kondylus nach lateral und der Diskus nach medial

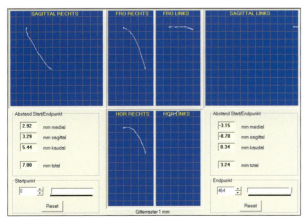

Abb. 7.114 Mediotrusion rechts

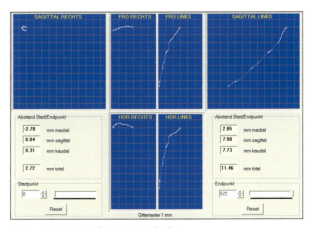

Abb. 7.115 Mediotrusion links

7 Vorbehandlung und Therapie der arthrogenen CMD

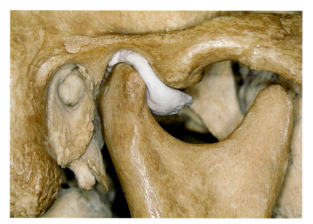
Abb. 7.116 Rechter Kondylus in zentrischer Kondylenposition

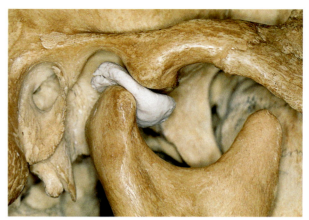
Abb. 7.117 In Protrusion

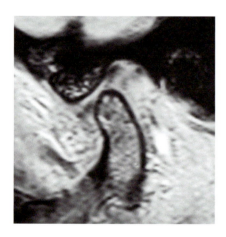
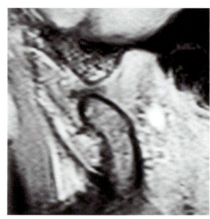

Abb. 7.118 Rechter Diskus im MRT in 12 Uhr Position

Abb. 7.119 In Protrusion

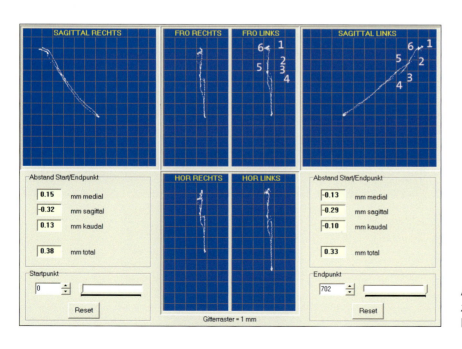

Abb. 7.120 Analyse der exzentrischen Diskusluxation, linke Gelenkbahn

7 Vorbehandlung und Therapie der arthrogenen CMD

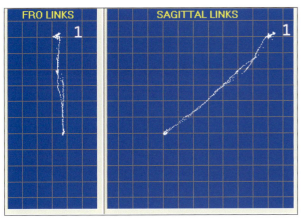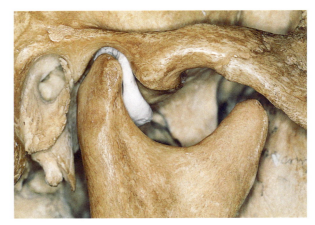

Abb. 7.121a, b 1 Startpunkt, Diskus liegt leicht anterior medial

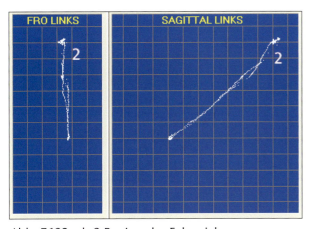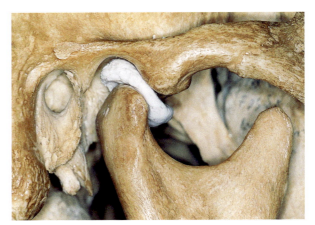

Abb. 7.122a, b 2 Beginn der Exkursivbewegung

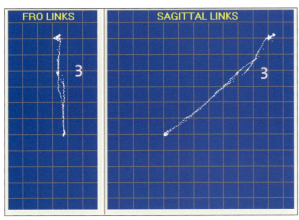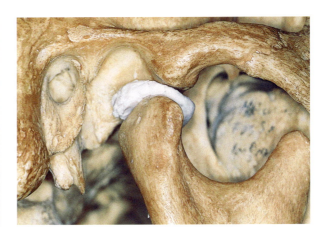

Abb. 7.123a, b 3 Beginn der Luxation

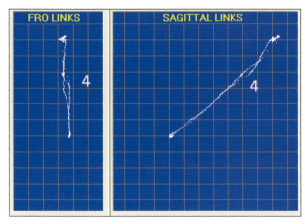 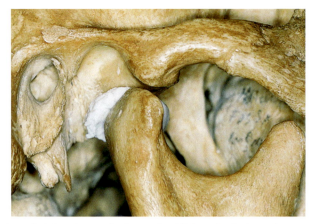

Abb. 7.124a, b 4 Luxation (Knacken) der Kondylus wird nach lateral verschoben, der Diskus luxiert nach medial

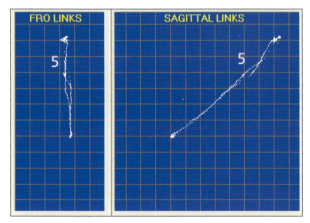 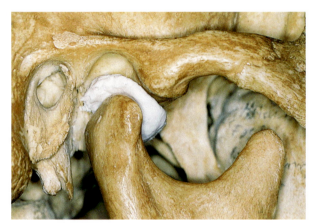

Abb. 7.125a, b 5 Inkursivbewegung vor Reposition

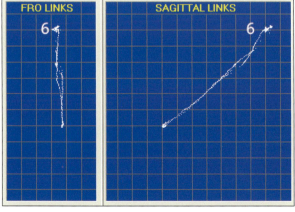 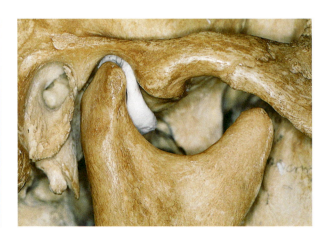

Abb. 7.126a, b 6 Reposition

7 Vorbehandlung und Therapie der arthrogenen CMD

Abb. 7.127 Im MRT liegt der linke Diskus in 10 Uhr Position leicht anterior

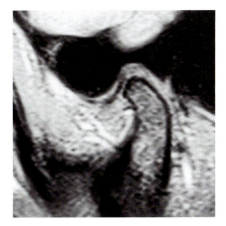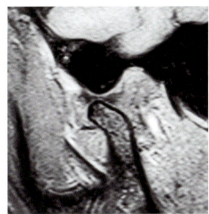

Abb. 7.128 In Protrusion

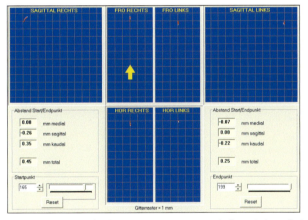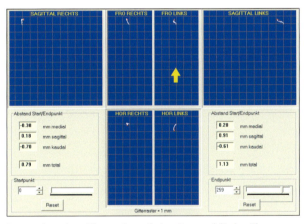

Abb. 7.129a Gelenkraummessung nach kranial: auf der Frontal rechts Ebene b auf der Frontal links Ebene

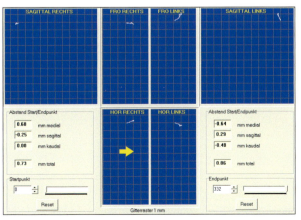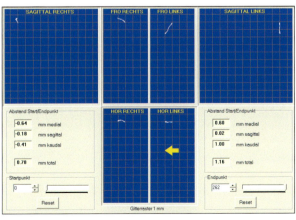

Abb. 7.130a nach links: auf der Horizontal rechts Ebene b nach rechts auf der Horizontal links Ebene

137

7 Vorbehandlung und Therapie der arthrogenen CMD

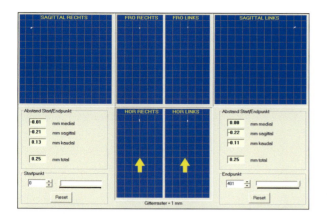

Abb. 7.131 nach dorsal: auf der Horizontal rechts und links Ebene

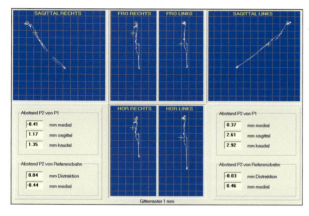

Abb. 7.132 Kondylenpositionsanalyse, das gelbe Kreuz ist die Position des Registrates bei der Registrierung

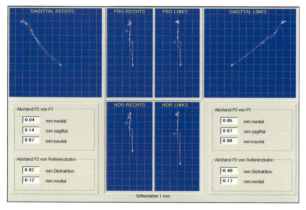

Abb. 7.133 Das gelbe Kreuz wird von einem roten Kreuz überlagert und dies wird mit den Schrauben des CAR-Artikulators in die therapeutische Position geführt, links ist das rote Kreuz (Kondylus) um 1 mm vom Kreis (Startpunkt) distrahiert.

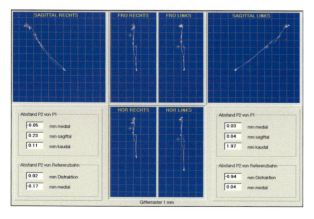

Abb. 7.134 Vier Wochen später wurde das rote Kreuz (Kondylus) nochmal um 1 mm distrahiert

7 Vorbehandlung und Therapie der arthrogenen CMD

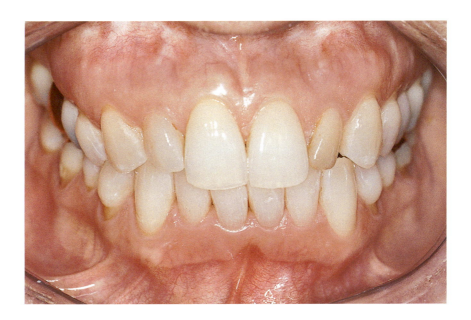

Abb. 7.135 Anfangsbefund, Zähne von frontal,

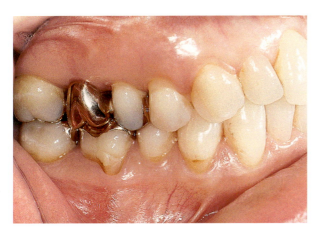

Abb. 7.136 von rechts

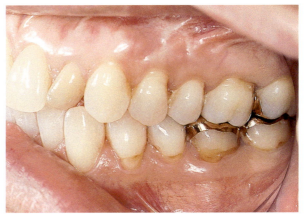

Abb. 7.137 und links

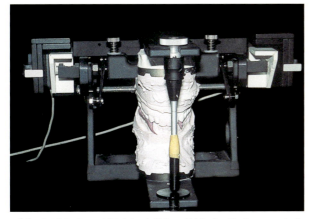

Abb. 7.138 Das UK-Modell im CAR-Artikulator wird in die therapeutische Position gebracht

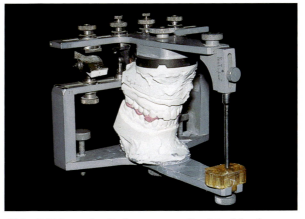

Abb. 7.139 und mit dem neuen Registrat in den individuellen Artikulator eingestellt

7 Vorbehandlung und Therapie der arthrogenen CMD

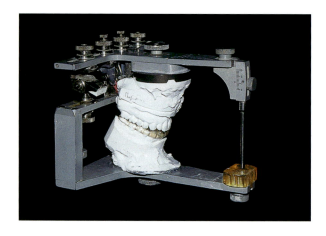

Abb. 7.140 Die UK-Schiene wird hergestellt

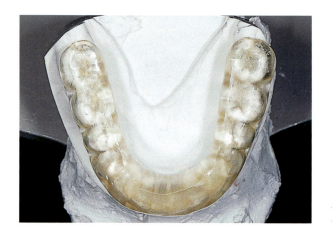

Abb. 7.141 mit 3 mm tiefen Impressionen, damit die neue Position fixiert wird

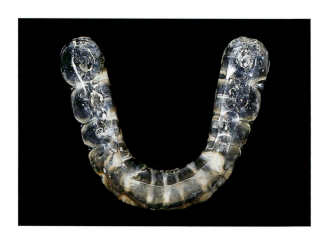

Abb. 7.142 Bei den dynamischen Bewegungen dürfen keine Balancekontakte auftreten

7 Vorbehandlung und Therapie der arthrogenen CMD

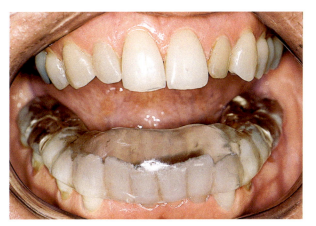

Abb. 7.143 Die Schiene wird eingesetzt

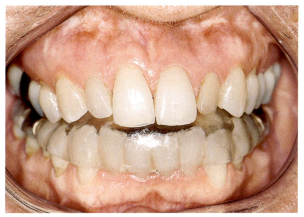

Abb. 7.144 und nach 4-6 Wochen, wenn die Gelenke in die neue Position gelangt sind, wieder um 1 mm distrahiert

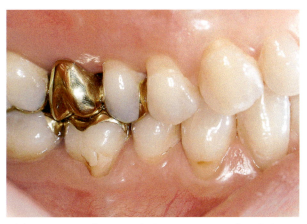

Abb. 7.145 Bisslage nach 3 Monaten, rechte Seite

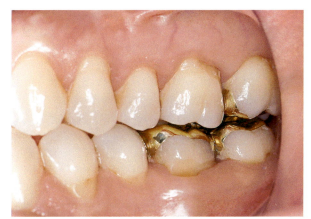

Abb. 7.146 Linke Seite, Gelenke sind in gleichmäßigen Gelenkraum verschoben und links distrahiert

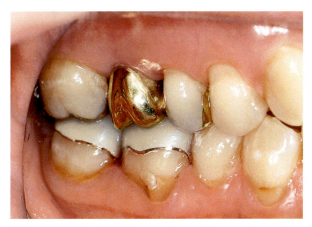

Abb. 7.147 Die UK-Molaren sind mit Langzeitprovisorien versorgt,

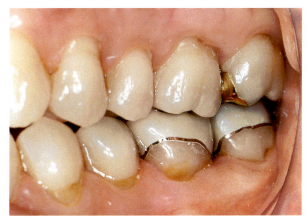

Abb. 7.148 die Infraokklusion links bei 3, 4 und 5 wird kieferorthopädisch geschlossen. Schmerzen und Knacken sind nicht mehr vorhanden.

7.5 Kompression der Kiefergelenke

Die Kompression eines Kiefergelenkes kann durch mehrere Ursachen bedingt sein. Häufig ist eine Infraokklusion der Seitenzähne die Ursache. Wir sollten unsere Arbeiten daraufhin immer überprüfen, besonders wenn der Patient sagt: Die Kronen sitzen ganz hervorragend, ich spüre sie gar nicht. Dann sind die Kronen zu niedrig. Zur Überprüfung legen wir Shim-Stock-Folie (8 µ) zwischen die Seitenzähne und lassen den Patienten nicht fest zubeißen, sondern die Zähne nur leicht berühren, denn sonst wird die Resilienz nach kranial, die bis zu 0,5 mm betragen kann, mit einbezogen und die Folie hält immer. Die Ursache zu niedriger Kronen im Molarenbereich liegt am Registrat, das wir nach der Präparation nehmen. Wenn Sie dem Patienten sagen, er solle zubeißen, wird das Gelenk komprimiert und die Kronen sind hinterher zu niedrig. Deshalb dürfen wir den Patienten beim Registrat nur ganz leicht die Zähne *berühren* lassen. Kontrollieren Sie mit einer Hand den M. masseter, damit Sie sicher sind, dass der Patient ihn nicht anspannt! Falls der letzte Zahn auch beschliffen werden soll, ist es sinnvoll diesen zuerst zu beschleifen und dann mit GC-Compound einen Stopp im Mund herzustellen. Dann können wir die anderen Zähne beschleifen und legen beim Registrat mit SS White Registration Paste den Stopp auf den letzten Zahn und sind so sicher, dass es zu keiner Kompression kommt. Hartsilikone sind grundsätzlich nicht als Zentrikregistrat geeignet, da sie federn und beim Beschneiden oder Fräsen der tiefen Impressionen brechen.

Bei der Kompression eines Kiefergelenkes kann der Patient Schmerzen im Ohrbereich haben, klinisch ist eine Infraokklusion vorhanden und die Patienten haben starke Vorkontakte und häufig Zahnlockerungen im Frontzahnbereich, oft mit Schmerzen verbunden. Wenn man jetzt Folie zwischen die Frontzähne legt und den Patienten klappern lässt, wird sich kein Farbkontakt an den Zähnen zeigen, da die Frontzähne auslenken. Deshalb die Frontzähne beim Klappern des Patienten mit den Fingern festhalten und leicht nach hinten drücken, dann bekommen wir unsere Markierungen.

Eine Kompression der Kiefergelenke ist im MRT nicht zu sehen, dies können wir klinisch nach *Bumann*, den genauen Wert aber nur mit einer elektronischen Gelenkraummessung feststellen. Wir stellen die Modelle der Patientin mit dem Registrat, das wir bei der elektronischen Registrierung genommen haben, in den CAR-Artikulator ein und werten die Bewegungsanalyse der Kiefergelenke und die Analyse der Gelenkraummessung aus. Die Diagnose ergab eine Kompression in allen drei Ebenen des linken Gelenkes und eine Kompression nach dorsal des rechten Gelenkes. In diesem Fall distrahieren wir das linke Gelenk um 0,46 mm, verschieben den Unterkiefer um 0,08 mm nach links und bringen den Unterkiefer links um 0,37 mm, rechts um 0,38 mm nach anterior. Dann nehmen wir ein neues Registrat mit Futar-D-Okklusion und stellen die Modelle damit in einen individuellen Artikulator.

Die individuellen Werte der Protrusionsbahnen und Mediotrusionsbahnen haben wir ebenfalls gemessen und stellen danach unseren Artikulator ein. Nun kann der Zahntechniker die individuelle Aufbissschiene im Unterkiefer herstellen. Auch hier ist eine Mitbehandlung durch einen spezialisierten Physiotherapeuten unabdingbar, denn ohne ihn werden wir keinen Erfolg haben.

7 Vorbehandlung und Therapie der arthrogenen CMD

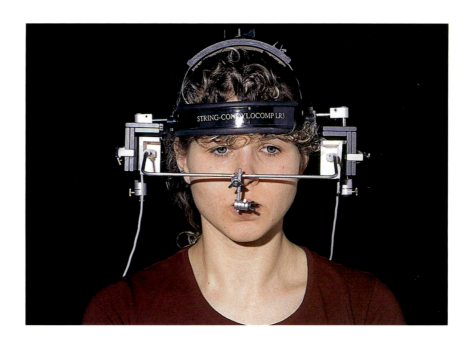

Abb. 7.149 Elektronische Registrierung

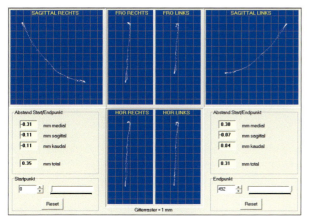

Abb. 7.150 Protrusion

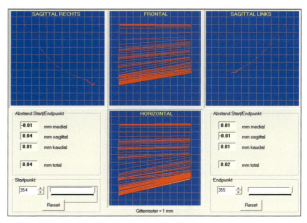

Abb. 7.151 Achsendarstellung der Protrusion

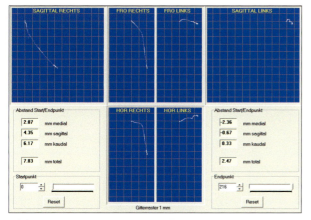

Abb. 7.152 Mediotrusion rechts

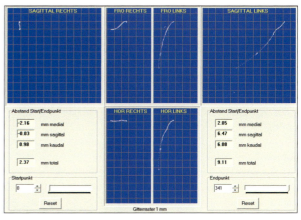

Abb. 7.153 Mediotrusion links

7 Vorbehandlung und Therapie der arthrogenen CMD

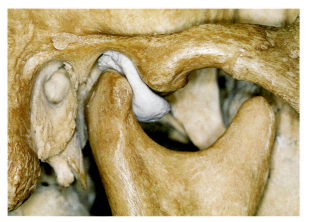
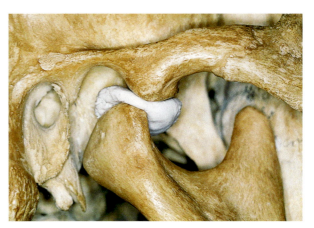

Abb. 7.154 Rechter Kondylus mit korrekter Lage des Diskus in zentrischer Kondylenposition

Abb. 7.155 und in Protrusion

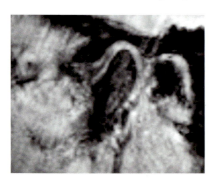
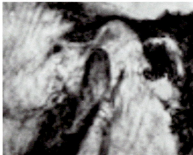

Abb. 7.156 MRT rechtes Gelenk in 12 Uhr Position

Abb. 7.157 in Protrusion

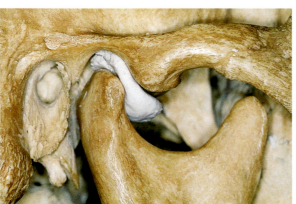
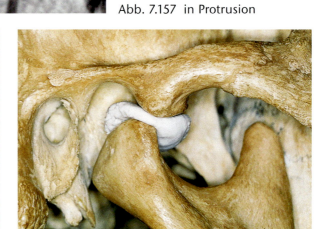

Abb. 7.158 Linkes Gelenk mit Diskus in 12 Uhr Position

Abb. 7.159 in Protrusion

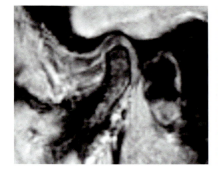
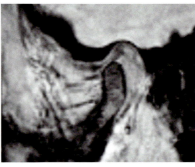

Abb. 7.160 MRT linkes Gelenk in 12 Uhr Position, Kompression nicht erkennbar

Abb. 7.161 in Protrusion

7 Vorbehandlung und Therapie der arthrogenen CMD

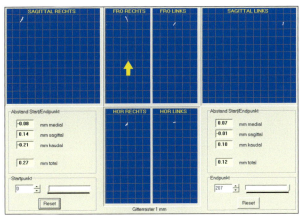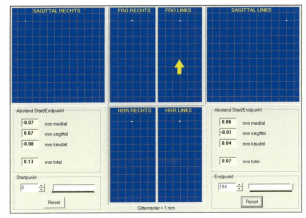

Abb. 7.162a Gelenkraummessung nach kranial: auf der Frontal rechts Ebene b auf der Frontal links Ebene

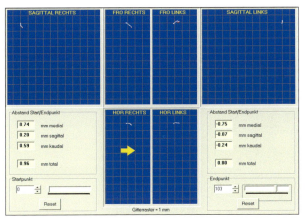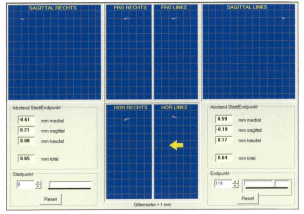

Abb. 7.163a nach links: auf der Horizontal rechts Ebene b nach rechts: auf der Horizontal links Ebene

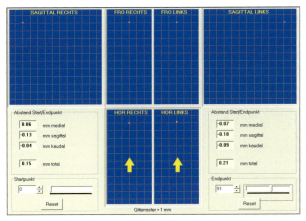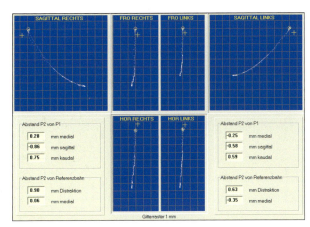

Abb. 7.164 nach dorsal: auf der Horizontal rechts und links Ebene

Abb. 7.165 Kondylenpositionsanalyse, das gelbe Kreuz ist die Position des Registrates bei der Registrierung

7 Vorbehandlung und Therapie der arthrogenen CMD

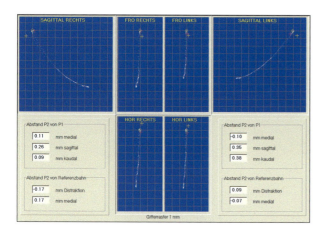

Abb. 7.166 Das rote Kreuz ist die therapeutische Position des Kondylus

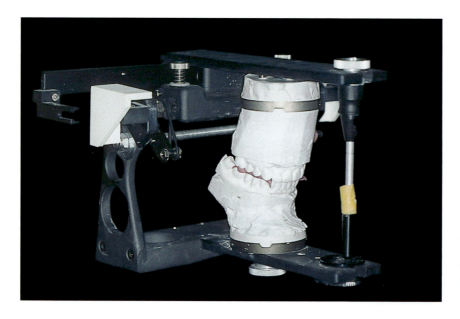

Abb. 7.167 CAR-Artikulator mit dem ersten Registrat eingestellt. In der therapeutischen Position wird ein neues Registrat genommen,

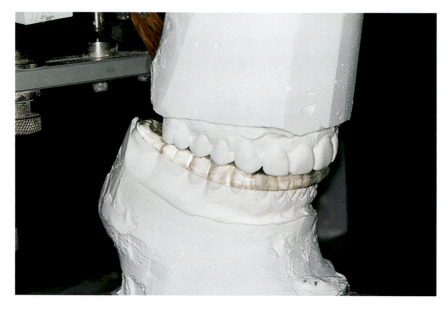

Abb. 7.168 das UK-Modell damit in einen individuellen Artikulator eingegipst und die UK-Schiene hergestellt

7 Vorbehandlung und Therapie der arthrogenen CMD

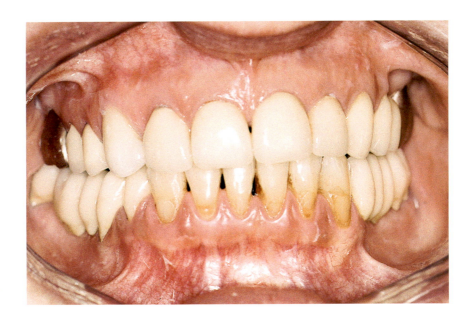

Abb. 7.169 Anfangsbefund, Gebiss von frontal

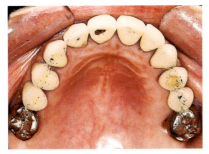

Abb. 7.170 Oberkiefer

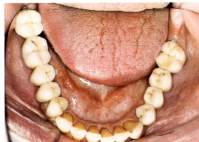

Abb. 7.171 Unterkiefer

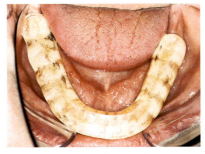

Abb. 7.172 UK-Schiene eingesetzt

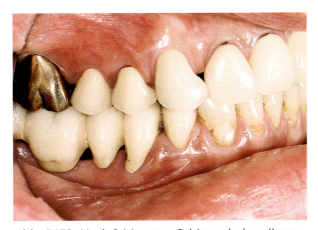

Abb. 7.173 Nach 3 Monaten Schienenbehandlung rechte Seite

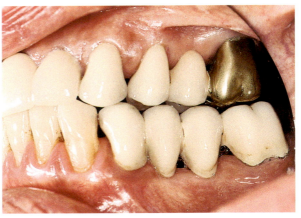

Abb. 7.174 und linke Seite, die Distraktion von 2 mm ist gut zu erkennen

7 Vorbehandlung und Therapie der arthrogenen CMD

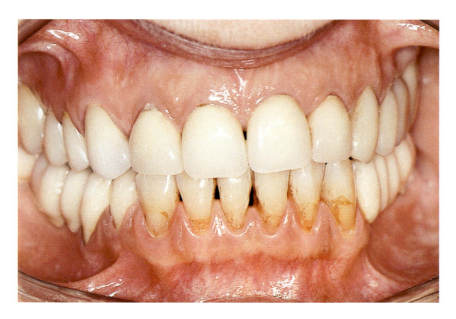

Abb. 7.175 Ober- und Unterkiefer mit Langzeitprovisorien

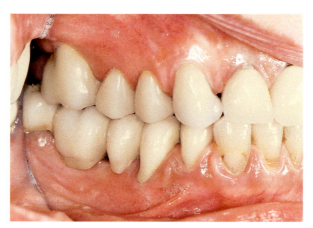

Abb. 7.176 rechts oben 14, 15, 16

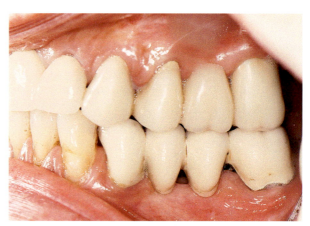

Abb. 7.177 und links unten von 34 – 37

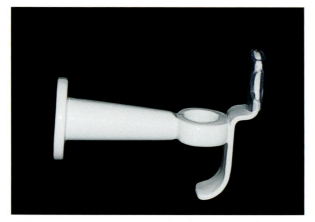

Abb. 7.178 Haken zum Dehnen der Gelenkkapsel und der Muskulatur

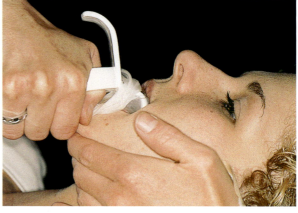

Abb. 7.179 Physiotherapeutin beim Dehnen der Muskulatur

7.6 Distraktion der Kiefergelenke

Distraktionen der Kiefergelenke kommen am häufigsten vor und sind meistens okklusal bedingt, durch die Vorkontakte kommt es zu einer myogenen CMD. Diese ist im Gegensatz zu einer Kompression sehr einfach mit einer Oberkiefer-Aufbissschiene, wie in Kapitel 5 beschrieben, zu behandeln.

Wichtig ist dabei, dass sie wöchentlich überprüft und eingeschliffen wird. Es zeichnen sich jedes Mal Vorkontakte im Molarenbereich ab, bis die Distraktion nach acht bis zehn Wochen mit der Schiene in die zentrische Kondylenposition überführt worden ist. Erst wenn sich der Biss mit der Schiene nicht mehr ändert und die Muskulatur sich entspannt hat, schleifen wir die Zähne ein.

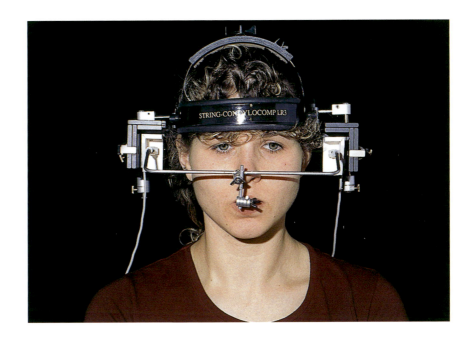

Abb. 7.180 Elektronische Registrierung mit Gelenkraummessung. In diesem Fall waren gleichmäßige Gelenkräume vorhanden, sonst muss eine CAR-Behandlung mit UK-Repositionsschiene durchgeführt werden

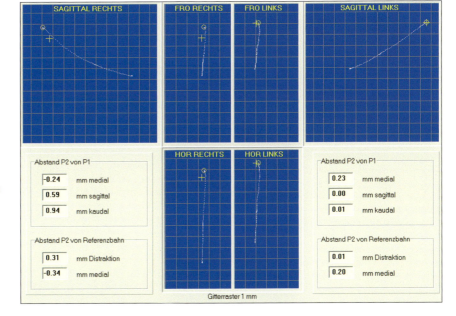

Abb. 7.181 Kondylenpositionsanalyse, der Kreis ist der Startpunkt in der zentrischen Kondylenposition ohne Zahnkontakt, das Kreuz ist die habituelle Kondylenposition in maximaler Interkuspidation. Der rechte Kondylus ist nach anterior und kaudal verlagert

8 Prothetische Versorgung nach Reposition

Das größte Problem bestand bisher darin, die mit viel Aufwand mit der Unterkiefer-Schiene wieder hergestellte Funktion prothetisch umzusetzen. Es gab viele individuelle Versuche, dies zu lösen, aber so richtig überzeugend war bisher keine Methode. Sobald der Patient die Schiene aus dem Mund nimmt und zubeißt, ändert sich die mit der Schiene eingestellte therapeutische Position sehr schnell. Die Schwierigkeit besteht darin, diese Position ganz exakt auf die Kronen zu übertragen.

Dieses Problem lösen wir jetzt ganz elegant mit der von *Christiansen* entwickelten Methode.

3 – 6 Monate nach der Reposition des Diskus versorgen wir unsere Patienten mit Langzeitprovisorien. Für die Provisorien lasse ich Goldkäppchen mit Kuststoffverblendung auch okklusal anfertigen, sodass ich nicht nur einschleifen, sondern bei Bedarf auch auftragen kann.

Wir nehmen jetzt ein Registrat und treffen dazu Vorbereitungen, die von Fall zu Fall unterschiedlich sein können.

1. Nach der Reposition hat der Patient eine Infraokklusion bis 1 mm und nur Kontakt an den Frontzähnen. Wir brauchen keine weitere Vorbereitung.
2. Nach der Reposition hat der Patient eine Infraokklusion mit mehr als 1 mm. Dann geben wir warmes GC-Compound auf den letzten Zahn und lassen den Unterkiefer leicht schließen (nicht den M. masseter anspannen). Mit diesem Stopp verhindern wir bei der Bissnahme eine Kompression des Gelenkes.
3. Der erste Kontakt ist auf einem Eckzahn und der Unterkiefer rutscht beim Zusammenbeißen zur Seite. Wir bringen einen Jig in der Front an, bis die Shim Stock Folie am Eckzahn eben durchzuziehen ist. Wenn der Biss erhöht ist, schleifen wir erst den Eckzahn bis auf die richtige Bisshöhe ein, müssen dann aber eine neue Abformung des Kiefers nehmen und wieder in den Artikulator einstellen.
4. Der Patient hat Vorkontakte an einzelnen Zähnen im Seitenzahnbereich. Wir schleifen erst das Modell ein und dann den Patienten, bis wir die richtige Bisshöhe erreicht haben. Dann nehmen wir neue Abformungen des Ober- und Unterkiefers und stellen das Oberkiefer-Modell mit dem SAM-Gesichtsbogen in den Artikulator ein.

Da der Patient zum Essen die Unterkiefer-Schiene herausnimmt, können wir das Registrat erst eine Stunde nach dem Einsetzen der Schiene nehmen. Wir isolieren alle Ober- und Unterkieferzähne mit Vaselinöl und pusten den Überschuss weg. Wenn wir einen GC-Compound Stopp genommen haben, setzen ihn wir jetzt auf den letzten Zahn. Dann spritzen wir aus der Einmalspritze Impression Paste auf die Oberkiefer-Seitenzähne und die Palatinalflächen der Frontzähne. Wir lassen den Patienten in der gewohnten Schienenposition ohne Führung die Zähne leicht berühren und warten, bis die Paste nach 5 Minuten abgebunden ist. Das Registrat nehmen wir von den Zähnen, legen es auf das eingestellte Oberkiefer Modell und gipsen damit das Unterkiefer-Modell zweizeitig ein, wenn der Abstand zur Platte mehr als 10 mm beträgt oder schräg verläuft.

Für die einartikulierten Modelle fertigen wir jetzt eine Registratplatte aus lichthärtendem Kunststoff an. Dazu stellen wir den Stützstift im Artikulator 3 mm höher und legen eine lichthärtende Mega-

Tray-Platte zwischen die Zähne, schneiden sie zurecht und schließen den Artikulator. Dann legen wir das Oberkiefer Modelle mit dem Registrat in den Lichtofen und lassen es aushärten. Auf beiden Seiten der Platte schleifen wir Retentionen in die Impressionen der Zähne und pinseln sie mit Sili fluid, einem Haftlack für C-Silikonabformungen, ein.

Den Stützstift erhöhen wir um weitere 2 mm, sodass wir insgesamt 5 mm erhöht haben, und isolieren die oberen und unteren Gipszähne mit einem Isoliermittel aus der Keramik und zwar mit Finesse „Die Release" von Ceramco. Zuerst bestreichen wir die Impressionen der Zähne auf der oberen Seite der Kunststoffplatte 1 mm dick mit SS White Impression Paste, legen die Platte auf das Oberkiefer-Modell und drücken sie ganz leicht gegen die Zähne. Dann bestreichen wir die Impressionen der unteren Seite der Platte ebenfalls 1 mm mit der Impression Paste und schließen den Artikulator. Die Registratplatte nehmen wir nach 20 Minuten von den Modellen und legen sie in einen Hygrofor. Wir beschleifen nun alle vorgesehenen Oberkieferseitenzähne außer den 2. Molaren (oder den letzten Zähnen), nehmen unser Prothetikregistrat und legen es auf die Oberkieferzähne. Die präparierten Zähne haben jetzt keinen Kontakt mit dem Registrat, sondern nur die Front- und Eckzähne (alle nicht präparierten Zähne) sowie die zweiten Molaren. Wir isolieren die präparierten Zähne mit Vaselinöl und pusten den Überschuss weg. Dann füllen wir Impression Paste auf beiden Seiten von Zahn 4 bis 6 auf die Registrierplatte, damit die präparierten Zähne Kontakt mit der Platte bekommen. Wir lassen den Patienten den Mund öffnen, drücken die Platte mit leichtem Druck gegen die Oberkieferzähne und halten sie so lange fest, bis die Paste nach 5 Minuten abgebunden ist. Es darf keine Paste auf die nicht präparierten Zähne gelangen und der Patient muss den Unterkiefer die ganze Zeit *geöffnet lassen*. Dies ist also keine Bissnahme, sondern eine Unterfütterung der präparierten Zähne.

Das Registrat nehmen wir vom Oberkiefer ab und legen es wieder ins Hygrofor zurück. Dann beschleifen wir die zweiten Molaren und in der nächsten Sitzung nehmen wir die Abformungen des Oberkiefers.

Die Provisorien werden in der Praxis so angefertigt, dass die Unterkieferschiene weiter passt und noch solange getragen werden kann, bis die laborgefertigten Langzeitprovisorien eingesetzt werden.

Wenn das ungesägte Oberkiefer-Präparationsmodell vom Techniker zurückkommt, schrauben wir das Oberkiefer-Modell aus dem Artikulator, legen das Registrat auf das Unterkiefer-Modell und fixieren das Oberkiefer-Präparationsmodell mit leichtem Druck auf dem Registrat. Nur die Zähne des Modelles dürfen Kontakt mit dem Registrat haben, alle Schleimhautkontakte schneiden wir am Registrat mit dem Skalpell weg, denn sonst passt das Modell nicht genau auf die Registratplatte. Jetzt hat unser Registrat im Oberkiefer außer an den zweiten Molaren an allen Zähnen eine Abstützung. Wir schließen den Artikulator und wenn der Abstand zur Montageplatte größer als 10 mm ist oder schräg verläuft, gipsen wir das Modell zweizeitig ein.

Beim Unterkiefer gehen wir genauso wie im Oberkiefer vor. Wir beschleifen die Unterkiefer-Seitenzähne, außer den zweiten Molaren, und füllen Impression Paste auf beiden Seiten von Zahn 4 bis 6 auf die Registrierplatte, damit die präparierten Zähne Kontakt mit der Platte bekommen. Wir lassen den Patienten den Mund öffnen und legen die Registrierplatte mit leichtem Druck auf die Unterkieferzähne. Wir halten sie wieder 5 Minuten fest, lassen aber den Patienten den Mund bis zu unseren Fingern schließen, weil der Unterkiefer sich beim weiten Öffnen verformt.

Nach der Präparation des zweiten Molaren nehmen wir in der nächsten Sitzung die Abformungen des Unterkiefers. Wir schrauben das Unterkiefer-Modell aus dem Artikulator und stellen ihn auf den Kopf. Auch hier dürfen nur die Zähne Kontakt mit dem Registrat haben. Die Höhe des Stützstiftes (+5 mm) wird nicht verändert, das Registrat auf das Oberkiefermodell gelegt und das ungesägte Unterkiefer-Präparationsmodell mit leichtem Druck auf die Registratplatte gesetzt. Dann gipsen wir das Modell in den Artikulator, falls erforderlich, zweizeitig ein.

Für die endgültige prothetische Rekonstruktion können wir jetzt mit der Registratplatte ein zweites Ober- und Unterkiefer-Präparationsmodell zusätzlich in den Artikulator eingipsen und lassen darauf später unsere definitiven Kronen anfertigen.

Nach Abbinden des Gipses senken wir den Stützstift wieder um 5 mm auf das Anfangsniveau, dabei ist nur zu beachten, dass die Frontzähne keinen Kontakt haben dürfen und die Shim-Stock-Folie eben durchzuziehen ist. Bei einem frontal offenen Biss verwenden wir zwei Stützstifte, der erste wird nicht erhöht, sondern herausgeschraubt und der zweite um 5 mm erhöht. So haben wir nach dem Wiedereinsetzen des ersten Stützstiftes exakt unsere ursprüngliche Bisshöhe.

Bei dieser Methode stimmt die Okklusion hinterher auf 8 µ genauso, wie sie nach der Vorbehandlung war und wir brauchen am Patienten nach der Präparation weder einen neuen Gesichtsbogen noch ein neues Registrat zu nehmen. Dies ist bei einer arthrogenen CMD ungeheuer wichtig, damit das Kiefergelenk ganz exakt in der eingestellten Schienenposition bleibt.

In der nächsten Sitzung werden die Langzeitprovisorien eingesetzt, die wir 2 bis 3 Monate tragen lassen, und wenn an den Langzeitprovisorien nichts geändert wurde, können dann im Artikulator die endgültigen Kronen hergestellt werden.

Wenn Front- und Eckzähne mit in die prothetische Versorgung einbezogen werden müssen, können wir dies erst nach dem Zementieren der endgültigen Restauration beginnen. Die endgültigen Kronen werden bei jedem Patienten immer einige Wochen provisorisch eingesetzt und dann erst zementiert.

Damit die Führung der überkronten Zähne genauso wie bei den eigenen funktioniert, formen wir vor der Präparation mit dem Inzisalstift und dem lichthärtendem Kunststoff Multi-Comp auf dem Inzisaltisch die Führung der Front- und Eckzähne im Artikulator ab. Mit diesem individuellen Frontzahnführungsteller kann dann der Zahntechniker die Palatinalflächen optimal rekonstruieren.

Diese Art des Registrates eignet sich auch ganz hervorragend für eine prothetische Rekonstruktion in habitueller Okklusion. Der Biss stimmt nach der prothetischen Behandlung ganz genau wieder mit der habituellen Okklusion überein. Nur das ersten Registrat ist anders, wir lassen den Patienten nicht in zentrischer Kondylenposition schließen, sondern spritzen ihm Impression Paste auf alle Zähne und lassen ihn ohne Manipulation leicht schließen. Der Patient wird dabei immer ganz genau seine habituelle Okklusion finden. Die weiteren Schritte sind identisch mit der prothetischen Versorgung nach Reposition und die Okklusion stimmt hinterher ebenfalls auf 8 µ genau.

Dies ist sehr wichtig, denn in der habituellen Okklusion können wir keine Remontage durchführen, da die Kiefergelenke sich nicht in der zentrischen Kondylenposition befinden, sondern nach anterior, medial oder kaudal verlagert sein können. Bei einer Remontage nehmen wir immer ein Registrat in zentrischer Kondylenposition und da die Kiefergelenke der Bezugspunkt sind, ist diese Position (nur nach Vorbehandlung) reproduzierbar. Dies geht nicht bei einer habituellen Okklusion, bei der die Okklusion der Bezugspunkt ist, denn sobald diese Position durch Beschleifen der Seitenzähne verloren gegangen ist, kann die alte Position der Kiefergelenke nicht wieder hergestellt werden, da der Bezugspunkt fehlt.

8 Prothetische Versorgung nach Reposition

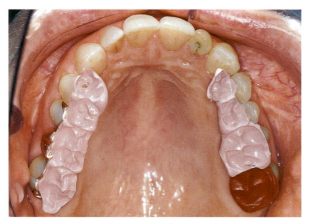

Abb. 8.1 Das Registrat wird bei geschlossenem Unterkiefer in der zentrischen Kondylenposition genommen, der erste Kontakt ist an 14, bei 37 ist ein Stopp aus GC-Compound, um eine Kompression beim Zubeißen zu verhindern

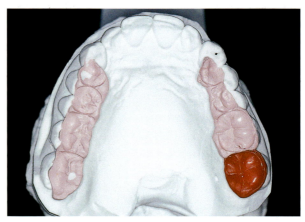

Abb. 8.2 Registrat auf das OK-Modell gelegt und das UK-Modell eingestellt

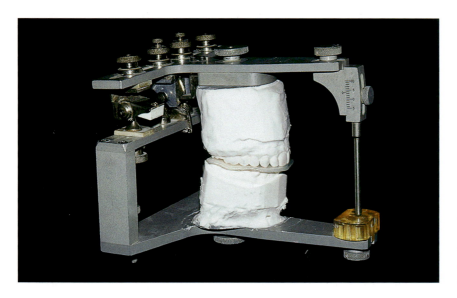

Abb. 8.3 Der Stützstift wird um 3 mm erhöht, eine 3 mm dicke lichthärtende Platte zugeschnitten und der Artikulator geschlossen

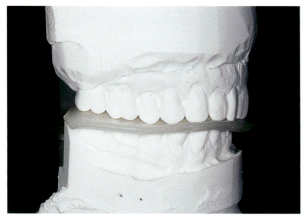
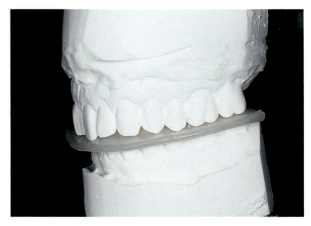

Abb. 8.4a, b Die Platte wird lichtgehärtet,

8 Prothetische Versorgung nach Reposition

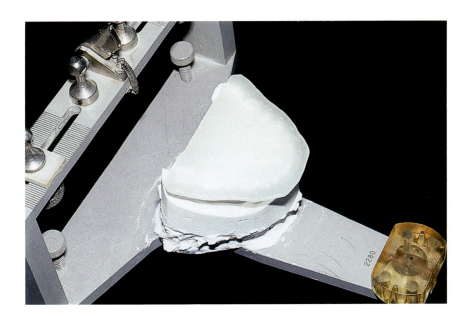

Abb. 8.5 nochmal auf den Sitz überprüft und die Modelle isoliert

Abb. 8.6 Beidseitig werden Retentionen in die Platte gefräst

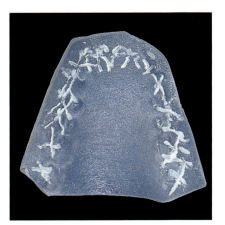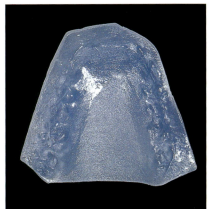

Abb. 8.7 und mit einem Haftlack eingepinselt

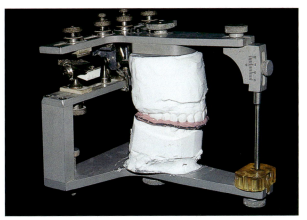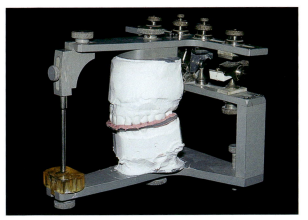

Abb. 8.8a, b Der Stützstift wird um weitere 2 mm angehoben und die Platte erst oben dünn mit Impression Paste eingestrichen, auf das OK-Modell gelegt und dann die andere Seite dünn mit Impression Paste eingestrichen und der Artikulator geschlossen

8 Prothetische Versorgung nach Reposition

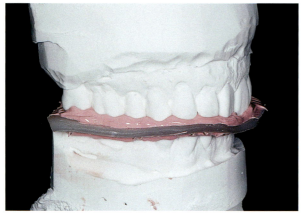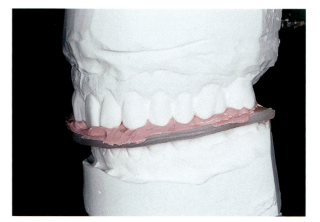

Abb. 8.9a, b Die Paste lassen wir 20 Minuten trocknen

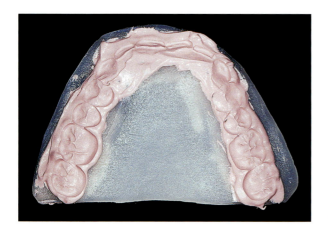

Abb. 8.10 und haben dann die Registrierplatte fertig gestellt

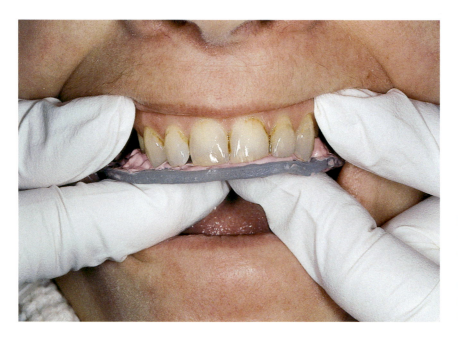

Abb. 8.11 Die OK-Seitenzähne sind bis auf die letzten beiden Zähne präpariert und wir unterfüttern die Platte *nur an den beschliffenen Zähnen* mit Impression Paste und halten bei geöffnetem Mund die Platte 5 Minuten fest

8 Prothetische Versorgung nach Reposition

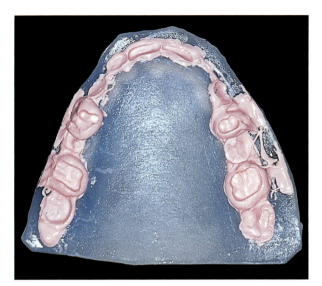

Abb. 8.12 Die Platte wird entnommen und in den Hygrofor gelegt

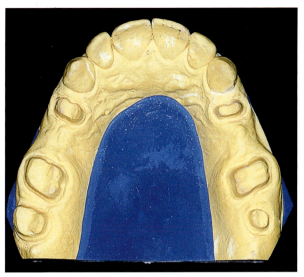

Abb. 8.13 Die letzten beiden Zähne werden beschliffen, abgeformt und das ungesägte OK-Modell fertiggestellt

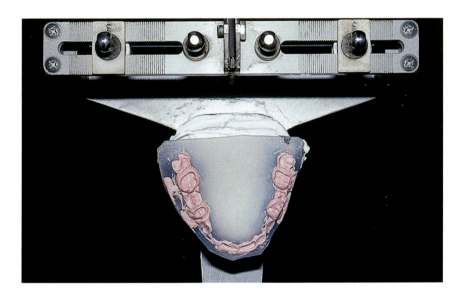

Abb. 8.14 Das OK-Anfangsmodell wird herausgeschraubt und die Platte auf das UK-Anfangsmodell gelegt

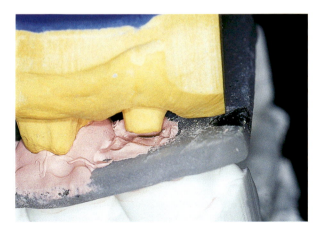

Abb. 8.15 Das Präparationsmodell wird überprüft, ob es nur auf der Impression Paste liegt, Kontakte direkt auf dem Kunststoff werden weggeschliffen

157

8 Prothetische Versorgung nach Reposition

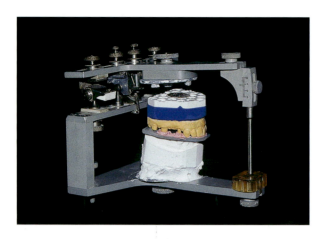

Abb. 8.16 Die Höhe des Stützstiftes wird nicht verändert und

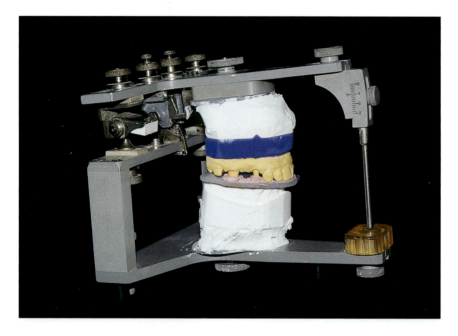

Abb. 8.17 das Modell zweizeitig eingegipst, wenn der Abstand mehr als 10 mm beträgt

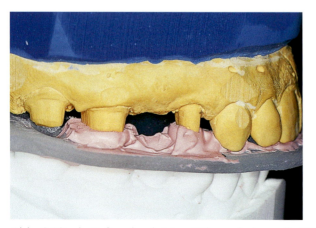 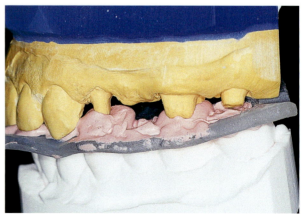

Abb. 8.18a, b Außer den letzten Zähnen haben alle Zähne Kontakt mit der Impression Paste, im UK ist das Anfangsmodell

8 Prothetische Versorgung nach Reposition

Abb. 8.19 Die Unterkiefer-Seitenzähne werden bis auf die letzten beiden Zähne präpariert und wir unterfüttern die Platte *nur an den beschliffenen Zähnen* mit Impression Paste und halten sie 5 Minuten fest, der UK wird soweit wie möglich geschlossen

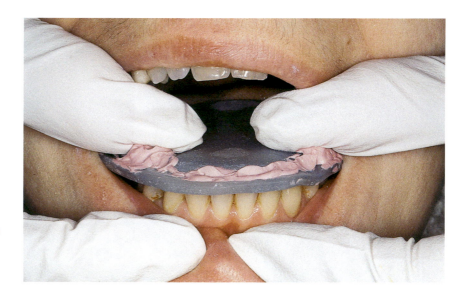

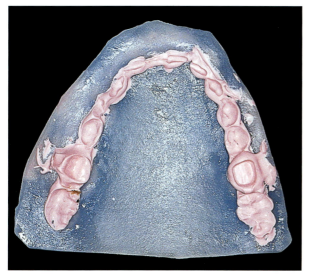

Abb. 8.20 Die Registratplatte wird entnommen und in den Hygrofor gelegt

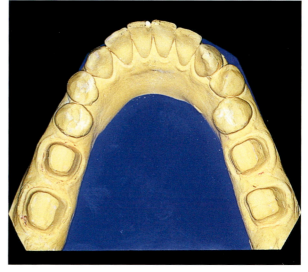

Abb. 8.21 Das ungesägte UK-Präparationsmodell

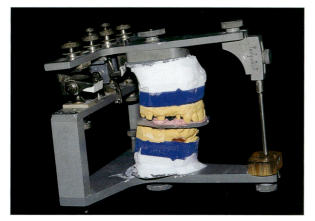
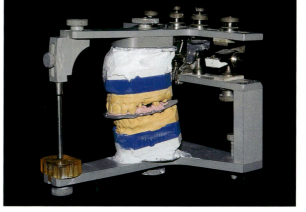

Abb. 8.22a, b wird gegen das UK-Anfangsmodell ausgetauscht und eingegipst

8 Prothetische Versorgung nach Reposition

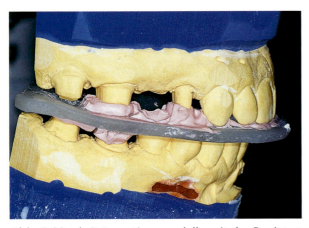 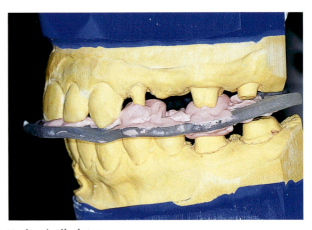

Abb. 8.23a, b Präparationsmodelle mit der Registratplatte im Artikulator

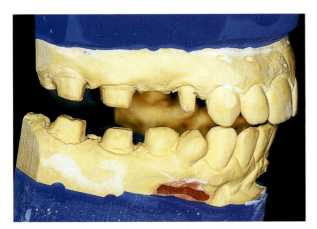 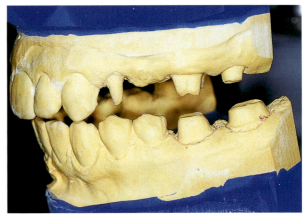

Abb. 8.24a, b Die Platte ist entfernt, die Höhe 5 mm über der richtigen Vertikalen

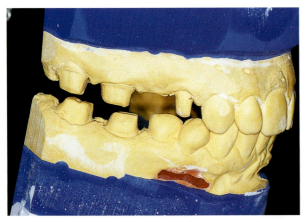 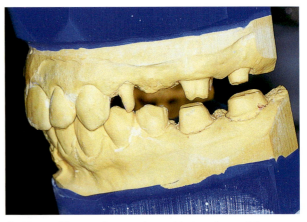

Abb. 8.25a, b Der Stützstift wird um 5 mm abgesenkt, die Frontzähne müssen einen Abstand von 16 μ haben

8 Prothetische Versorgung nach Reposition

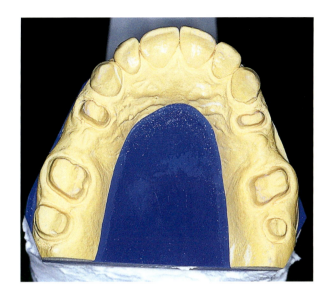

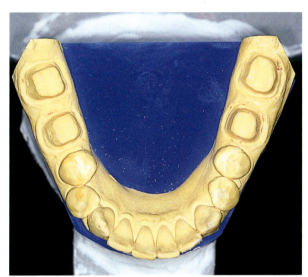

Abb. 8.26a, b geöffneter Artikulator

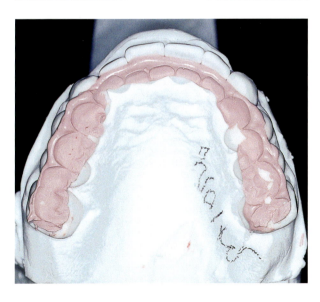

Abb. 8.27 Diese Methode kann auch dazu benutzt werden, um eine Rekonstruktion in habitueller Position anzufertigen, der einzige Unterschied ist, dass bei dem Anfangsregistrat der Patient in der habituellen Okklusion leicht zusammenbeißt, alles andere ist gleich

9 Fernröntgenanalyse

Bei der Rekonstruktion des Gebisses durch prothetische Maßnahmen kann es bei Verlust der Vertikalen und der Okklusionsebene z. B. durch starke Abrasionen, Elongationen, Zahnverlust oder Wanderungen schwierig werden, diese wiederherzustellen. Die richtige Bisshöhe und die Okklusionsebene sowie die Stellung der Frontzähne sind aber für die Funktion des craniomandibulären Systems außerordentlich wichtig. Um diese wieder herzustellen, ist für uns eine Fernröntgenanalyse unverzichtbar. Durch eine falsche Okklusionsebene oder eine zu niedrige Bisshöhe werden die Zähne und damit die Rekonstruktion verloren gehen. Am häufigsten ist eine zu niedrige Okklusionsebene mit einer zu niedrigen Vertikaldimension, dabei kommt es zum Knochenabbau in der Front und zum Verlust dieser Zähne und in der Totalprothetik bildet sich mit dem Knochenabbau in der Front ein Schlotterkamm.

Die Fernröntgenseitenaufnahme (FRS) und die Analyse lassen wir von einem Kieferorthopäden erstellen. Wenn eine Teil- oder Totalprothese mit Kunststoffzähnen getragen wird, müssen wir den oberen und unteren rechten Frontzahn sowie die Unterkiefer Seitenzähnen bis einschließlich des ersten Molaren mit einer 0,03 mm dünnen Zinnfolie (oder der Zahnfilmfolie) überkleben, damit die Zähne im Röntgenbild sichtbar werden. Den distobukkalen Höcker des ersten unteren Molaren markieren wir zusätzlich mit einem dünnen, senkrechten Streifen Zinnfolie.

Falls wir die Scharnierachse exat bestimmt und tätowiert haben, befestigen wir mit Tesafilm unterhalb der tätowierten Hautpunkte aus 3 mm dickem Blei rechts ein kleines Viereck mit der Spitze auf den Punkt und links ein Dreieck mit der Spitze ebenfalls auf den Punkt. Nur hierbei ziehen wir kurz vor der Aufnahme die Ohrstöpsel des Einstellgerätes etwas zurück, damit die Hautpunkte sich nicht verziehen. Den Patienten bitten wir, die Zähne leicht zusammenzubeißen. Dann wertet der Kieferorthopäde das Röntgenbild auf seinem Computer aus und wir bekommen von ihm in der Regel eine Ricketts Analyse.

Die für uns wichtigen Punkte, Verbindungen und Winkel sind im Einzelnen:

9 Fernröntgenanalyse

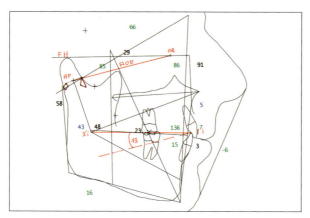

Abb. 9.1 Rot Achse-Orbitalebene (AOE) und Okklusionsebene (xi – Ii)

Abb. 9.2 Rot Frankfurter Horizontale (PO – OR) und Achse-Orbitalebene (AOE)

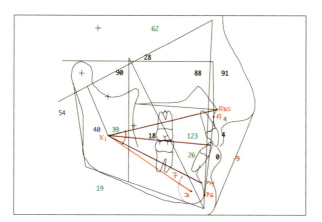

Abb. 9.3 Rot Okklusionsebene (xi – Ii) und Winkel der Untergesichtshöhe (xi – ANS, PM)

- Die Achse-Orbitalebene (AOE) bilden wir aus dem Achsenpunkt (AP), der aus den beiden Hautpunkten rechts mit Viereck und links mit Dreieck gemittelt wird und der Orbitale (OR). Sie hat im Durchschnitt einen Winkel von 6,5 Grad zur Frankfurter Horizontalen (Verbindung Porion – Orbitale).
- Die *gnathologische* Okklusionsebene Ii – xi geht von der *Schneidekante* des unteren mittleren Schneidezahns zum xi-Punkt; der Oberrand des distobukkalen Höckers des unteren 1. Molaren soll sich auf dieser Linie befinden. Wenn der Höcker sich oberhalb oder unterhalb dieser Linie befindet, müssen die Zähne durch prothetische Maßnahmen entsprechend verändert werden.
- Die Achse-Orbitalebene hat zur gnathologischen Okklusionsebene einen Winkel von 13 Grad; gestrichelte Linie parallel verschoben (siehe Abb. 9.1).

Falls keine individuellen Achspunkte bestimmt wurden, z.B. bei der Vorbehandlung, kann man vom Orbitalpunkt (OR) 6.5 Grad zur Frankfurter Horizontalen eine Linie zum Kondylus ziehen. Vom Mittelpunkt des Kondylenoberrandes gehen wir senkrecht nach unten; der Schnittpunkt ist der arbiträre Achsenpunkt. Der Winkel von 6,5 Grad kann um mehrere Grad variieren (siehe Abb. 9.2).

Die Okklusionsebene nach *Ricketts* verläuft *2 mm unterhalb der Schneidekante* des unteren mittleren Schneidezahnes (bzw. 2 mm unterhalb der Lippenspalte) zum distobukkalen Höcker des unteren 1. Molaren. Die Verlängerung sollte bei idealer Okklusionsebene durch den xi-Punkt, der in der Nähe des Foramen mandibulae liegt, gehen. Die Untergesichtshöhe ist der Winkel xi zur Spina nasalis anterior (ANS) und zum Suprapogonium (PM). Bei Zahnverlust und stark atrophiertem Un-

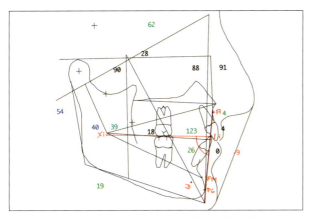

Abb. 9.4 Rot Zahnebene (A – PG) und Okklusionsebene (xi – Ii)

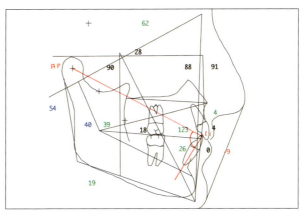

Abb. 9.5 Rot Schließachse (AP – Ii) und Achsen der unteren Schneidezähne

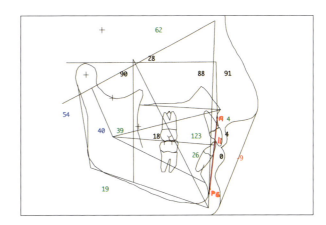

Abb. 9.6 Rot Zahnebene (A – PG) und Ii Punkt

terkiefer können wir das Suprapogonium (PM) nicht mehr bestimmen, deshalb nehmen wir als Ersatzpunkt den D-Punkt – das ist der Mittelpunkt der Kinnsymphyse – und verbinden ihn mit xi. Der Winkel der Untergesichtshöhe erhöht sich dann um 7 Grad.
Bei der Ricketts-Analyse beträgt die Untergesichtshöhe beim mesiofazialen oder neutralen Gesichtsmuster 45 Grad +/- 2,5 Grad. Beim brachiofazialen oder geschlossenen Muster ziehen wir bei leichtem Muster eine Standardabweichung von 2,5 Grad ab, bei starkem Muster zwei Standardabweichungen, also 5 Grad ab. Beim dolichofazialen oder offenen Gesichtsmuster geben wir je nach Stärke eine oder zwei Standardabweichungen hinzu (siehe Abb. 9.3).

Die Zahnebene ist die Verbindung von Punkt A zum Pogonium (PG). Die gnathologische Okklusionsebene Ii-xi steht bei Klasse I im Winkel von 89 Grad +/- 5 Grad zur Zahnebene, bei Klasse II wird der Winkel kleiner und bei Klasse III größer (siehe Abb. 9.4).

Die Achsen der unteren Schneidezähne stehen bei Klasse I im Winkel von 90 Grad, bei Klasse II von 85 Grad und bei Klasse III von 95 Grad zur Schließachse (siehe Abb. 9.5).

Die Stellung des unteren Ii-Punktes (Schneidezahnkante des unteren 1ers) liegt 1 mm +/- 2 mm senkrecht vor der Zahnebene A-PG, die Höhe ist eben zur Lippenspalte. Befindet sich der Ii-Punkt dorsal der Ebene A-PG erhält der Ii-Punkt ein negatives Vorzeichen (siehe Abb. 9.6).

Die Schneidezahnkante des oberen 1ers liegt 3,5 mm +/- 2 mm senkrecht vor der Zahnebene A-PG, die endgültige Stellung ergibt aber die fonetische Registrierung am Patienten.

9 Fernröntgenanalyse

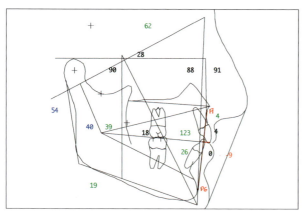

Abb. 9.7 Rot Zahnebene (A – PG) und Schneidezahnkante von 11

- **OR** = Orbitale, der unterste Punkt der Konkavität der knöchernen Orbita
- **PO** = Porion, der höchste knöcherne Punkt des Porus acusticus externus
- **ANS** = Spina nasalis anterior, vorderste knöcherne Spitze der Spina nasalis anterior
- **A** = A-Punkt, tiefster Punkt der Konkavität des anterioren Teiles der Maxilla unterhalb ANS
- **Xi** = Xi-Punkt, konstruierter Massenschwerpunkt des Ramus ascendens mandibula, fällt etwa mit dem Foramen mandibulae zusammen
- **Ii** = Ii-Punkt, Austrittspunkt der Schneidezahnachse des höchsten unteren Incisivus
- **PM** = Suprapogonium, der Punkt, an dem am anterioren knöchernen Kinn die Konvexität in die Konkavität umschlägt
- **D** = D-Punkt, Mittelpunkt der Kinnsymphyse (Kinnkörper)
- **PG** = Pogonion, der am weitesten vorspringende Punkt des knöchernen Kinns, ausgehend von der Tangente vom Nasion
- **AP** = Achsenpunkt, gemittelt von den beiden markierten Hautpunkten der Scharnierachse

Bei den Angaben im FRS handelt es sich um Millimeter, beim Übertragen auf den Patienten oder den Artikulator müssen wir 10% abziehen, denn bei einem Abstand von 1,60 m bei der FRS kommt es zu einer Vergrößerung von 10% (siehe Abb. 9.7).

Fernrötgenanalyse bei drei Patienten

1. Bei diesem Patienten war die vertikale Dimension durch Atrophie des Oberkiefer-Alveolarkammes und Abrasionen der Kunststoffzähne der oberen totalen Prothese und der unteren Teilprothese stark abgesunken. Die Ursachen waren einerseits eine falsche Okklusion und Okklusionsebene und andererseits das Tragen der oberen totalen Prothese während des Schlafens. Nachts knirscht und presst der Patient und so kam es zum Knochenabbau und zur Abrasion der Kunststoffzähne. Man sieht häufig einen stärker atrophierten Alveolarkamm auf der einen Seite und weniger Knochenverlust auf der anderen Seite. Dies kommt von Vorkontakten auf der stärker atrophierten Kieferseite.

Eine totale Prothese nur im Ober- oder Unterkiefer muss nachts immer herausgenommen und in Wasser aufbewahrt werden, die Teilprothese im anderen Kiefer kann im Mund bleiben. Wenn der Patient auch im Unterkiefer zahnlos ist, muss die untere Prothese nachts herausgenommen werden, die obere kann im Mund bleiben. Dies ist deshalb so wichtig, weil der Patient nachts auf seinen Zähnen knirscht oder presst und es so zur Atrophie der Alveolarknochen kommt. Deshalb müssen totale Prothesen nach ein bis zwei Jahren unterfüttert werden, dies geschieht auch bei perfekt eingeschliffener Okklusion und wenn sie danach nicht remontiert werden, atrophiert der Alveolarknochen noch schneller.

Falls aber eine totale Prothese nachts nicht getragen wird, kommt es fast gar nicht zur Alveolarkammatrophie und eine Unterfütterung oder Neuanfertigung ist bei richtiger Okklusion und Okklusionsebene sowie Keramikzähnen auch nach über 10 Jahren nicht erforderlich.

Bei der klinischen Untersuchung stellte ich eine um 5 mm zu niedrige Vertikaldimension, gemessen an den Frontzähnen, fest. Es wurden im Oberkiefer eine totale Prothese und im Unterkiefer eine Teilprothese mit Geschieben eingegliedert. Die Oberkiefer-Frontzähne wurden nach fonetischen Gesichtspunkten im Mund aufgestellt und die Vertikaldimension um 5 mm angehoben. Mit der Zahnaufstellung in Wachs wurde eine Fernröntgenaufnahme angefertigt. Wenn das Wachs bei Mundtemperatur weich wird, dürfen wir die Arbeit erst kurz vor der Aufnahme einsetzen, deshalb ist es besser, ein höher schmelzendes Wachs wie Solidus 84 zu nehmen, das bei Mundtemperatur nicht weich wird. Die Ricketts-Analyse ergab bei diesem Patienten folgenden Befund: Gesichtstyp stark brachiofacial, d.h., wir müssen vom Normwert (45 Grad, mesiofazialer Typ) 2 Standardabweichungen von je 2.5 Grad abziehen (bei brachiofazial eine und bei stark brachiofazial zwei Standardabweichungen). Dies ergibt 40 Grad Untergesichtshöhe. Die fonetische Registrierung hatte einen Wert von 40,7 Grad ergeben, wir liegen also in der Streubreite von +/- 2,5 Grad.

Die Okklusionsebene war ebenfalls zu niedrig und geht jetzt genau durch den Xi-Punkt. Die Fernröntgenaufnahme (FRS) hat also die klinische Aufstellung voll bestätigt.

Die genaue Lage der Okklusionsebene kann nur mit einer Fernröntgenaufnahme bestimmt werden. Klinisch bestimmen wir die Okklusionsebene annähernd mit der Candulor Bissgabel. Dazu nehmen wir das Denar-Lineal, legen es an den Tragus und den lateralen Augenwinkel und markieren durch das Loch den Hautpunkt der Achse und haben damit den arbiträren Achspunkt. Dieser befindet sich 12 mm vor dem Tragusoberrand und 3 mm unterhalb der Verbindungslinie Vorderrand des Tragus – lateraler Augenwinkel. Von diesem Hautpunkt, oder falls wir die Scharnierachse exakt bestimmt haben, von dem tätowierten Achspunkt, ziehen wir eine Linie zum Orbitale und zeichnen auf der Gesichtshaut eine Parallele zur Schneidekante des unteren ersten Schneidezahnes. Zur Überprüfung der Okklusionsebene legen wir die Candulor Bissgabel so auf die unteren Seitenzähne, dass das Ende der Bissgabel auf den distobukkalen Höckern der ersten unteren Molaren liegt. Wir lassen den Patienten leicht auf die Bissgabel beißen und können jetzt links und rechts mit einem selbst hergestellten 13-Grad-Winkel aus Kunststofffolie überprüfen, ob die Okklusionsebene in etwa stimmt.

Bei der Aufstellung der Zähne im SAM 3-Artikulator stellen wir den Okklusionsebenen-Messtisch, der parallel zur Achse-Orbitalebene ausgerichtet ist, auf 13 Grad ein und berücksichtigen so die Okklusionsebene schon bei der Aufstellung der Zähne. Die genaue Okklusionsebene bestimmen wir dann bei der Wachsanprobe mit einer Fernröntgenaufnahme.

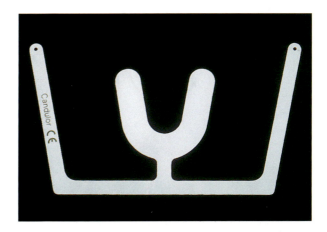

Abb. 9.8 Candulor Bissgabel

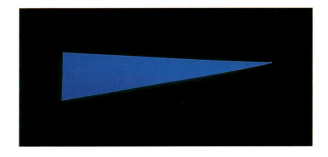

Abb. 9.9 Selbst gefertigter 13° Kunststoffwinkel

9 Fernröntgenanalyse

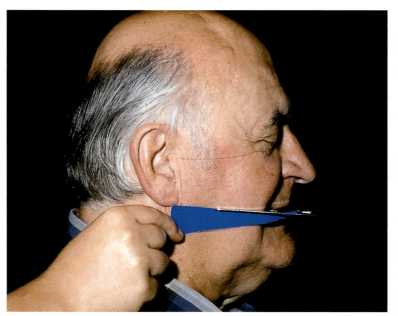

Abb. 9.10 Okklusionsebene liegt im Winkel von 13° zur Achse-Orbitalebene (angezeichnet)

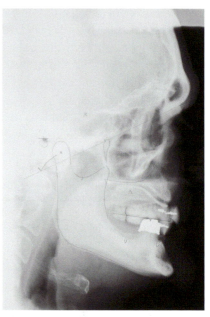

Abb. 9.11 Die genaue Okklusionsebene kann nur mit einer Fernröntgenaufnahme überprüft werden

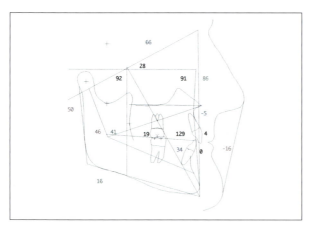

Abb. 9.12 Der Computerausdruck bestätigt die richtige Bisshöhe und Oklusionsebene

Analysis Ricketts		KM	Norm	Clin.Dev.	
CRANIAL RELATIONS					
Cranial Structure					
Ant Cranial Base	(mm)	65.6	59.5	2.4	**
Post Facial Ht	(mm)	82.4	54.8	8.4	***
Cranial Deflect	(dg)	28.0	27.3	0.2	
Porion Location	(mm)	-47.2	-38.6	-3.9	***
Ramus Position	(dg)	73.8	76.0	-0.7	
Mx Position					
Maxillary Depth	(dg)	86.4	90.0	-1.2	*
Maxillary Height	(dg)	60.1	55.2	1.6	*
SN-Palatinal Plane	(dg)	9.2	1.2	2.3	**
Md Position					
Facial Depth	(dg)	90.6	88.3	0.7	
Facial Axis	(dg)	91.9	90.0	0.5	
Mandibular Plane	(dg)	15.8	24.2	-1.9	*
Total Facial Ht	(dg)	50.5	60.0	-3.2	***
Facial Taper	(dg)	73.6	68.0	1.6	*
MX/MD RELATIONS					
Maxilla					
Convexity	(mm)	-4.7	0.9	-2.8	**
Mandible					
Corpus Length	(mm)	85.5	73.9	2.6	**
Mandibular Arc	(dg)	46.1	29.8	4.1	***
Maxilla/Mandible					
Lower Facial Ht	(dg)	40.7	45.0	-1.1	*
DENTURE RELATIONS					
Mx Dentition					
Mx 1 to APo	(mm)	3.8	3.5	0.1	
Mx 1 to FH	(dg)	112.3	111.0	0.2	
Mx 6 to PTV	(mm)	18.5	17.2	0.5	
Md Dentition					
Md 1 to APo	(mm)	0.1	1.0	-0.4	
Md 1 Inclination	(dg)	33.7	22.0	2.9	**
Md 1 Extrusion	(mm)	-0.7	1.2	-0.9	
Hinge Axis Angle	(dg)	91.5	90.0	0.4	
Mx/Md Dentition					
Interincisor Angle	(dg)	129.0	130.0	-0.2	
Molar Relation	(mm)	-1.2	-3.0	1.8	*
Incisor Overjet	(mm)	4.3	2.5	0.7	
Incisor Overbite	(mm)	2.9	2.5	0.2	
ESTHETIC RELATIONS					
Lower Lip E-Plane	(mm)	-15.9	-2.0	-7.0	***

FERNRÖNTGENBILD ANALYSE:
GESICHTSTYP: stark brachiofazial
SKELETTAL: mäßige Klasse III
DENTAL: leichte Klasse II / 1
OBERKIEFER: leicht retrognath
UNTERKIEFER: normal
OK SCHNEIDEZÄHNE: normal
UK SCHNEIDEZÄHNE: normal
UNTERLIPPE: stark retrusiv
OVERJET: 4.3 mm
OVERBITE: 2.9 mm
UK PLATZMANGEL: 0.0 mm

Abb. 9.13 Ricketts-Analyse

9 Fernröntgenanalyse

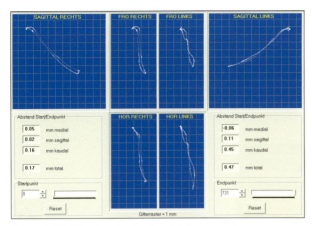

Abb. 9.14 Elektronische Registrierung der Protrusion

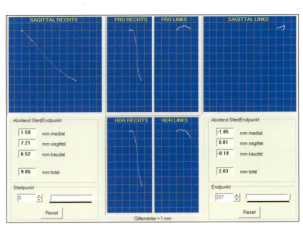

Abb. 9.15 Mediotrusion rechts

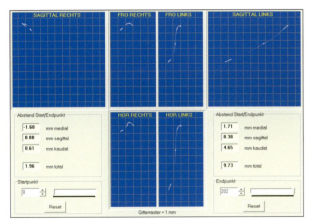

Abb. 9.16 Mediotrusion links

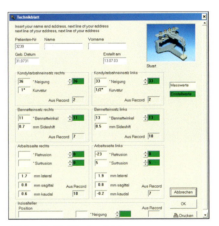

Abb. 9.17 Technikblatt zur Artikulatorprogrammierung

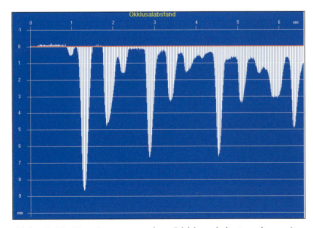

Abb. 9.18 Bestimmung des Okklusalabstandes mit „66"

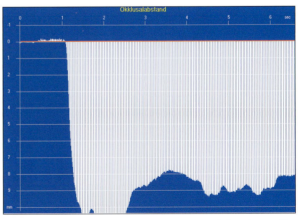

Abb. 9.19 und zur Kontrolle mit „N" dabei liegt die Vertikale 4 mm über der Bisshöhe

9 Fernröntgenanalyse

2. Bei diesem Patienten waren die Zähne abradiert und die Frage war, ob und wie viel die vertikale Dimension erhöht werden durfte. Die Fernröntgenanalyse ergab, dass es sich um einen mesiofazialen Gesichtstyp mit brachiofazialer Tendenz handelte und die Untergesichtshöhe bei 45,5 Grad lag. Hier durfte die Vertikale also nicht erhöht werden, nur die Oklusionsebene war links etwas zu niedrig, sie wurde deshalb auf der linken Seite etwas nach oben korrigiert.

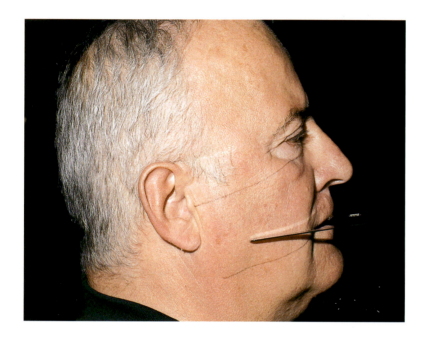

Abb. 9.20 Achse-Orbitalebene eingezeichnet und parallel verschoben mit Bezugspunkt Inzisalkante des unteren 41, Candulor-Bissgabel eingesetzt

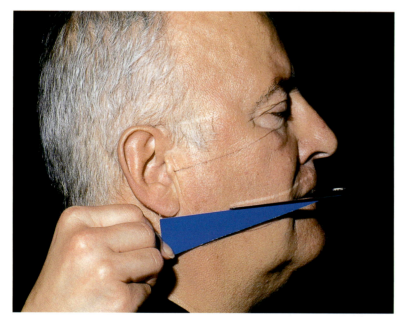

Abb. 9.21 Winkelkontrolle mit 13° Folie

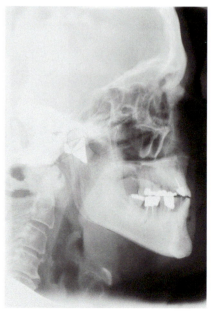

Abb. 9.22 Fernröntgenaufnahme zur Bestimmung der Okklusionsebene und Kontrolle der Bisshöhe

9 Fernröntgenanalyse

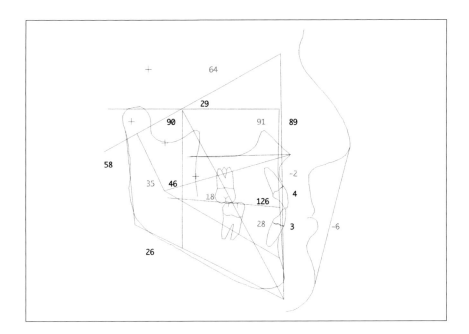

Abb. 9.23 Computerausdruck, die Okklusionsebene ist etwas zu niedrig, sie wurde links angehoben

Analysis Ricketts		KM	Norm	Clin.Dev.	
CRANIAL RELATIONS					
Cranial Structure					
Ant Cranial Base	(mm)	64.3	56.8	3.0	***
Post Facial Ht	(mm)	70.3	54.8	4.7	***
Cranial Deflect	(dg)	28.7	27.3	0.5	
Porion Location	(mm)	-42.4	-38.6	-1.7	*
Ramus Position	(dg)	77.4	76.0	0.5	
Mx Position					
Maxillary Depth	(dg)	89.0	90.0	-0.3	
Maxillary Height	(dg)	61.4	53.9	2.5	**
SN-Palatinal Plane	(dg)	5.3	2.9	0.7	
Md Position					
Facial Depth	(dg)	91.0	87.2	1.3	*
Facial Axis	(dg)	90.1	90.0	0.0	
Mandibular Plane	(dg)	26.2	25.3	0.2	
Total Facial Ht	(dg)	58.3	60.0	-0.6	
Facial Taper	(dg)	62.8	68.0	-1.5	*
MX/MD RELATIONS					
Maxilla					
Convexity	(mm)	-2.3	1.5	-1.9	*
Mandible					
Corpus Length	(mm)	84.2	68.5	3.6	***
Mandibular Arc	(dg)	35.0	28.1	1.7	*
Maxilla/Mandible					
Lower Facial Ht	(dg)	45.5	45.0	0.1	
DENTURE RELATIONS					
Mx Dentition					
Mx 1 to APo	(mm)	3.9	3.5	0.2	
Mx 1 to FH	(dg)	119.0	111.0	1.3	*
Mx 6 to PTV	(mm)	18.4	13.8	1.5	*
Md Dentition					
Md 1 to APo	(mm)	2.7	1.0	0.8	
Md 1 Inclination	(dg)	28.1	22.0	1.5	*
Md 1 Extrusion	(mm)	-2.2	1.2	-1.7	*
Hinge Axis Angle	(dg)	85.7	90.0	-1.1	*
Mx/Md Dentition					
Interincisor Angle	(dg)	126.2	130.0	-0.6	
Molar Relation	(mm)	-5.0	-3.0	-2.0	**
Incisor Overjet	(mm)	1.1	2.5	-0.6	
Incisor Overbite	(mm)	-0.3	2.5	-1.4	*
ESTHETIC RELATIONS					
Lower Lip E-Plane	(mm)	-6.5	-2.0	-2.2	**

FERNRÖNTGENBILD ANALYSE:
GESICHTSTYP: mesiofazial, brachiofazial Tendenz
SKELETTAL: leichte Klasse III
DENTAL: leichte Klasse III
OBERKIEFER: normal
UNTERKIEFER: leicht prognath
OK SCHNEIDEZÄHNE: normal
UK SCHNEIDEZÄHNE: normal
UNTERLIPPE: mäßig retrusiv
OVERJET: 1.1 mm
OVERBITE: -0.3 mm
UK PLATZMANGEL: 0.0 mm

Abb. 9.24 Ricketts-Analyse, die Vertikale darf nicht erhöht werden

9 Fernröntgenanalyse

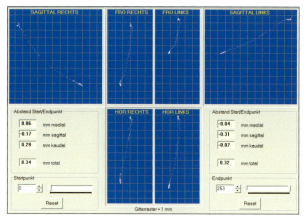

Abb. 9.25 Registrierung der Protrusion,

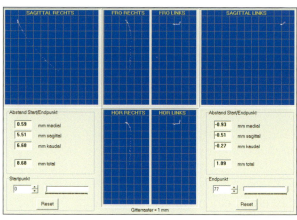

Abb. 9.26 der Mediotrusion rechts

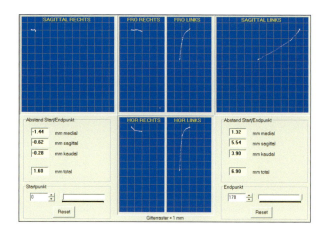

Abb. 9.27 und der Mediotrusion links

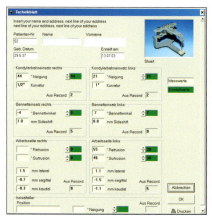

Abb. 9.28 Technikblatt

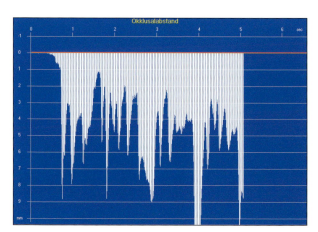

Abb. 9.29 Bestimmung des Okklusalabstandes mit „66", er ist richtig

3. Diese Patientin hat im Ober- und Unterkiefer totale Prothesen, die Fernröntgenanalyse ergab eine um 5 mm abgesunkene Vertikale und eine zu niedrige Okklusionsebene bei der alten Prothese.

Die Überprüfung der neu aufgestellten Prothese in Wachs mit der Fernröntgenseitenaufnahme (FRS) ergab ein stark brachiofaziales Gesichtsmuster.

Deshalb müssen wir 5 Grad abziehen, (bei brachiofazial eine und bei stark brachiofazial zwei Standardabweichungen, pro Abweichung 2.5 Grad) dies ergibt einen Winkel von 40 Grad. Die klinisch aufgestellte Prothese ergab bei der Überprüfung durch die Fernröntgenseitenaufnahme einen Wert von 39.5 Grad, die FRS hat also die klinische Bisshöhenbestimmung bestätigt, bei der wir die Vertikale um 5 mm angehoben hatten. Dies waren 5 Grad Differenz bei der Untergesichthöhe, man kann also grob sagen, 1 Grad entsprechen 1 mm Vertikale in der Front.

Die vertikale Dimension und die Okklusionsebene waren bei der alten Prothese zu niedrig. Die Bilder der Patientin mit der alten und der neuen Prothese zeigen dies eindrucksvoll. Sie hat sich schnell an die neue Bisshöhe gewöhnt und man sieht, dass die Proportionen des Untergesichtes zum Obergesicht wieder harmonisch zueinander passen. Besonders deutlich sieht man es an den Lippen, die vorher nur ein Strich waren, sie sind wieder voll und kräftig.

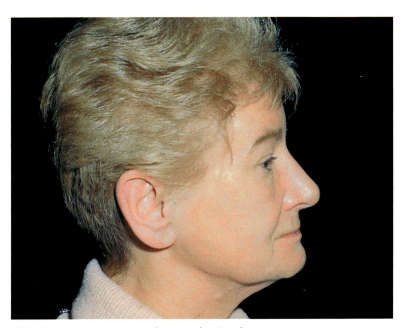

Abb. 9.30 Patientin mit alter totaler Prothese

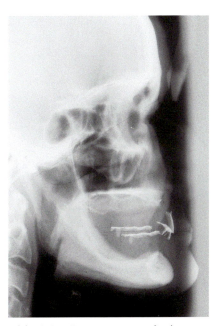

Abb. 9.31 Fernröntgenaufnahme

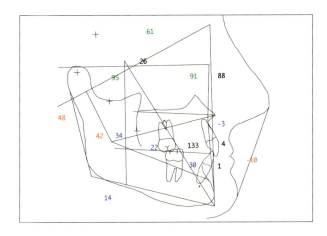

Abb. 9.32 Computerausdruck, Okklusionsebene ist zu niedrig

9 Fernröntgenanalyse

```
Analysis Ricketts           KM 2    Norm    Clin.Dev.
CRANIAL RELATIONS
  Cranial Structure
    Ant Cranial Base   (mm)   61.3    57.5    1.5  *
    Post Facial Ht     (mm)   74.8    54.8    6.1  ***
    Cranial Deflect    (dg)   26.4    27.3   -0.3
    Porion Location    (mm)  -43.6   -38.6   -2.3  **
    Ramus Position     (dg)   78.8    76.0    0.9
  Mx Position
    Maxillary Depth    (dg)   87.5    90.0   -0.8
    Maxillary Height   (dg)   57.4    54.3    1.0  *
    SN-Palatinal Plane (dg)    7.0     2.4    1.3  *
  Md Position
    Facial Depth       (dg)   90.5    87.5    1.0  *
    Facial Axis        (dg)   95.3    90.0    1.5  *
    Mandibular Plane   (dg)   14.1    25.0   -2.4  **
    Total Facial Ht    (dg)   48.1    60.0   -4.0  ***
    Facial Taper       (dg)   75.3    68.0    2.1  **

MX/MD RELATIONS
  Maxilla
    Convexity          (mm)   -3.2     1.4   -2.3  **
  Mandible
    Corpus Length      (mm)   76.6    70.0    1.5  *
    Mandibular Arc     (dg)   42.5    28.6    3.5  ***
  Maxilla/Mandible
    Lower Facial Ht    (dg)   34.5    45.0   -2.6  **

DENTURE RELATIONS
  Mx Dentition
    Mx 1 to APo        (mm)    3.9     3.5    0.2
    Mx 1 to FH         (dg)  111.1   111.0    0.0
    Mx 6 to PTV        (mm)   21.6    14.7    2.3  **
  Md Dentition
    Md 1 to APo        (mm)    1.4     1.0    0.2
    Md 1 Inclination   (dg)   30.0    22.0    2.0  **
    Md 1 Extrusion     (mm)    0.0     1.2   -0.6
    Hinge Axis Angle   (dg)   85.1    90.0   -1.2  *
  Mx/Md Dentition
    Interincisor Angle (dg)  133.5   130.0    0.6
    Molar Relation     (mm)   -5.0    -3.0   -2.0  **
    Incisor Overjet    (mm)    3.0     2.5    0.2
    Incisor Overbite   (mm)    3.2     2.5    0.4

ESTHETIC RELATIONS
    Lower Lip E-Plane  (mm)   -9.8    -2.0   -3.9  ***

FERNRÖNTGENBILD ANALYSE:
GESICHTSTYP: stark brachiofazial
SKELETTAL: mäßige Klasse III
DENTAL: leichte Klasse III
OBERKIEFER: leicht retrognath
UNTERKIEFER: leicht prognath
OK SCHNEIDEZÄHNE: normal
UK SCHNEIDEZÄHNE: normal
UNTERLIPPE: stark retrusiv
OVERJET: 3.0 mm
OVERBITE: 3.2 mm
UK PLATZMANGEL: 0.0 mm
```

Abb. 9.33 Ricketts-Analyse, Vertikale ist 5 mm zu niedrig

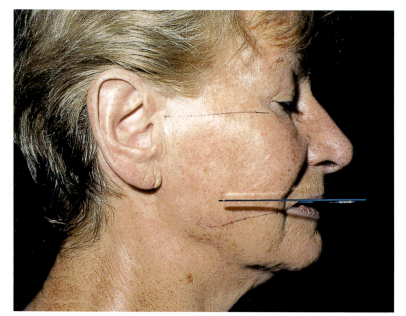

Abb. 9.34 Neu aufgestellte totale Prothese in Wachs, klinische Überprüfung der Okklusionsebene mit der Candulor-Bissgabel

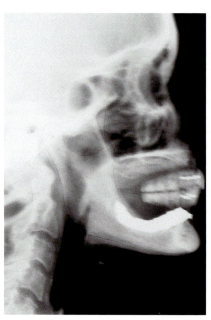

Abb. 9.35 Fernröntgenaufnahme

9 Fernröntgenanalyse

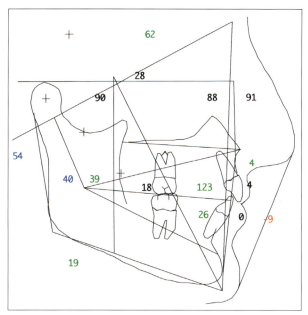

Abb. 9.36 Computerausdruck, Okklusionsebene geht optimal durch den Xi Punkt

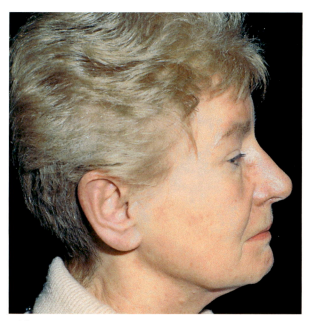

Abb. 9.37 Patientin mit neuer totaler Prothese

Analysis Ricketts		KM	Norm	Clin.Dev.	
CRANIAL RELATIONS					
Cranial Structure					
Ant Cranial Base	(mm)	62.0	59.4	1.0	*
Post Facial Ht	(mm)	75.6	54.8	6.3	***
Cranial Deflect	(dg)	27.7	27.3	0.1	
Porion Location	(mm)	-45.1	-38.6	-2.9	**
Ramus Position	(dg)	74.0	76.0	-0.7	
Mx Position					
Maxillary Depth	(dg)	91.3	90.0	0.4	
Maxillary Height	(dg)	58.2	55.2	1.0	*
SN-Palatinal Plane	(dg)	7.9	1.2	1.9	*
Md Position					
Facial Depth	(dg)	87.7	88.3	-0.2	
Facial Axis	(dg)	89.7	90.0	-0.1	
Mandibular Plane	(dg)	18.9	24.2	-1.2	*
Total Facial Ht	(dg)	53.7	60.0	-2.1	**
Facial Taper	(dg)	73.4	68.0	1.5	*
MX/MD RELATIONS					
Maxilla					
Convexity	(mm)	4.0	0.9	1.5	*
Mandible					
Corpus Length	(mm)	77.0	73.8	0.7	
Mandibular Arc	(dg)	40.5	29.8	2.7	**
Maxilla/Mandible					
Lower Facial Ht	(dg)	39.5	45.0	-1.4	*
DENTURE RELATIONS					
Mx Dentition					
Mx 1 to APo	(mm)	4.2	3.5	0.3	
Mx 1 to FH	(dg)	113.9	111.0	0.5	
Mx 6 to PTV	(mm)	18.3	17.1	0.4	
Md Dentition					
Md 1 to APo	(mm)	0.2	1.0	-0.4	
Md 1 Inclination	(dg)	26.4	22.0	1.1	*
Md 1 Extrusion	(mm)	-0.1	1.2	-0.7	
Hinge Axis Angle	(dg)	95.8	90.0	1.5	*
Mx/Md Dentition					
Interincisor Angle	(dg)	123.2	130.0	-1.1	*
Molar Relation	(mm)	-0.3	-3.0	2.7	**
Incisor Overjet	(mm)	3.9	2.5	0.6	
Incisor Overbite	(mm)	2.7	2.5	0.1	
ESTHETIC RELATIONS					
Lower Lip E-Plane	(mm)	-8.9	-2.0	-3.4	***

FERNRÖNTGENBILD ANALYSE:
GESICHTSTYP: stark brachiofazial
SKELETTAL: leichte Klasse II
DENTAL: mäßige Klasse II / 1
OBERKIEFER: normal
UNTERKIEFER: normal
OK SCHNEIDEZÄHNE: normal
UK SCHNEIDEZÄHNE: normal
UNTERLIPPE: stark retrusiv
OVERJET: 3.9 mm
OVERBITE: 2.7 mm
UK PLATZMANGEL: 0.0 mm

Abb. 9.38 Ricketts-Analyse, Bisshöhe stimmt mit der klinisch bestimmten überein

9 Fernröntgenanalyse

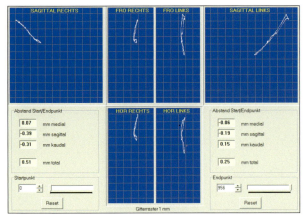

Abb. 9.39 Registrierung der Protrusion,

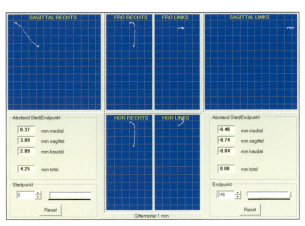

Abb. 9.40 der Mediotrusion rechts

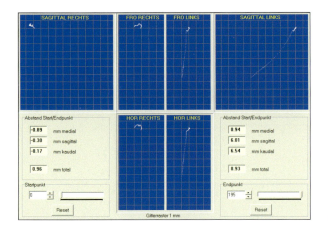

Abb. 9.41 und der Mediotrusion links

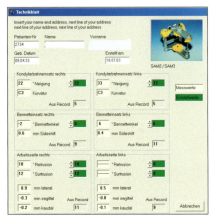

Abb. 9.42 Technikblatt

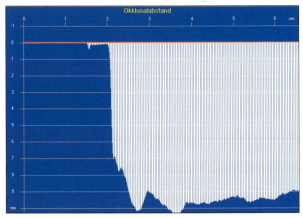

Abb. 9.43 Überprüfung des Okklusalabstandes mit „N", Vertikale liegt 4 mm über der richtigen Bisshöhe, alte Vertikale ist 5 mm zu niedrig

9 Fernröntgenanalyse

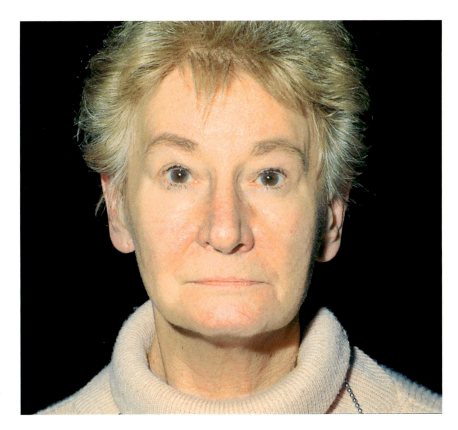

Abb. 9.44 Patientin mit alter

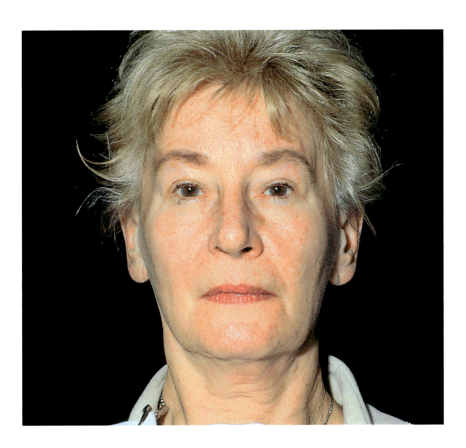

Abb. 9.45 und neuer totaler Prothese

10 Remontage

Die Remontage einer prothetischen Rekonstruktion ist eine ganz wichtige funktionstherapeutische Maßnahme. Voraussetzungen für eine Remontage sind, falls sich die Okklusion nicht in zentrischer Kondylenposition befand, die Vorbehandlung mit einer Aufbissschiene und Einschleifen in zentrischer Kondylenposition. Denn nur eine Rekonstruktion in zentrischer Kondylenposition kann remontiert werden. Eine Rekonstruktion aller vier Quadranten muss in den allermeisten Fällen remontiert werden, einige Arbeiten, die nur wenige Vorkontakte haben, kann man auch im Mund einschleifen, dazu gehört aber viel Erfahrung. Kombiniert festsitzend-herausnehmbarer Zahnersatz sollte nach dem Einlagern in die Schleimhaut nach zwei Wochen immer remontiert werden und Totalprothesen, mit oder ohne Implantatverankerung, müssen sofort beim Einsetzen und nach zwei Wochen erneut remontiert werden. Festsitzende Rekonstruktionen, die so in zentrischer Kondylenposition hergestellt wurden, halten bei guter Pflege, regelmäßigem Recall mit professioneller Zahnreinigung, Karies- und Parodontitisprophylaxe sowie Okklusionskontrolle weit über 30 Jahre. Neben der Karies- und Parodontitisprophylaxe ist die Funktion für den lebenslangen Erhalt der Zähne ganz entscheidend.

10.1 Remontage einer festsitzenden Rekonstruktion

Ich möchte Ihnen meine Art der Remontage vorstellen, die ich Mitte der siebziger Jahre entwickelt habe und die sich seitdem bewährt hat. Diese Methode nehme ich für festsitzenden und kombiniert festsitzend, herausnehmbaren Zahnersatz.

Geändert hat sich im Laufe der Jahre nur das Material für das Registrat. Die Remontage sollte, falls nicht nur kleine Vorkontakte vorhanden sind, die wir im Mund einschleifen können, sofort nach dem provisorischen Einsetzen der Kronen und Onlays erfolgen. Inlays werden sofort zementiert, während Kronen und Onlays provisorisch mit Temp-Bond oder einem ähnlichen Material eingesetzt werden. Wichtig ist, dass wir nur innen bukkal und lingual am Rand ganz dünn Temp-Bond mit etwas Vaseline gemischt einbringen, jedes Teil einzeln einsetzen, auf ein Rosenholz beißen lassen und warten bis das Temp-Bond abgebunden ist. Danach setzen wir erst die nächste Krone provisorisch ein. Wenn zu viel Temp Bond in die Krone eingefüllt wird, kommt es zu einer Bisserhöhung. Zement ist dünner und leicht fließender ist als Temp-Bond, sodass es nach dem endgültigen Zementieren zu einer Infraokklusion der Zähne kommt.

Wir legen einen individuellen Gesichtsbogen an, wenn der erste Vorkontakt die Front um mehr als 2 mm sperrt. Bis 2 mm ist der arbiträre SAM-Gesichtsbogen genau genug. Erst nehmen wir das Registrat und dann den entsprechenden Gesichtsbogen. Dazu erhitzen wir braunes Stangen-Kerr über der Hanau-Flamme und formen einen frontalen Jig, Finger bitte vorher mit Vaseline einfetten! Den Unterkiefer schließen wir mit dem P. K. Thomas-Handgriff so weit, bis der Abstand zum ersten Vorkontakt 1,5 mm beträgt. Das Kerr-Compound glätten wir mit der gebogenen Seite des Wachsmessers, sodass eine horizontale Fläche entsteht und der Unterkiefer beim Schließen nicht durch eine schiefe Ebene nach dorsal gedrückt wird. Die Ober- und Unterkiefer-Seitenzähne isolieren wir mit in Vaselinöl getränktem

Wattepellet und pusten mit dem Luftbläser das überschüssige Öl ab. Wir erklären dem Patienten, dass wir eine weiche Masse auf seine Zähne auftragen werden und dass er den Jig nur leicht berühren darf. Wenn er fest zubeißen würde, würde die Muskulatur die 0,35 bis 0,50 mm Resilienz, die jedes gesunde Gelenk hat, in das Registrat übernehmen und er würde später nur auf den Frontzähnen Kontakt haben.

Die Helferin mischt Impression Paste an und füllt sie in eine 2-ccm-Einmalspritze. Wir spritzen die Paste auf die oberen Seitenzähne von Zahn 7 bis 4 und fangen damit links beim zweiten Molaren an und fahren anschließend beim rechten zweiten Molaren fort. Dann führen wir den Unterkiefer ganz sanft *ohne Druck* nach dorsal mit dem Daumen, Zeige- und Mittelfinger (als Dreipunkt-Kontakt) unter der Kinnspitze bis zum leichten Kontakt mit dem Jig. Den Unterkiefer halten wir noch so lange fest, bis die Impression Paste anfängt abzubinden. Mit den Fingern der anderen Hand überprüfen wir am M. masseter, ob der Patient seine Kaumuskulatur ständig entspannt hält. Nach 5 Minuten entnehmen wir das linke und rechte Registrat, entfernen unter Lupenkontrolle die Impressionen der Fissuren mit einem Skalpell und pusten mit dem Luftbläser die Reste weg. Dann legen wir die Registrate zurück auf die Seitenzähne und lassen den Patienten den Unterkiefer leicht schließen und schauen dabei, ob er genau in die Impressionen trifft. Wir fragen ihn, ob der Druck auf beiden Seiten gleich ist, wenn das der Fall ist, entfernen wir die Registrate und nehmen zur Überprüfung mit dem Kontrollsockel noch ein zweites Registrat. Das Vaselinöl entfernen wir danach gründlich mit einer in Alkohol getränkten Watterolle von den Zähnen.

Wir mischen schnell härtenden Abdruckgips (Xanthano) und streichen ihn auf die Kauflächen der Kronen (bei einer kombinierten Rekonstruktion auch auf die Prothesenzähne) – natürliche Zähne sparen wir aus –, sodass eine Dicke von 4-5 mm entsteht. Der Gips soll seitlich bis zum Äquator der Zähne reichen und die Oberfläche gestalten wir unregelmäßig mit kleinen Kratern und Erhebungen, damit der Gips eine gute Retention im Alginat hat. Beim Oberkiefer können wir mit etwas Übung beide Seiten mit Gips bestreichen, im Unterkiefer geht das wegen der Zunge nicht, deshalb füllen wir erst die rechte und nach dem Abbinden die linke Seite mit Gips auf.

Die Rim-Lock-Löffel bereiten wir wie gewohnt vor, ohne aber einen Stopp beim Oberkiefer-Löffel für den Gaumen mit Silikon oder Wachs zu nehmen. Wir probieren erst die Löffel vorsichtig an, um zu sehen, ob Gips an einer Seite stört. Falls der Gips etwas zu dick ist, drücken wir mit dem linken Zeigefinger auf den Gips und schneiden vorsichtig Überschuss mit einem Skalpell ab oder nehmen einen größeren Löffel.

Wir lassen Alginat anrühren, halten mit einem Finger den Gips auf den Kronen fest und streichen mit dem Zeigefinger der anderen Hand Alginat lingual unterhalb des Gipses an die überkronten Zähne und okklusal auf die nicht überkronten Zähne. Dann streichen wir viel Alginat auf die Frontzähne und bringen den Löffel parallel zu den Seitenzähnen in den Mund, niemals hinten oder vorne zuerst, denn dadurch können sich die Gipsblöcke lösen. Wir drücken den Löffel nur wenig auf die Zähne, denn der Gips darf nicht durchgedrückt werden. Nach dem Abbinden des Alginates nehmen wir den Löffel parallel aus dem Mund, Daumen und Zeigefinger der linken Hand an den Seiten und rechte Hand am Griff und drücken ihn nach unten. Beim Herausnehmen des Löffels vom Unterkiefer legen wir beide Daumen auf den Löffel und die Zeigefinger unter den Rand und lassen den Patienten den Löffel in der Front mit der Zunge hochdrücken und unterstützen dies an den Seiten mit unseren Fingern. Den Löffel beim Herausnehmen niemals kippen!

Die Abformungen kontrollieren wir auf Blasen oder Verrutschen der Gipsblöcke und schneiden mit dem Skalpell das Alginat und die Impressionen der Abnahmehilfen am Gips weg. Dann entfernen wir die Kronen aus dem Mund, reinigen sie innen mit Orange Solvent und überprüfen die Kaufläche mit der Lupenbrille auf Gipsreste. Mit dem Luftbläser pusten wir Reste von der Gipsoberfläche, setzen jede Krone einzeln auf den Gips, nehmen sie noch einmal ab und prüfen, ob sich keine Gipskrümel unter die Kaufläche verirrt haben. Dann setzen wir die Kronen endgültig auf den Gips, nehmen unsere Hydrokolloid-Spritze und füllen den Zwischenraum zum Alginat aus. Zum Schluss spritzen wir etwas Hydrokolloid auf den feinen Rand der Kronen und eine kleine

Spitze in die Kronen, damit die Ränder nicht beschädigt und wir sie beim Herunternehmen nach der Remontage leichter vom Gips befreien können. Wir nehmen den Klasse 4 Gips Vario Plus zum Ausgießen der Abformungen, dabei legen wir den Löffel nicht direkt auf den Rüttler, sonder halten unsere Hand mit dem Löffel bei kleinster Stufe auf den Rüttler, um die Kronen nicht zu lockern. Wir gießen nur den Zahnkranz aus, drehen den Löffel aber nicht um und legen genoppte Verpackungsfolie auf den Gips. Nach dem Abbinden 45 Minuten später können wir den Zahnkranz mit dem gleichen Gips der Klasse 4 sockeln. Nach dem Entfernen des Rim-Lock-Löffels stellen wir mit dem Gesichtsbogen das Oberkiefermodell in den Artikulator, legen das Registrat auf die Kaufläche und gipsen das Unterkiefermodell ein. Die Kontrollsockelmethode nehmen wir, um mit diesem Registrat festzustellen, ob wir das Unterkiefermodell richtig eingegipst haben und mit dem zweiten Registrat prüfen wir, ob beide identisch sind. Wenn dies der Fall ist, kann der Techniker nach den gleichen Regeln wie beim natürlichen Gebiss beschrieben, die statische und dynamische Okklusion einschleifen. *

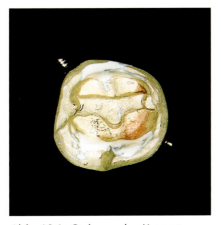

Abb. 10.1 Onlays oder Kronen werden nur innen am Rand ganz dünn mit Temp-Bond eingestrichen und einzeln eingesetzt

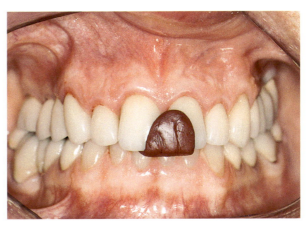

Abb. 10.2 Wir nehmen einen Jig mit Kerr-Compound

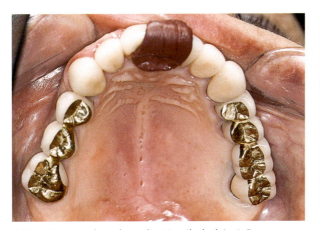

Abb. 10.3 und senken die Vertikale bis 1,5 mm über den 1. Vorkontakt

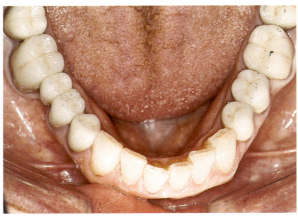

Abb. 10.4 Die UK-Seitenzähne sollen remontiert werden

* Für die zahntechnische Ausführung danken wir Herrn ZTM A. Langer

10 Remontage

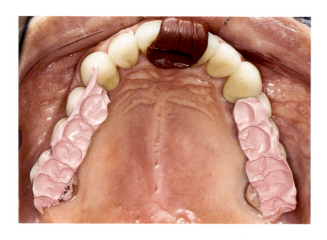

Abb. 10.5 Impression Paste wird auf die OK-Seitenzähne gespritzt

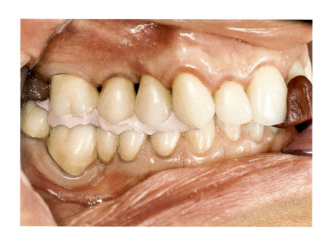

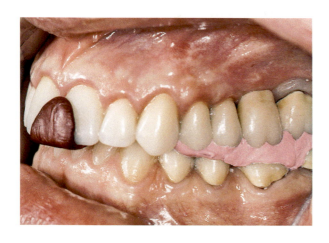

Abb. 10.6a, b und der UK berührt ohne Druck nach dorsal und ohne die Muskeln anzuspannen den Jig

10 Remontage

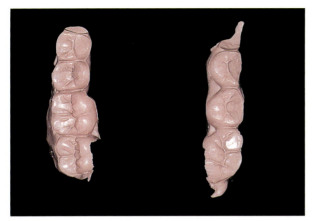

Abb. 10.7 Das Registrat wird nach 5 Minuten entnommen

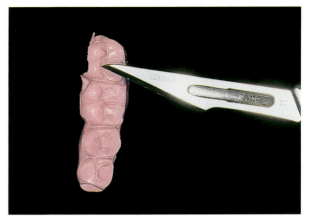

Abb. 10.8 und die Impressionen der Fissuren mit dem Skalpell entfernt

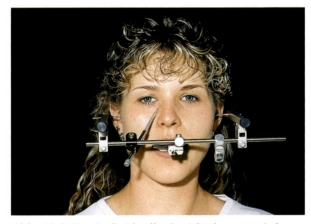

Abb. 10.9 Der individuelle Gesichtsbogen wird angelegt, wenn die Vertikale in der Front um mehr als 2 mm angehoben werden muss

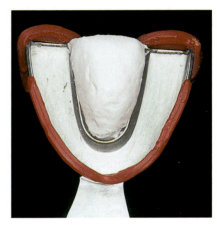

Abb. 10.10 Falls der Oberkiefer auch remontiert wird, lassen wir den Gaumenstopp weg, da sonst der Gips auf den Kronen verschoben wird

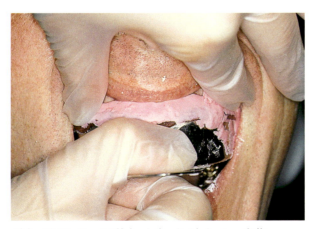

Abb. 10.11 Der Löffel wird mit Alginat gefüllt, parallel in den Mund eingesetzt und ohne zu kippen entfernt

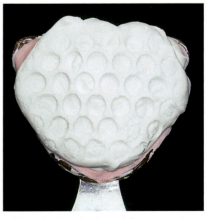

Abb. 10.12 Die OK-Abformung ist ausgegossen

10 Remontage

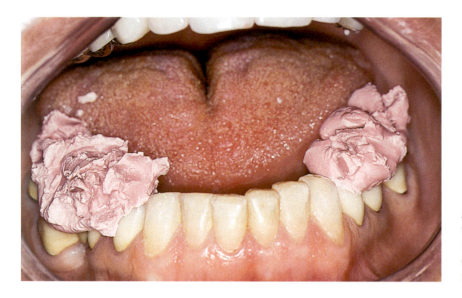

Abb. 10.13 Abdruckgips wird 4-5 mm dick auf die Kronen aufgetragen und die Oberfläche zur Retention unregelmäßig gestaltet

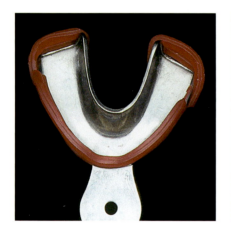 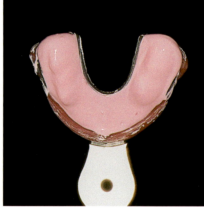

Abb. 10.14 Der UK-Löffel wird ringsherum mit 2 Lagen Boxing-Wax beschickt

Abb. 10.15 Alginat wird auf den Löffel gebracht und im Bereich des Gipses wird etwas Alginat weggenommen

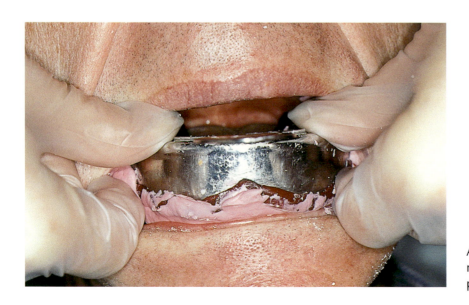

Abb. 10.16 und der Löffel nach 3 Minuten ohne zu kippen entfernt

10 Remontage

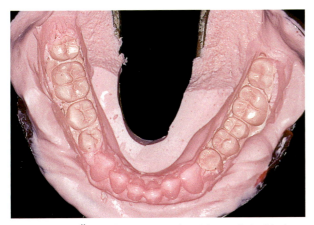

Abb. 10.17 Über dem Gips schneiden wir bukkal und lingual das Alginat 2-3 mm weg

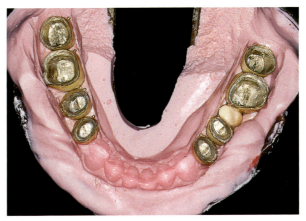

Abb. 10.18 und setzen die innen und außen extrem sauberen Kronen ohne Krümel unter Lupenbrillen Kontrolle auf den Gips

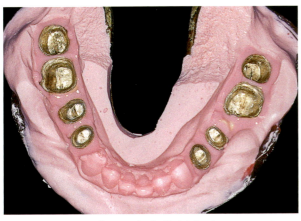

Abb. 10.19 Mit der Hydrokolloid-Spritze umspritzen wir die Kronen und drücken dabei jede einzelne von innen mit einer Pinzette auf den Gips

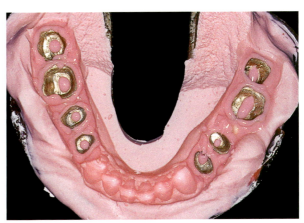

Abb. 10.20 Dann spritzen wir Hydrokolloid auf die Ränder und eine Spitze innen in die Kronen

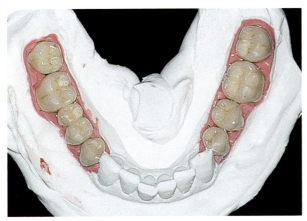

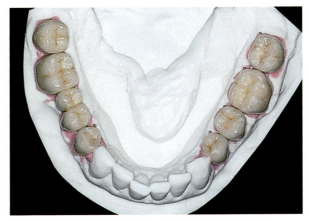

Abb. 10.21a, b Beim Ausgießen halten wir unsere Faust auf den Rüttler und legen den Löffel drauf und entformen den Löffel nach 45 min und sockeln das Modell

10 Remontage

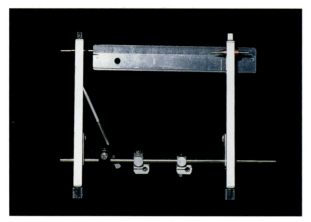

Abb. 10.22 Die Breite des Gesichtsbogens wird ausgemessen,

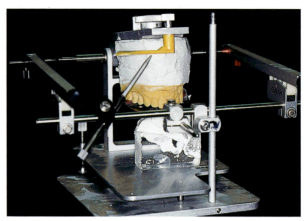

Abb. 10.23 der Gesichtsbogen eingestellt und das OK-Modell eingegipst

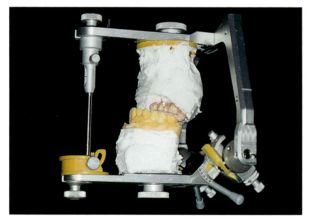

Abb. 10.24 Das UK-Modell wird zweizeitig eingegipst

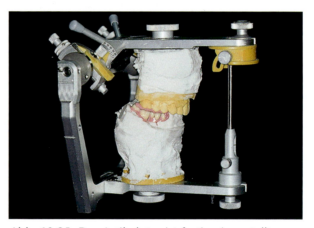

Abb. 10.25 Der Artikulator ist fertig eingestellt

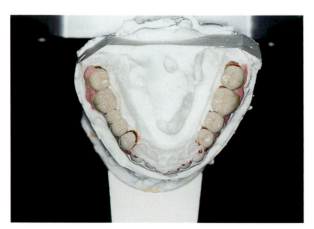

Abb. 10.26 Nach Entfernen der Impression Paste

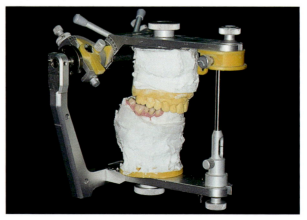

Abb. 10.27 kann eingeschliffen werden

10 Remontage

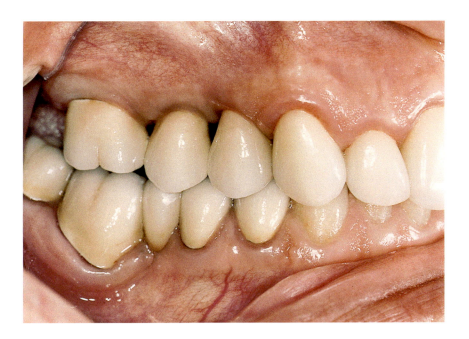

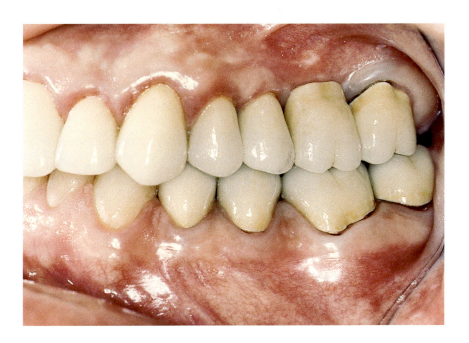

Abb. 10.28a, b Die eingeschliffene Rekonstruktion ist provisorisch eingesetzt

10.2 Remontage einer totalen Prothese, mit oder ohne Implantatverankerung

Bei schlechten Kieferverhältnissen werden häufig in der Unterkiefer Front Implantate zur Verankerung der Prothese eingesetzt. Bis auf die Unterkiefer Funktionsabformung gelten aber die gleichen Parameter für diese Prothesen, wie ohne Implantatverankerung. Diese sind fonetisch korrekte Stellung der Zähne, richtige Okklusionsebene, natürliche Bisshöhe und eine Remontage nach Fertigstellung der Rekonstruktion. Die Remontage einer totalen Prothese ist die wichtigste funktionsverbessernde Maßnahme, eine Unterfütterung bringt für die Funktion nichts, sie hält etwas besser, aber beim Kauen ändert sich nichts. Deshalb muss nach einer Unterfütterung oder Neuanfertigung einer totalen Prothese immer sofort nach dem Einsetzen eine Remontage erfolgen. Nach zwei Wochen haben sich die Prothesen eingelagert und Wasser aufgenommen. Der Biss hat sich dadurch verändert und deshalb remontieren wir dann die Prothesen erneut.

Nach Anlegen eines individuellen Gesichtsbogens stellen wir die Nadeln auf die beiden tätowierten Hautpunkte und den Inzisalstift auf den 3. Punkt (Orbitale), dessen Wert wir uns notiert hatten (Messung Augenlid innen senkrecht nach unten). In diesem Fall beträgt er 15 mm. Wir nehmen bei der Remontage einen individuellen Gesichtsbogen, wenn der erste Vorkontakt die Bisshöhe mehr als 2 mm sperrt. Wenn dies nicht der Fall ist, können wir den arbiträren SAM-Gesichtsbogen nehmen. Die obere Prothese blocken wir an den untersichgehenden Stellen mit Knetsilikon aus und stellen sie in das Scharnierachs-Montagegerät ein. Die Bissgabel wird mit einem Acrylblock und Gips unterstützt und die Oberkiefer Prothese zweizeitig eingegipst. Nach Aushärten des Gipses setzen wir die obere Prothese wieder in den Mund zurück.

Falls keine Axiografie oder elektronische Registrierung durchgeführt werden kann, nehmen wir ein Protrusionsregistrat mit Futar-D-Okklusion. Wir markieren die Mittellinie sowie den unteren Eckzahn und den oberen seitlichen Schneidezahn 5 mm protrusiv mit einem wasserfesten Stift. An die Seiten der Unterkieferprothese bei regio 45 – 47 und 35 – 37 schmelzen wir Flügel aus braunem Kerr an, damit wir Fingerauflagen zum Fixieren der Prothese auf den Unterkiefer erhalten. Der Patient schiebt den Unterkiefer 5 mm nach vorne, bis sich die Markierungen an den Eckzähnen und in der Front decken.

In dieser Position fixieren wir mit braunem Kerr in der Oberkiefer-Front die unteren Frontzähne, sodass diese Position gehalten wird und die Frontzähne 1 – 2 mm gesperrt bleiben. Wir spritzen Futar-D-Okklusion auf die oberen Seitenzähne, drücken auf die Kerr-Flügel der Unterkiefer-Prothese und führen die Unterkiefer-Frontzähne in die Impressionen des Jig. Dieser darf nur leicht berührt werden, damit die obere Prothese nicht abkippt. Die untere Prothese halten wir so lange fest, bis das Futar abgebunden ist. Lateralregistrate sind mit dieser Methode nicht sinnvoll, denn damit würden wir nur eine Gerade bekommen, die Mediotrusion hat aber meistens die ersten Millimeter eine Kurve, die unterschiedlich sein kann und die wir nur mit einer Axiografie oder besser und einfacher mit dem elektronischen Axioquick Rekorder von SAM darstellen können.

Wenn eine Registrierung durchgeführt wurde, stellen wir den Artikulator jetzt mit den individuellen Werten ein. Sonst nehmen wir das Protrusionsregistrat für die Einstellung des Artikulators und setzten die Kondylarbahneinsätze Nr. 2 ein.

Für das Registrat in zentrischer Kondylenposition tropfen wir auf die getrockneten unteren Zähne in die Mitte der Seitenzähne vom ersten Prämolaren und letzten Molaren 3 mm GC-Compound auf. Diese erhitzen wir kurz mit der Hanau-Flamme, gehen damit in den Mund und drücken die untere Prothese mit Daumen und Zeigefinger der linken Hand auf den Fingerauflagen fest auf den Unterkiefer. Den Patienten bitten wir, die Zunge nach oben an den Gaumen zu legen, dadurch wird der Unterkiefer in die zentrische Kondylenposition geführt. Mit dem rechten, abgewinkelten Daumen (damit die UK-Prothese nicht verschoben wird) an das Kinn, Zeigefinger und Mittelfinger unter den Unterkiefer führen wir mit diesem Griff den Unterkiefer *ohne Druck nach dorsal* in die zentrische Kondylenposition, bis das GC-Compound leichten Kontakt mit den Zähnen der oberen Prothese hat (der Patient darf selbst *nicht* zubeißen). Dann überprüfen wir den Abstand zum ersten

Vorkontakt, dieser sollte 1 – 2 mm betragen. Wir entnehmen die untere Prothese und legen sie in kaltes Wasser. Diese Prozedur wiederholen wir so lange, bis sich die Oberkieferprothese beim leichten Berühren mit der Unterkieferprothese nicht mehr bewegt und ruhig liegen bleibt.

Dann lassen wir den Patienten selbst die Zähne leicht berühren und kontrollieren, ob er genau in die Impressionen trifft und fragen ihn, ob der Druck beim leichten Berühren der Zähne rechts und links gleichmäßig ist. Ist der Druck an einer Seite größer, erhitzen wir beide GC-Compound-Stopps noch einmal und führen den Unterkiefer wieder in die zentrische Kondylenposition.

Die Patienten merken meistens sehr genau, ob der Druck gleichmäßig ist. Ist er gleich, trocknen wir die Kauflächen der Prothesen mit dem Luftbläser. Den Patienten informieren wir, dass wir eine weiche Paste auftragen werden und dass er die Stopps nur ganz leicht berühren darf. Wir lassen Impression Paste anmischen und spritzen es auf die Seitenzähne der Oberkieferprothese. Die untere Prothese drücken wir mit Daumen und Zeigefinger der linken Hand auf den Fingerrasten wieder fest auf den Unterkiefer und bitten den Patienten, die Zungenspitze an die Mitte des Gaumens zu legen.

Mit der rechten Hand, abgewinkelten Daumen an das Kinn, Zeigefinger und Mittelfinger unter den Unterkiefer führen wir den Unterkiefer wieder *ohne Druck nach dorsal* in die zentrische Kondylenposition, bis das GC-Compound leichten Kontakt mit den Zähnen der oberen Prothese hat (der Patient darf nicht selbst zubeißen) und halten den Unterkiefer so lange fest, bis die Paste anfängt abzubinden. Wenn die Paste nach 5 Minuten hart ist, greifen wir unter die Flügel aus Kerr an der Unterkiefer Prothese und bitten den Patienten, den Mund etwas zu öffnen.

Die untere Prothese hängt jetzt an der oberen, und um die obere vom Gaumen zu lösen, nehmen wir den Luftbläser und pusten leicht bei regio 13 in die Prothesenbasis. Sie lässt sich nun ganz einfach mit der unteren Prothese verbunden entnehmen. Wir trennen die Prothesen *noch nicht,* falls sich aber die untere Prothese doch gelöst hat, müssen wir die Impressionen der Fissuren mit dem Skalpell wegschneiden, denn sonst passt die obere Prothese nicht mehr exakt in das Registrat. Bevor wir die obere Prothese in den SAM 3 einstellen, vergewissern wir uns, dass die Pro- und Retrusionsschrauben am SAM 3 vollständig hineingedreht sind. Die einartikulierte obere Prothesenbasis schrauben wir in den SAM 3 und setzen die zusammenhängenden Prothesen auf die obere Prothesenbasis. Den Stützstift stellen wir auf *+ 3 mm*. Die untere Prothese blocken wir lingual mit viel Knetsilikon aus und gipsen anschließend die untere Prothese *zweizeitig* ein. Kolleginnen und Kollegen, die noch keine langjährige Erfahrung mit dieser Bissnahme haben, empfehle ich, einen Kontrollsockel (Axio-Split) in das Oberteil des SAM 3 einzuschrauben und einen zweites Registrat zur Überprüfung zu nehmen. Zuerst versichern wir uns mithilfe der Kontrollsockelmethode, ob wir mit dem ersten Registrat das Unterkiefer-Modell korrekt eingegipst haben. Wir nehmen den Magneten aus dem Kontrollsockel, entfernen den Inzisalstift, drücken mit dem rechten, *gipsfreien* Zeigefinger auf die Mitte der oberen Prothesenbasis, halten mit dem linken Daumen und Zeigefinger die obere Prothesenbasis fest und schließen mit der rechten Hand das Oberteil des Artikulators. Jetzt können wir die linke Seite daraufhin begutachten, ob ein Spalt im Kontrollsockel zu sehen ist. Wir drehen den Artikulator auf die andere Seite und drücken mit dem linken Zeigefinger auf die Prothesenbasis und halten das Modell mit dem rechten Daumen und Zeigefinger fest. Wir schließen nun mit der linken Hand das Oberteil des Artikulators und können jetzt die rechte Seite betrachten. Falls im Kontrollsockel ebenfalls kein Spalt zu sehen ist, haben wir die Unterkiefer Prothese richtig eingegipst. Die Kontrollsockelmethode benutzen wir anschließend auch für die Überprüfung des zweiten Registrates.

Wir entfernen die Impression Paste, erhitzen noch einmal die GC-Compound-Stopps und nehmen nach der gleichen Methode noch einmal ein neues Registrat. Die Prothesen setzen wir zurück auf die Modelle und wenn das zweite Registrat im Kontrollsockel ebenfalls keinen Spalt aufweist, sind beide Registrate identisch und wir können davon ausgehen, dass beide korrekt genommen wurden. Falls nicht, wiederholen wir das Registrat so lange, bis zwei gleich sind. Zuletzt gipsen wir die Prothesen auf dem Modell ein oder kleben sie mit einer Pattex-Pistole heiß fest, damit sie sich beim Einschleifen nicht lösen oder kippen können.

Wenn eine mechanische oder elektronische Registrierung durchgeführt wurde, programmieren wir jetzt den Artikulator mit den individuellen Werten. Sonst nehmen wir das Protrusionsregistrat für die Einstellung des Artikulators. Die Protrusionseinsätze dürfen wir nur beim SAM 3 nach dem Eingipsen der unteren Prothese noch austauschen, beim SAM 2 nicht mehr. Wir öffnen die Zentrikverriegelung an beiden Seiten und stellen am Artikulator beide Protrusionswerte auf 10 Grad sowie die metallenen, geraden Bennetteinsätze auf 3 Grad. Dann legen wir das Protrusionsregistrat zwischen die Zähne der Prothesen, drücken das Oberkiefer-Modell auf das Registrat und drehen die Kondylargehäuse soweit, bis sie die Kugeln eben berühren und stellen sie fest.

Die Frontzahnführung sollte höchstens 10 Grad steiler als die Kondylarbahnneigung sein. Falls rechts und links unterschiedliche Werte vorhanden sind, mitteln wir sie, addieren 10 Grad und stellen diesen Wert auf dem einstellbaren Inzisaltisch ein. Bei der Mediotrusion müssen wir aber berücksichtigen, dass sie keine Gerade, sondern die ersten Millimeter eine Kurve ist, die ganz unterschiedlich verlaufen kann. Aus diesem Grund sind Lateralregistrate für die Programmierung der Mediotrusion nicht geeignet. Stattdessen nehmen wir als Mittelwert die grünen Bennetteinsätze und stellen sie auf 5 Grad ein. Besser wäre es aber, eine einfache elektronische Registrierung mit dem SAM-Axioquick-Rekorder durchzuführen.

Das Einschleifen der Prothesen erfolgt mit einigen Besonderheiten nach den gleichen Prinzipien wie im natürlichen Gebiss. Zum Einschleifen der zentrischen Okklusion montieren wir die metallenen, geraden Bennetteinsätze in den Artikulator und stellen die Winkel auf 0 Grad. Wir schleifen immer unter gleitzeitigem Kontakt mit dem Inzisalstift die Zentrik ein. Zuerst nehmen wir beim Einschleifen rote Okklusionsseide von Candulor und zum Feineinschleifen rote Bausch-Folie. Als Erstes werden sich nach dem Schließen mit großer Wahrscheinlichkeit im Molarenbereich Vorkontakte abzeichnen. Wenn wir diese entfernen, müssen wir in den Gruben, niemals an der Höckerspitze, schleifen. Wenn wir die Höckerspitzen beschleifen, würde die Höcker immer flacher, und es wären wesentlich größere Austrittsöffnungen für die lateralen Bewegungen erforderlich. Der Zahn würde bei Nichtbeachtung dieser Regel auf der Kaufläche zu flach. Diesen Vorgang wiederholen wir so lange, bis wir möglichst an jedem Zahn einen A-, B- und C-Kontakt erhalten. Dies wird nicht immer möglich sein, dann sollten aber mindestens ein B- und C-Kontakt vorhanden sein. Wenn der Oberkiefer viel kleiner als der Unterkiefer ist, nehmen wir nur B- und C-Kontakte und haben dadurch eine lingualisierte Okklusion, um die Breitendifferenz der Kiefer funktionell etwas auszugleichen. Wir schleifen so lange, bis eine maximale Interkuspidation in der montierten zentrischen Kondylenposition erreicht ist, dabei darf aber keine Bissenkung erfolgen. Die oberen Frontzähne sollten zu den unteren einen Abstand von 50 µ haben und die Eckzähne Shim-Stockfolien Stärke von 8 µ. Die Frontführung darf maximal 10 Grad steiler als die Kondylarbahnneigung und die Eckzahnführung nicht steiler als 35 Grad sein, dies überprüfen wir mit dem einstellbaren SAM-Inzisaltisch. Die Pro- und Laterotrusion schleifen wir nach den gleichen Regeln wie im natürlichen Gebiss ein, siehe Kap. 6. *

---

* Die Abbildungen sind aus dem Buch von Dapprich/Oidtmann „Totalprothetik – Klinik und Technik der weiterentwickelten Lauritzen-Methode" Quintessenz Verlag, Berlin, 2001.

10 Remontage

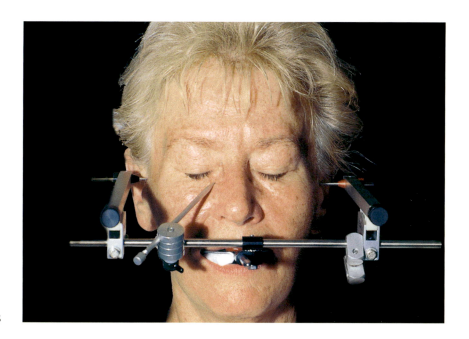

Abb. 10.29 Anlegen des individuellen Gesichtsbogens

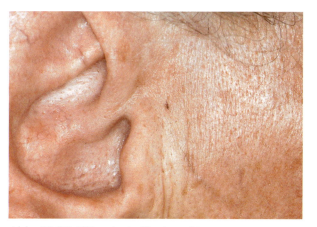

Abb. 10.30 Tätowierte Hautpunkte

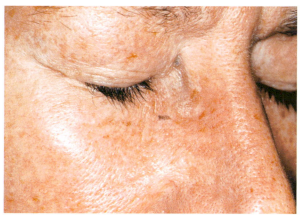

Abb. 10.31 Markierter 3. Punkt, Messung senkrecht vom inneren Augenlid abwärts

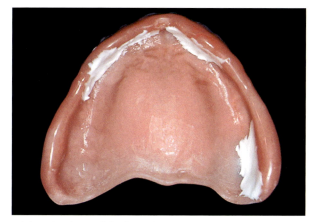

Abb. 10.32 Ausblocken der untersichgehenden Stellen der Oberkiefer-Prothese

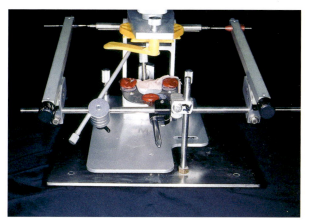

Abb. 10.33 Einstellen des Gesichtsbogens im Scharnierachs-Montagegerät

10 Remontage

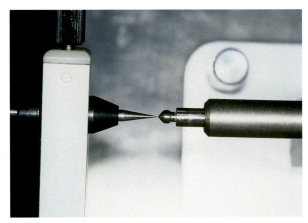

Abb. 10.34 Die Spitzen zeigen exakt aufeinander

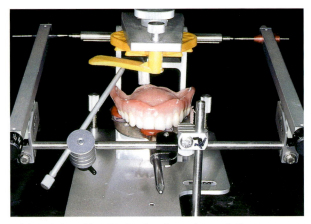

Abb. 10.35 Oberkiefer-Prothese ist auf die Bissgabel gelegt

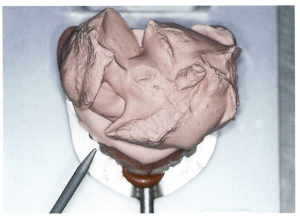

Abb. 10.36 Zweizeitiges Eingipsen

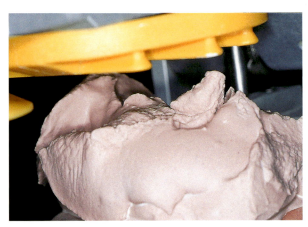

Abb. 10.37 10 mm Platz zum zweiten Eingipsen nach Aushärtung des Gipses

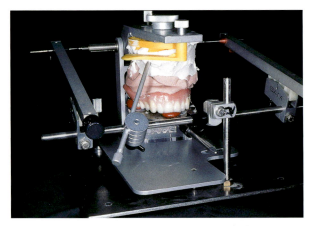

Abb. 10.38 Oberkiefer-Prothese im Artikulator eingegipst

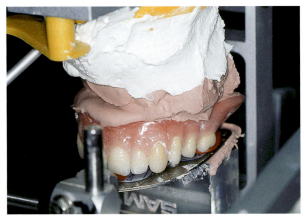

Abb. 10.39 Nahaufnahme

10 Remontage

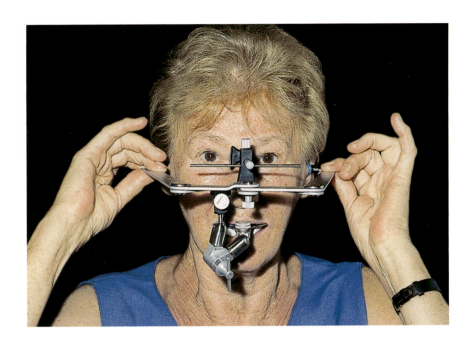

Abb. 10.40 Anlegen des arbiträren SAM Gesichtsbogens

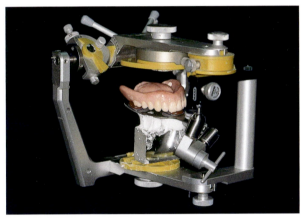

Abb. 10.41 Oberkiefer-Prothese ist auf die Bissgabel gelegt

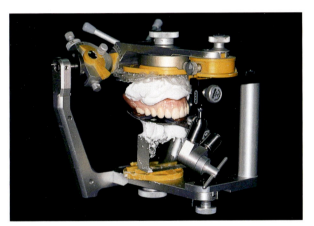

Abb. 10.42 Zweizeitiges Eingipsen

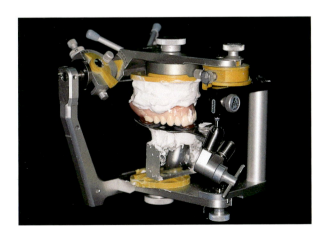

Abb. 10.43 Oberkiefer-Prothese im Artikulator eingegipst

10 Remontage

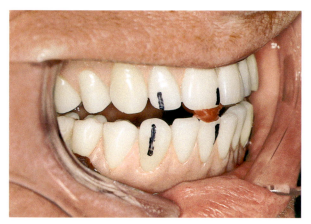

Abb. 10.44 5 mm Protrusion mit Jig

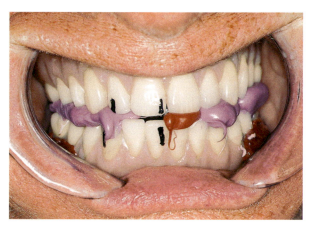

Abb. 10.45 Registrat in Protrusion

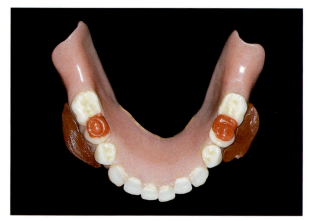

Abb. 10.46 GC Stop bei Prothese nur mit ersten Molaren

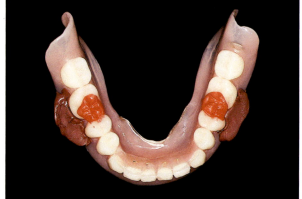

Abb. 10.47 GC Stop bei Prothese mit beiden Molaren

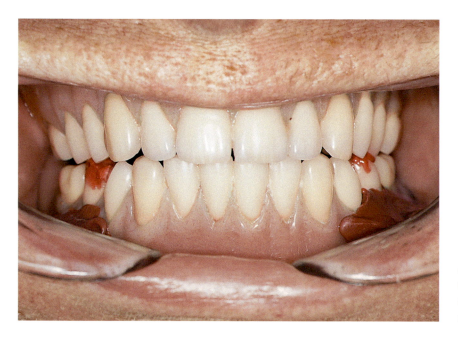

Abb. 10.48 Patient berührt das GC-Compound leicht, der Druck muss gleichmäßig sein

10 Remontage

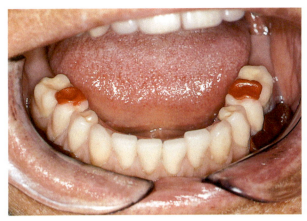

Abb. 10.49 Auf die OK-Seitenzähne spritzen wir Impression Paste,

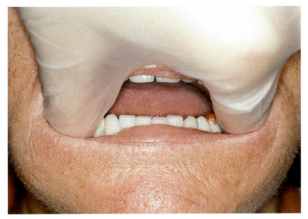

Abb. 10.50 drücken die Unterkiefer-Prothese auf den Flügeln fest auf den Unterkiefer,

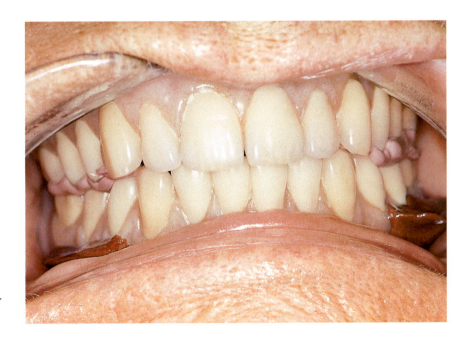

Abb. 10.51 und lassen den Patienten den GC-Stopp nur leicht berühren

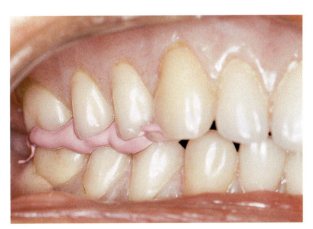

Abb. 10.52 Das rechte Registrat im Mund

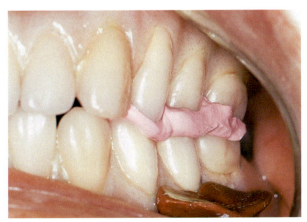

Abb. 10.53 Das linke Registrat im Mund

10 Remontage

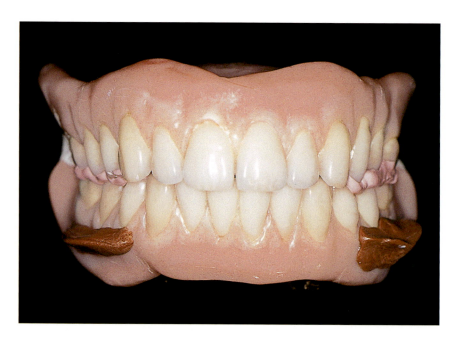

Abb. 10.54 Die Prothesen zusammen entnommen

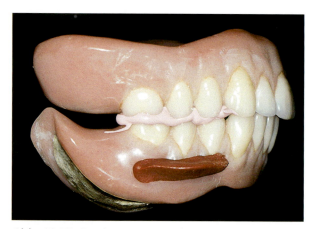

Abb. 10.55 Prothesen von rechts

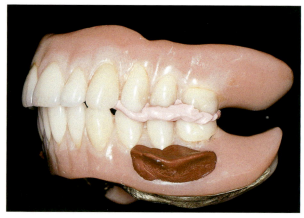

Abb. 10.56 Prothesen von links

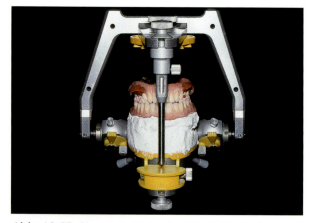

Abb. 10.57 Eingesetzte Prothesen im SAM 3, Stützstift auf +3 mm

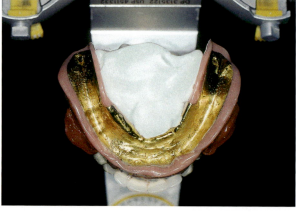

Abb. 10.58 Ausgeblockte Unterkiefer Prothese

10 Remontage

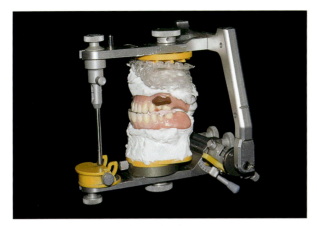

Abb. 10.59 Zweizeitiges Eingipsen

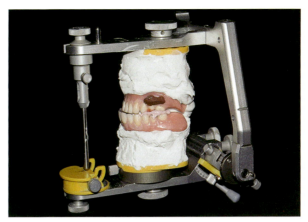

Abb. 10.60 Eingegipste Prothesen

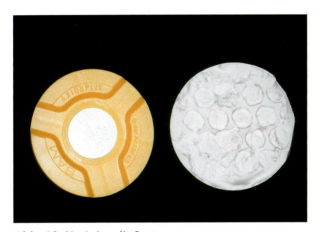

Abb. 10.61 Axiosplit System

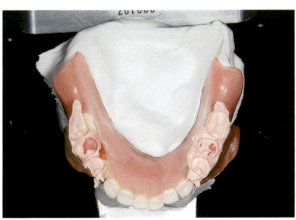

Abb. 10.62 Geöffnete Prothesen

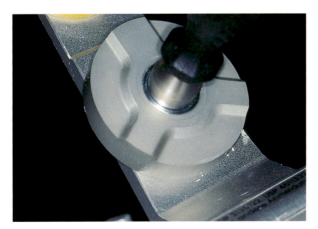

Abb. 10.63 Entnehmen des Magneten und Entfernen des Stützstiftes

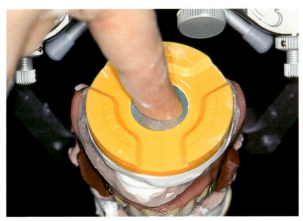

Abb. 10.64 Kontrollsockelmethode zur Überprüfung, ob das erste Registrat richtig eingegipst wurde

197

10 Remontage

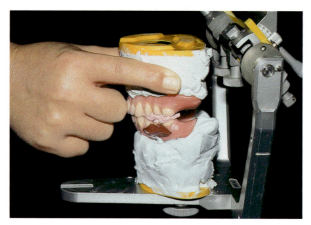

Abb. 10.65 Fixieren des Oberkiefer-Modelles

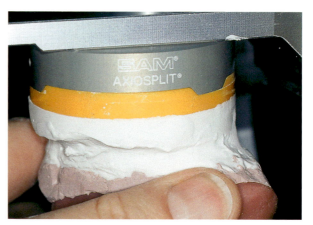

Abb. 10.66 Schließen des Kontrollsockels, kein Spalt, deshalb richtig eingegipst

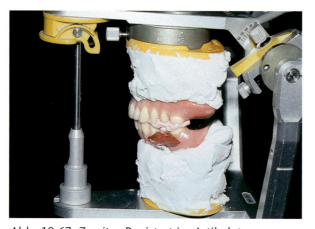

Abb. 10.67 Zweites Registrat im Artikulator

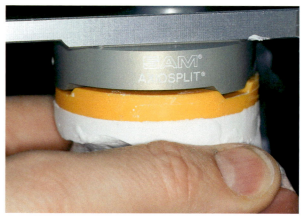

Abb. 10.68 Überprüfen des zweiten Registrates, Axiosplit mit Spalt, Registrat ist falsch, neuer Versuch

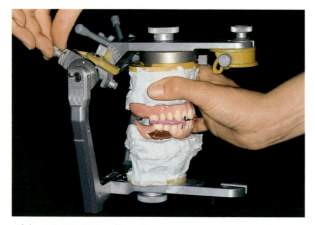

Abb. 10.69 Einstellen der rechten Kondylarbahnneigung mit dem Protrusionsregistrat

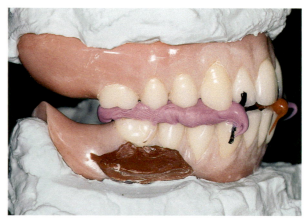

Abb. 10.70 Registrat im Artikulator

10 Remontage

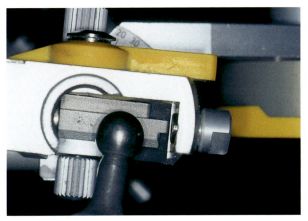

Abb. 10.71 Einstellung der Kondylarbahnneigung auf 10 Grad

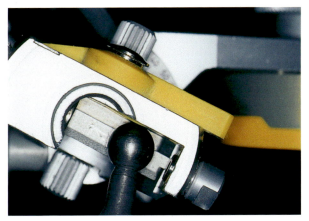

Abb. 10.72 Drehen des Kondylargehäuses bis zum Berühren mit der Kondylarkugel

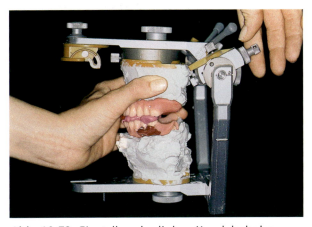

Abb. 10.73 Einstellen der linken Kondylarbahnneigung mit dem Protrusionsregistrat

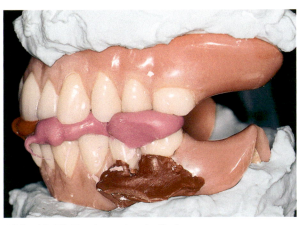

Abb. 10.74 Registrat im Artikulator

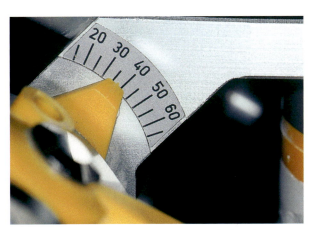

Abb. 10.75 Werte werden fixiert und abgelesen, rechter Wert

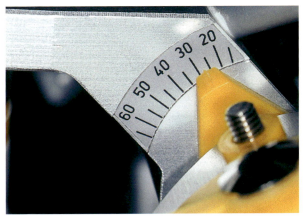

Abb. 10.76 Linker Wert

10 Remontage

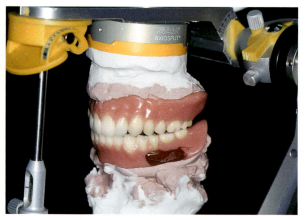

Abb. 10.77 Überprüfen der Frontführung, sie sollte höchstens 10 Grad steiler als die Kondylarbahn sein

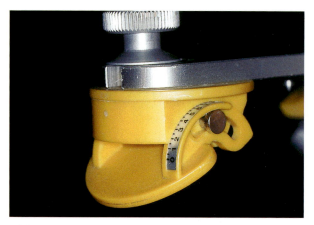

Abb. 10.78 Der einstellbare Inzisaltisch wird für die Protrusion 10 Grad steiler als die Kondylarbahnneigung gestellt

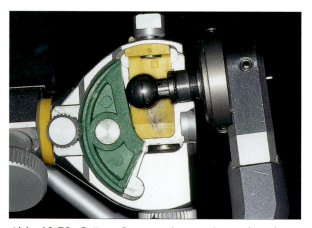

Abb. 10.79 Grüner Bennetteinsatz eingeschraubt

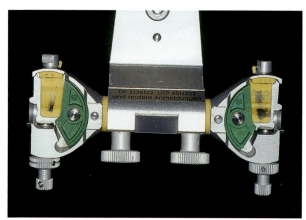

Abb. 10.80 Beide Bennetteinsätze im Artikulator

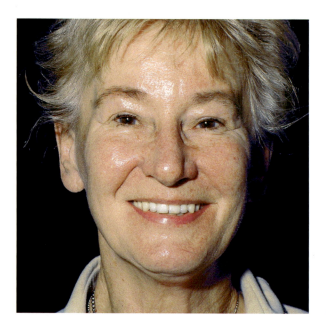

Abb. 10.81 Glückliche und zufriedene Patientin

11 Artikulatorkunde

Der Artikulator ist für uns das wichtigste Arbeitsgerät, das wir im Schlaf beherrschen sollten. Alle Modelle stellen wir immer in der Praxis ein und delegieren dies nicht an ein praxisfernes Labor. Das Oberkiefermodell kann eine gut angelernte Helferin mit dem Gesichtsbogen ohne Probleme einstellen, das Unterkiefermodell mit dem Registrat müssen Sie aber immer selbst einstellen. Denn nur Sie kennen die Bissverhältnisse des Patienten und merken sofort, wenn sich ein Fehler eingeschlichen hat.

Der Artikulator kann die Bewegungsbahnen des Unterkiefers simulieren und dient sowohl zur Diagnostik der Okklusion und der Kiefergelenke als auch zur prothetischen Rekonstruktion, um die Okklusion der Kronen und Prothesen möglichst optimal dem Patienten anzupassen. Es gibt bei den Artikulatoren große Unterschiede, dies mehr oder weniger genau nachzuahmen. Wir kennen Arcon- und Non-Arcon-Artikulatoren, die Non-Arcon-Artikulatoren spielen heute keine Rolle mehr – der bekannteste war der Dentatus-Artikulator – weil die Bedienung schwierig ist, es bewegt sich hier nicht wie beim Patienten der Unterkiefer, also das Artikulator Unterteil, sondern das Oberteil. Der Wert der Protrusion änderte sich, wenn die Bisshöhe erhöht oder erniedrigt wurde und die Protrusion und die Bennettbewegung waren immer eine Gerade, es war nicht möglich individuelle Einsätze einzusetzen.

Deshalb haben sich die Arcon-Artikulatoren durchgesetzt, da sie einfacher zu bedienen sind und dem Patienten besser entsprechen, da das Artikulator-Unterteil bewegt wird. Bei den Arcon-Artikulatoren gibt es einfache, deren Gelenkbahnen eine Gerade ist, individuell einstellbare mit austauschbaren vorgefertigten Einsätzen, um die Gelenkbahnen möglichst genau nachzuahmen und volljustierbare Artikulatoren, bei denen bei der Lateralbewegung zusätzlich die Re-, De- und Surtrusion einstellbar sind. Diese Artikulatoren, wie z.B. der Stuart-Artikulator, werden leider nicht mehr hergestellt.

Als Ersatz hat *Winzen* das SRT-Oberteil entwickelt, das bei Bedarf auf das vorhandene Unterteil aller Arcon-Artikulatoren, die einen Kondylardurchmesser von 10 mm und einen Abstand von 110 mm haben, gesetzt wird und so auch die Re- und Surtrusion eingestellt werden kann. Dadurch entsteht aus einem individuell einstellbaren Artikulator ein volladjustierbarer Artikulator. Die Detrusion kann damit zwar nicht eingestellt werden, dies ist aber auch nicht nötig, denn wenn der Arbeitskondylus bei der Lateralbewegung nach kaudal gleitet, kommt es zu einer größeren Disklusion der Seitenzähne.

Die meisten Artikulatoren sind an der Achs- Orbitalebene ausgerichtet, nicht wie häufig beschrieben an der Frankfurter Horizontalen (Porion – Orbitale), die liegt im Durchschnitt 6,5° höher, vom Orbitalpunkt aus gemessen.

Der bekannteste Vertreter ist der SAM-Artikulator, dieser Artikulatortyp entspricht am besten der Sichtweise, die wir am Patienten haben. Dann gibt es Artikulatoren, die die Camper´sche Ebene als Referenz aufweisen, der wichtigste Vertreter ist der KaVo-Artikulator. Der kann deshalb in der Bauhöhe niedriger sein, als die an der Achs – Orbitalebene ausgerichteten Artikulatoren. Einige neuere KaVo-Artikulatoren können von der Camper´schen Ebene auf die Achs – Orbitalebene umgestellt werden, das ist recht pfiffig, manchmal sind sie dann aber zu niedrig und es kann Probleme beim Einartikulieren der Unterkiefer-Modelle geben.

11 Artikulatorkunde

Wir sollten unseren Artikulator immer sorgsam behandeln und pflegen wie ein Messgerät, dann haben wir lange ein zuverlässiges Instrument für unsere tägliche Arbeit. Besonders beim Versenden sind Kartons völlig ungeeignet (außer in der Original Box) und sollten durch stabile Kunststoffboxen ersetzt werden, damit der Artikulator nicht beschädigt wird.

Der bekannteste Artikulator mit der Achs – Orbitalebene als Referenz ist der SAM 3-Artikulator. Die Abbildung und Bezeichnung der Einzelteile sehen Sie am Anfang des nächsten Kapitels. Vor jedem Einartikulieren der Modelle und jedem Einstellen der Werte müssen wir immer überprüfen, ob die Retrusionsschrauben #47 (Abb. nächstes Kapitel, der SAM 3 Artikulator) und die Protrusionsschrauben #48 nach rechts festgedreht sind. Nur beim SAM 2 muss der registrierte Protrusionseinsatz vor dem Eingipsen des Unterkiefer-Modelles eingesetzt werden, danach darf er nicht mehr gewechselt werden, dies könnte sonst zu Ungenauigkeiten führen. Beim SAM 3 können die Einsätze auch nach dem Eingipsen des unteren Modelles noch gewechselt werden.

Zum Kennenlernen nehmen Sie bitte Ihren SAM 3 ohne Modelle in die Hand, die linke hält das Oberteil, die rechte das Unterteil und fahren einmal die Pro-, Latero- und Mediotrusion im Artikulator ab.

Danach stellen wir gemeinsam alle Werte am Artikulator ein. Für die Einstellung der Protrusion schauen wir uns den SAM 3 von hinten an. Wir lösen die große Schraube am Oberteil #24 und drehen das Kondylargehäuse auf die durch ein Protrusionsregistrat oder eine Registrierung ermittelte Gradzahl, als Mittelwert nehmen wir 30 Grad. Dann wechseln wir die ermittelten Kondylarbahneinsätze, von denen es drei verschiedene Krümmungsradien gibt, gegen die vorhandenen aus. Dazu öffnen wir die Zentrikverriegelung und nehmen das Artikulatoroberteil ab. Der Kondylarbahneinsatz wird von der Schraube #15 gehalten, die wir ganz herausdrehen und dann den gelben Einsatz gegen den registrierten austauschen, als Mittelwert nehmen wir den Einsatz Nr. 2. Zum Auswechseln des Bennetteinsatzes drehen wir die Schraube #4 auf dem gelben Einstellring ganz heraus. Dann können Sie den geraden, metallenen Bennetteinsatz herausnehmen, gegen einen grünen, blauen oder roten austauschen und die registrierte Gradzahl einstellen. Als Mittelwert setzen wir den grünen Einsatz ein und stellen ihn auf 5 Grad.

Beim Einschleifen der zentrischen Okklusion setzen wir immer die geraden, metallenen Bennetteinsätze (niemals die weißen des SAM 2) ein und stellen ihn auf 0 Grad ein. Für das Einstellen und Arbeiten mit der Protrusion öffnen wir die Zentrikverriegelung auf beiden Seiten, legen die Protrusionsführungsscheiben an und stellen die Gradzahl der Bennetteinsätze beider Seiten auf 0 Grad. Wir betrachten den SAM 3 von der Seite und sehen am Ende des Kondylargehäuses zwei Schrauben, die größere #47 ist die Retrusionsschraube und die kleinere, die 6 mm herausschaut, #48, ist die Protrusionsschraube. Beide Protrusionsschrauben drehen wir bis zum Kopfbiss der Modelle gleichmäßig weit heraus, dies können wir an den Millimeterringen kontrollieren. Durch Zurückdrehen der Schrauben um jeweils einen Millimeter werden die Vorkontakte bei der Protrusion eingeschliffen. Beim SAM 3 schleifen wir als letztes bei 0,5 mm die Vorkontakte ein. Bevor die Lateralbewegungen eingeschliffen werden, müssen beide Protrusionsschrauben *ganz nach rechts* bis zum Anschlag zurückgedreht und die Protrusionsführungsscheiben entfernt werden.

Für die Lateralbewegung nach rechts tauschen wir nur den Bennetteinsatz auf der linken Seite (Mediotrusionsseite) entweder gegen den registrierten aus oder nehmen beim Einschleifen den Mittelwert, das ist der grüne Einsatz und stellen ihn auf 5 Grad. Wir bewegen das Artikulatorunterteil nach rechts, dabei müssen die linke Kondylarkugel permanenten Kontakt mit dem linken Bennetteinsatz und die rechte Kondylarkugel immer Kontakt mit dem hinteren Kondylargehäuse haben. Bei der linken Lateralbewegung setzen wir links den geraden Bennetteinsatz wieder ein und stellen ihn auf 0 Grad und tauschen den geraden, rechten gegen den grünen aus, den wir auf 5 Grad einstellen. Dadurch haben Sie bei geöffneter Zentrikverriegelung immer an der Seite mit dem geraden, metallenen Einsatz einen Stopp und damit immer die zentrische Kondylenposition fixiert.

Wir bewegen das Artikulatorunterteil nach links, dabei müssen die rechte Kondylarkugel permanenten Kontakt mit dem rechten Bennetteinsatz und die linke Kondylarkugel immer Kontakt mit dem hinteren Kondylargehäuse haben.

Das hört sich ziemlich kompliziert an, ist es praktisch aber nicht. Nehmen Sie den Artikulator in Ihre Hände und fahren Sie ein paarmal die Bewegungen nach, Sie werden sehen, die Praxis ist viel einfacher als jede geschriebene Anleitung. Der SAM 2 funktioniert ganz genauso, nur dass er keine Protrusionsschrauben besitzt und wir dafür Protrusionsplättchen verschiedener Stärke (1 – 6 mm) einsetzen. Dies ist beim SAM 3 wesentlich einfacher zu handhaben. Sehr häufig sieht man Artikulatoren, die oben und unten einen Axiosplit fest eingeklebt haben und die mit einem zweiten Artikulator, der ebenfalls so bestückt ist, gleichgeschaltet sind. Wenn beide nach jeder Arbeit mit dem Normsockel überprüft werden, ist das in Ordnung. In der Praxis sieht das aber ganz anders aus, denn wenn einer der beiden Artikulatoren nicht richtig justiert ist, stimmt der Biss hinterher nicht mehr. Deshalb empfehle ich, diese immer regelmäßig zu überprüfen oder, besser, für jede Rekonstruktion einen eigenen Artikulator zu nehmen und die Modelle auch zwischendurch nicht herauszuschrauben, weil dies zu Ungenauigkeiten führen kann.

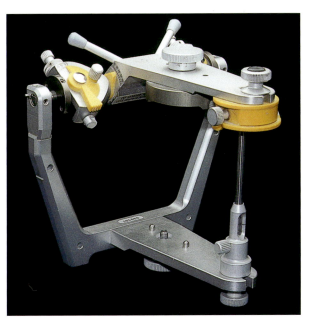

Abb. 11.1 Der Artikulator ist unser wichtigstes Arbeitsgerät und sollte wie ein Messgerät behandelt werden

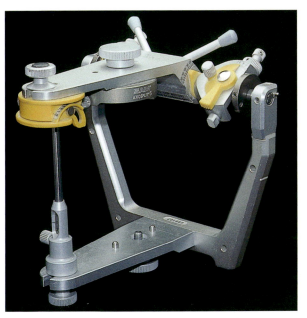

Abb. 11.2 Der SAM 3 ist ein Arcon Artikulator mit der Bezugsebene Achse-Orbitale

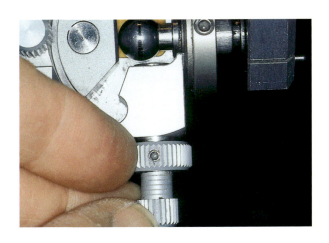

Abb. 11.3 Die Pro- und Retrusionsschraube müssen vor dem Einstellen des UK-Modelles immer auf null eingestellt werden

11 Artikulatorkunde

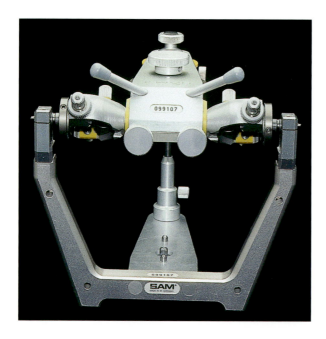

Abb. 11.4 Der SAM 3 von der Rückseite

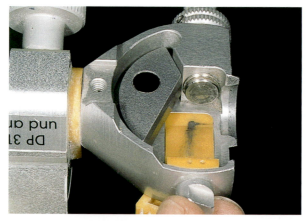

Abb. 11.5 Zum Wechseln der Protrusionseinsätze drehen wir die Schraube raus,

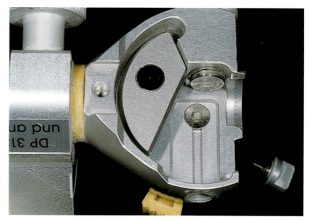

Abb. 11.6 entfernen den Einsatz,

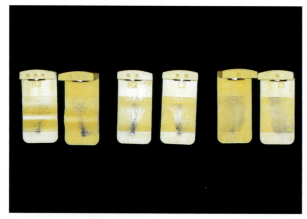

Abb. 11.7 suchen uns den registrierten Einsatz aus

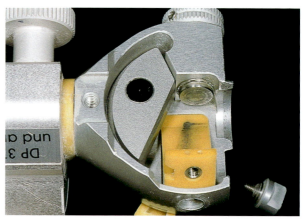

Abb. 11.8 und schrauben ihn wieder ein

11 Artikulatorkunde

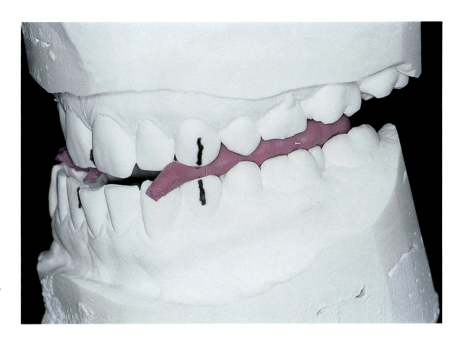

Abb. 11.9 Zum Einstellen der Protrusion stellen wir das Registrat ein und drücken auf die obere Feststellschraube

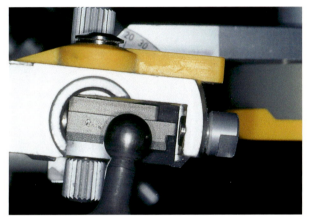

Abb. 11.10 Das Kondylargehäuse drehen wir soweit,

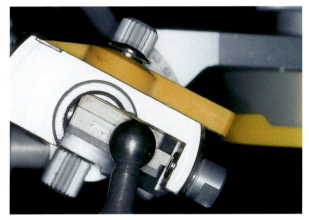

Abb. 11.11 bis der Kondylus Kontakt hat

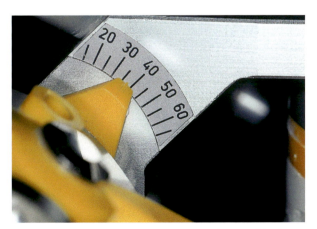
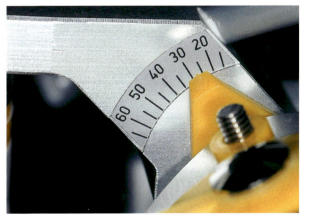

Abb. 11.12a, b Die Werte können rechts und links unterschiedlich sein

11 Artikulatorkunde

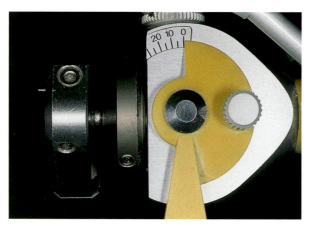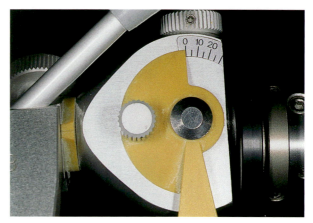

Abb. 11.13a, b Für die Protrusion stellen wir die Bennettwinkel auf 0°

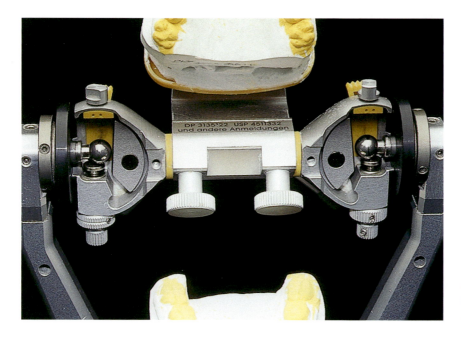

Abb. 11.14 und setzen die Protrusionsführungsscheiben ein

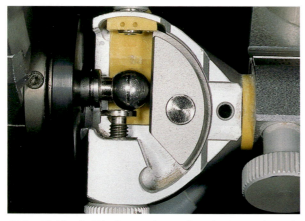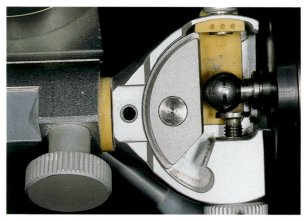

Abb. 11.15a, b Die Protrusionsschrauben werden gleichmäßig bis zum Kopfbiss herausgedreht

11 Artikulatorkunde

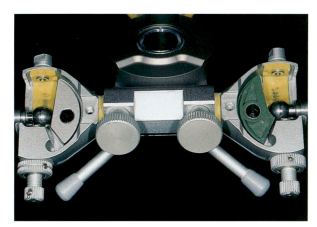

Abb. 11.16 Für die Laterotrusion nach rechts ersetzen wir den linken, geraden Einsatz durch einen gekrümmten

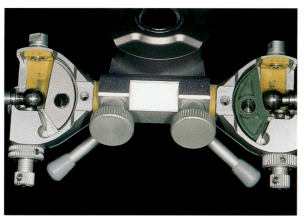

Abb. 11.17 und können durch Herausdrehen der linken Protrusionsschraube

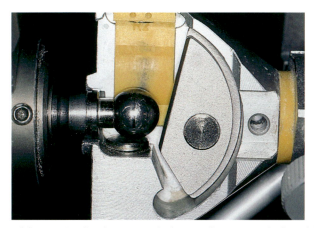 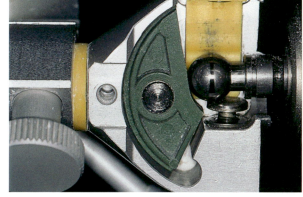

Abb. 11.18a, b die ganze linke Mediotrusionsbahn abfahren,

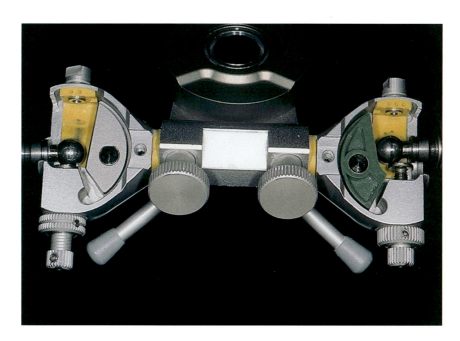

Abb. 11.19 bis die Eckzähne in Kopfbissstellung stehen

207

11 Artikulatorkunde

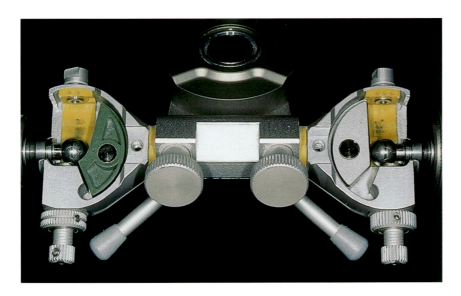

Abb. 11.20 Für die Laterotrusion nach links ersetzen wir den rechten, geraden Einsatz durch einen gekrümmten

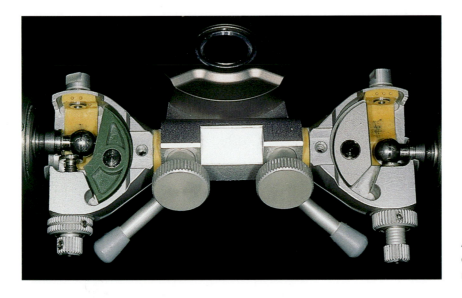

Abb. 11.21 und können durch Herausdrehen der rechten Protrusionsschraube

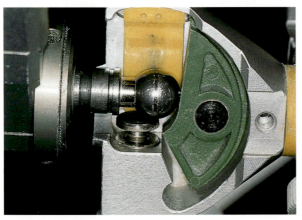 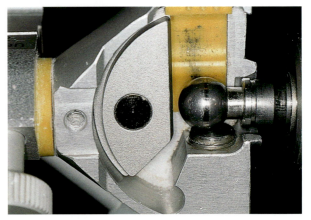

Abb. 11.22a, b die ganze rechte Mediotrusionsbahn abfahren

11 Artikulatorkunde

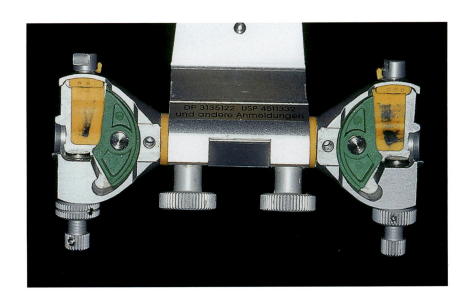

Abb. 11.23 Als Mittelwert für die Lateralbewegungen setzen wir die grünen Bennetteinsätze ein

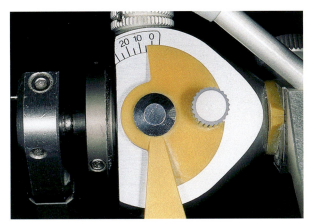 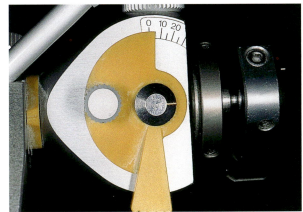

Abb. 11.24a, b und stellen den Bennettwinkel auf beiden Seiten auf 5° ein

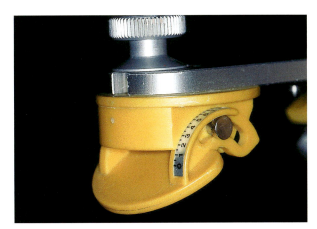

Abb. 11.25 Den einstellbaren Inzisaltisch können wir einstellen oder fertigen einen individuellen aus lichthärtendem Kunststoff an

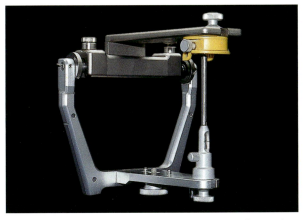

Abb. 11.26 Das SRT-Oberteil für die Einstellung der Re- und Surtrusion

12 Justieren des SAM 3- und SAM 2-Artikulators

Wenn wir einen neuen SAM 3 oder 2 kaufen, sollten wir den Axiosplit Prüfsockel Bausatz P gleich mitbestellen, denn damit können wir sehr einfach einen Duplikat-Prüfsockel herstellen, der uns die Arbeit für das Justieren der SAM Artikulatoren enorm vereinfacht. Für die Prüfung wird er in den Artikulator eingesetzt und dadurch ist die Überprüfung und Justierung wesentlich einfacher.

Jedes Mal, bevor wir den SAM 3- oder SAM 2-Artikulator verwenden, müssen wir erst prüfen, ob sie richtig justiert sind. Artikulatoren sind häufig schlecht gewartet und nicht richtig justiert. Bei meinen Einschleifkursen kontrolliere ich vorher immer jeden Artikulator, bis jetzt waren nur ca. 10% – außer neuen – dabei, die richtig justiert waren. Dies liegt daran, dass unser Artikulator häufig schlecht behandelt und nicht richtig gepflegt wird. Ein Artikulator sollte so sorgfältig transportiert (in der Originalbox oder einer stabilen Kunststoffbox) und behandelt werden wie ein Messinstrument. Im Folgenden wird beschrieben wie der SAM 3- und der SAM 2-Artikulator geprüft und falls erforderlich, justieren werden kann. Die geraden Bennetteinsätze stellen wir auf 2° und die Kondylarbahnneigung auf 30°.

Zum Prüfen und Justieren brauchen wir das Prüf- und Justier-Set ART 187 mit 3 Inbusschlüsseln (Innensechskant) und einer Prüflehre von 0,05 mm.

Wichtig: Die Inbusschlüssel immer ganz einstecken!

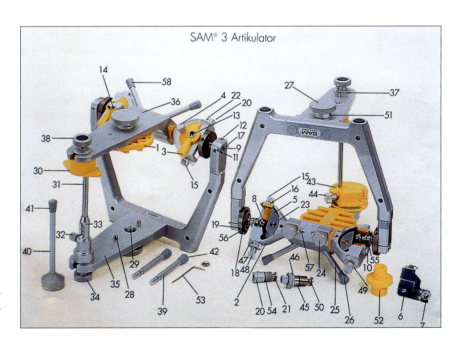

Abb. 12.1 Der SAM 3-Artikulator (Aus der Bedienungsanleitung des SAM 3)

12 Justieren des SAM 3- und SAM 2-Artikulators

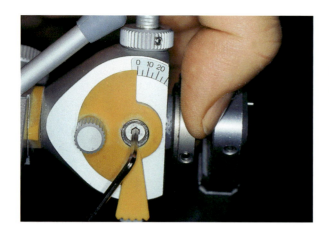

12.1 Überprüfung des SAM 3-Artikulators:

Bei jeder Überprüfung und Justierung müssen die geraden, metallenen Bennetteinsätze eingesetzt werden!

Abb. 12.2 Die Zentrikverriegelung säubern, dünn mit Molykote DX einfetten und schließen. Die Konusscheibe #18 muss sich leicht und gleichmäßig drehen lassen. Die Schraube in der Konusscheibe #19 muss bündig abschließen, nicht weiter hineindrehen.

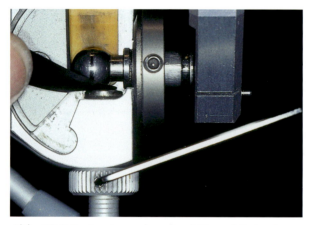

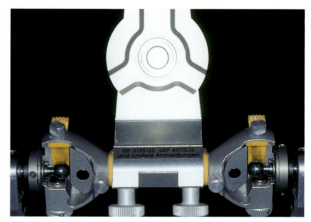

Abb. 12.3 Protrusionsschraube #48 und Retrusionsschraube #49 nach rechts bis zum Anschlag drehen. Bei geschlossener Zentrikverriegelung Prüflehre 0,05 mm zwischen Kondylarkugel und Kugelanschlag der Protrusionsschraube stecken. Dies muss mit leichtem Widerstand möglich sein, hier muss also ein Spiel von 0,05 mm vorhanden sein.

Abb. 12.4 Wir drehen den Artikulator um und testen, ob die Kondylarkugeln in der Horizontalen mit dem Kugelanschlag #50 Spiel oder Spannung aufweisen. Beide Zentrikverriegelungen öffnen und die linke Kondylarkugel nach vorne schieben, die rechte hat noch Kontakt mit dem Kugelanschlag und dann die linke Kondylarkugel langsam zurück zum Kugelanschlag gleiten lassen. Die linke Kugel muss von alleine den Anschlag berühren, sonst ist Spannung da. Danach gehen wir mit beiden Kugeln in Kontakt mit dem Anschlag nach links und rechts und testen, ob Spiel vorhanden ist. Wenn alles stimmt, können wir das Justieren überspringen, sonst justieren wir den SAM 3.

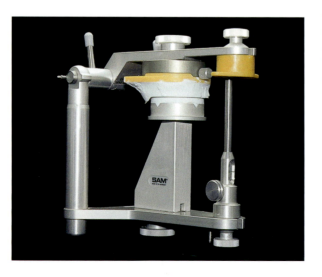

Abb. 12.5 Der Prüfsockel, mit dem Bausatz P im Einartikulier-Gerät oder beim neuen SAM 3 hergestellt, wird in den Artikulator eingeschraubt und erleichtert das Überprüfen und Justieren.

12 Justieren des SAM 3- und SAM 2-Artikulators

Justierung des SAM 3-Artikulators:

Für die Justierung des SAM 3 Artikulators schrauben wir den Prüfsockel in den Artikulator ein und können dann den Artikulator wesentlich einfacher und schneller justieren.

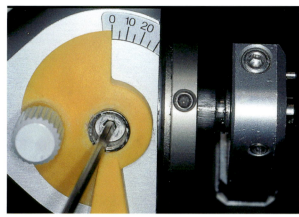

Abb. 12.6 Die Kappen # 14 auf beiden Kondylargehäuse abziehen und die Inbusschrauben #13 2 Umdrehungen nach links drehen.

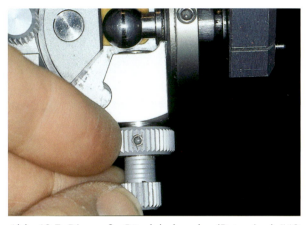

Abb. 12.7 Die große Rändelschraube (Retrusion) #49 2 Umdrehungen nach links drehen, festhalten und die kleine Rändelschraube (Protrusion) #48 nach rechts fest anziehen.

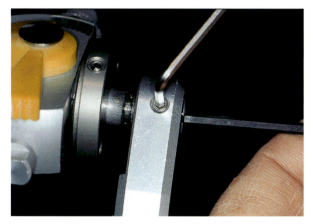

Abb. 12.8 Die Inbusschrauben #11 an der Vorderseite nach links drehen, die Kondylarkugeln etwas nach außen schieben und die vorher innen gereinigten und eingefetteten Konusscheiben in Zentrik verriegeln.

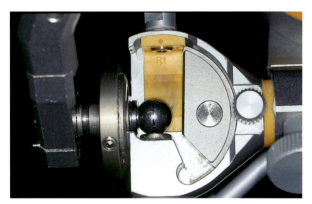
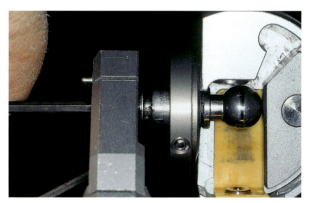

Abb. 12.9 und 12.10 Auf der linken Seite mit dem 2. Inbusschlüssel von außen leicht den Schaft #9 der Kondylarkugel gegen den metallenen Bennetteinsatz drücken und mit der anderen Hand die Inbusschraube #11 festziehen. Das Ganze auf der rechten Seite wiederholen.

12 Justieren des SAM 3- und SAM 2-Artikulators

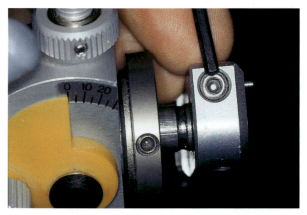

Abb. 12.11 Niemals die obere Inbusschraube #12 für äußeren Kugelschaft lösen, der Artikulator muss sonst zum Hersteller zur Justierung eingeschickt werden,

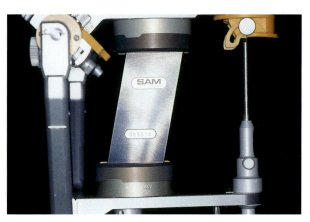

Abb. 12.12 denn dazu benötigt man einen Justiersockel und auch dann ist dies sehr schwierig einzustellen. Manchmal ist diese Schraube aber so fest angezogen, dass der innere Schaft der Kondylenkugel nach Lösen der Schraube #11 sich nicht bewegen lässt. Dann die Schraube #12 eine viertel Umdrehung nach links drehen, bis sich der innere – nicht der äußere – Kugelschaft bewegen lässt. Nach der Justierung bitte wieder festziehen!

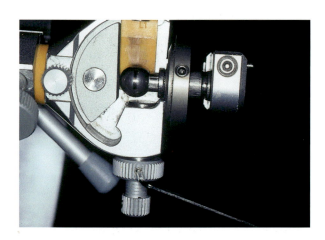

Abb. 12.13 Wir verriegeln die Zentrik auf beiden Seiten, lösen auf der linken Seite die beiden Inbusschrauben #47 in der großen Rändelschraube #49 (Retrusion),

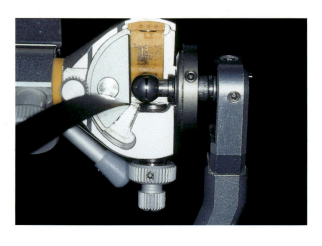

Abb. 12.14 legen zwischen den Kugelanschlag #50 und die Kondylarkugel die Prüflehre und drehen die kleine Rändelschraube nach rechts mit leichtem Druck gegen die Kondylarkugel.

12 Justieren des SAM 3- und SAM 2-Artikulators

Abb. 12.15 Die große Rändelschraube schieben wir jetzt fest gegen das Kondylargehäuse und ziehen die beiden kleinen Inbusschrauben in dieser Schraube wieder an. Die Prüflehre muss sich leicht entfernen lassen und auch wieder leicht dazwischen schieben lassen. Wir testen dann noch einmal, indem wir die große Rändelschraube nach links drehen und dann wieder nach rechts festdrehen; dabei darf sich die Kondylarkugel nicht bewegen. Die Prüflehre muss dann immer noch leicht durchzuziehen sein, hier muss also ein Spiel von 0,05 mm vorhanden sein. Differenzen ergeben sich manchmal, weil das Andrücken der großen Rändelschraube und das spätere Festdrehen unterschiedlich sind. Das Ganze auf der rechten Seite wiederholen.

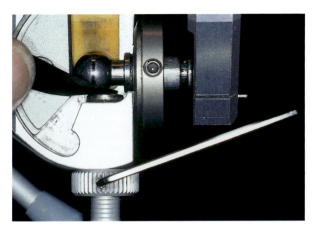

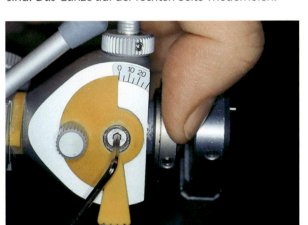

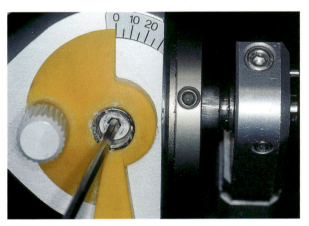

Abb. 12.16 Zentrikverriegelung schließen und Inbusschraube #13 (2,5) auf dem Kondylargehäuse nach rechts drehen und mit der andern Hand die Konusscheibe #18 der Zentrikverriegelung vor- und zurückdrehen.

Abb. 12.17 Wenn dies schwerer geht, die Schraube wieder etwas zurückdrehen, bis es wieder leicht und gleichmäßig geht. Man kann auch beobachten, dass die Konusscheibe beim Festdrehen der Inbusschraube nach außen gedrückt wird. Wenn man jetzt den Inbusschlüssel wieder langsam nach links dreht, rastet die Konusscheibe wieder zurück in die Zentrikstellung. Jetzt noch eine viertel Umdrehung nach links und die Justierung ist perfekt. Dies wiederholen wir natürlich auch auf der anderen Seite.

Abb. 12.18 Wir drehen den Artikulator um, öffnen beide Zentrikverriegelungen und testen, ob die Kondylarkugeln mit dem Kugelanschlag #50 in der Horizontalen Spiel oder Spannung aufweisen. Dazu gehen wir mit der linken Kondylarkugel nach vorne, die rechte hat noch Kontakt mit dem Kugelanschlag und lassen die linke Kondylarkugel langsam zurück zum Kugelanschlag gleiten. Die linke Kugel muss von alleine den Anschlag berühren, sonst ist Spannung da und wir müssen Nr. 3 noch mal wiederholen, ebenso wenn Spiel vorhanden ist. Dazu gehen wir mit dem Unterteil des SAM 3 nach rechts und links, die Kugeln in Kontakt mit dem Anschlag und testen so, ob Spiel vorhanden ist. Wenn alles stimmt, kann man den Konus der Zentrikverriegelung leicht schließen und die Justierung des SAM 3 ist jetzt abgeschlossen.

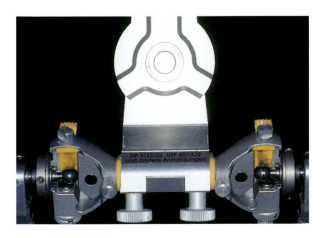

12.2 Überprüfen und Justierung des SAM 2-Artikulators:

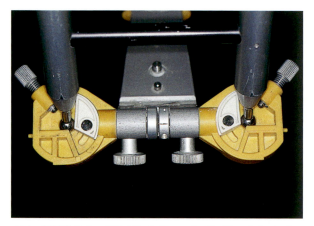

Abb. 12.19 Beim SAM 2 stellen wir die Kondylarbahn auf 30°, setzen die weißen, geraden Benneteinsätze ein und stellen den Bennettwinkel auf 2° ein. Der Inzisalstift muss auf 0 mm eingestellt werden. Wir drehen den Artikulator um und testen, ob die Kondylarkugeln in der Horizontalen mit dem Kugelanschlag Spiel oder Spannung aufweisen.

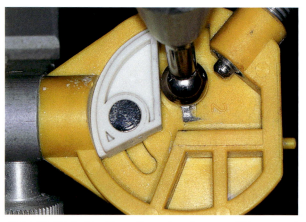

Abb. 12.20 Beide Zentrikverriegelungen öffnen und die linke Kondylarkugel nach vorne schieben, die rechte hat noch Kontakt mit dem Kugelanschlag und dann die linke Kondylarkugel langsam zurück zum Kugelanschlag gleiten lassen.

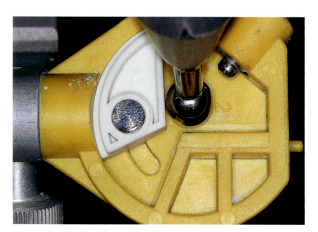

Abb. 12.21 Die linke Kugel muss von alleine den Anschlag berühren, sonst ist Spannung da, dies überprüfen wir mit Shim-Stock-Folie. Danach versuchen wir mit beiden Kondylarkugeln in Kontakt mit dem hinteren Anschlag das Artikulatorunterteil nach links und rechts zu bewegen und testen, ob Spiel vorhanden ist. Wenn alles stimmt, können wir das Justieren überspringen, sonst justieren wir den SAM 2.

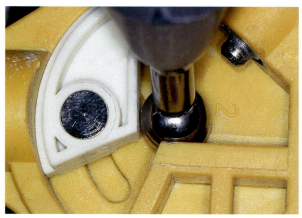

Abb. 12.22 Dazu nehmen wir den Inbusschlüssel, stecken ihn in die seitliche Inbusschraube und drehen nach rechts, wenn Spiel vorhanden ist, bzw. nach links, wenn Spannung vorhanden ist und die Kondylarkugel nicht von alleine bis zum Kugelanschlag gleitet und überprüfen anschließend die Einstellung noch einmal mit Shim-Stock-Folie am hinteren Anschlag.

Glossar

Nomenklatur der Arbeitsgemeinschaft für Funktionsdiagnostik und Therapie (AFDT) in der DGZMK

1 **Okklusion**
  Jeder Kontakt zwischen Zähnen des Ober- und Unterkiefers
1.1 statische Okklusion
  Zahnkontakte ohne Bewegung des Unterkiefers
1.1.1 maximale Interkuspidation
  statische Okklusion mit maximalem Vielpunktkontakt
1.1.2 habituelle Okklusion
  gewohnheitsmäßig eingenommene statische Okklusion
1.1.3 zentrische Okklusion
  maximale Interkuspidation bei zentrischer Kondylenposition
1.2 dynamische Okklusion
  Zahnkontakte bei Bewegungen des Unterkiefers
1.2.1 Frontzahnführung
  dynamische Okklusion zwischen Ober- und Unterkiefer Frontzähnen
1.2.2 Eckzahnführung
  dynamische Okklusion zwischen Ober- und Unterkiefer Eckzähnen
1.2.3 Sequentielle Führung mit Front-Eckzahn-Dominanz
  Dynamische Okklusion zwischen den Zähnen auf der Laterotrusionsseite
2 **zentrische Kondylenposition**
  kranioventrale, nicht seitenverschobene Position beider Kondylen bei physiologischer Kondylus-Diskus-Relation und physiologischer Belastung der beteiligten Gewebe
3 **Scharnierachse**
  Dem Unterkiefer zugeordnete, ortsfeste Drehachse bei Öffnungs- und Schließbewegungen des Unterkiefers
3.1 zentrische Scharnierachse
  in zentrischer Kondylenposition bestimmte Scharnierachse
4 **Kondylenbahn**
  Dreidimensionale Bewegungsbahn des Kondylus im schädelbezogenen Koordinatensystem
5 **Scharnierachsenbahn**
  dreidimensionale Bewegungsbahn der Scharnierachse im schädelbezogenen Koordinatensystem am Ort der Aufzeichnung
6 **Interkondylarachse**
7 **Unterkieferbewegung**
7.1 Protrusion
  Bewegung des Unterkiefers in ventraler Richtung
7.2 Retrusion
  Bewegung des Unterkiefers nach dorsal oder des Kondylus bei der Lateralbewegung nach dorsal
7.3 Surtrusion Bewegung des Kondylus bei der Lateralbewegung nach kranial
7.4 Detrusion Bewegung des Kondylus bei der Lateralbewegung nach kaudal
  Re- und Surtrusion kommen auch zusammen vor und beide sind wichtig für unsere Rekonstruktionen. Wenn der Kondylus nach kaudal gleitet, können wir statt von der Detrusion auch von der negativen Surtrusion sprechen. Die braucht aber nicht eingestellt zu werden, da bei der Lateralbewegung der Kondylus abwärts gleitet und die Disklusion der Zähne größer wird.
  Die Sur- und Retrusion sind nur elektronisch zu erfassen, z.B. mit dem Condylocomp LR 3 und nur im volladjustierbaren Artikulator wie dem Stuart einzustellen oder mit dem von Winzen für alle Arcon-Artikulatoren mit 110 mm Kondylarabstand und einer Kondylarkugel von 10 mm Durchmesser entwickelte Artikulatoroberteil SRT. Dies ersetzt nach dem Aufwachsen der Zähne im Artikulator das Oberteil und damit können dann die Re- und Surtrusion in die Kauflächen eingearbeitet werden.
7.5 Laterotrusion
  Bewegung des Unterkiefers von der Medianebene weg
7.6 Mediotrusion
  Bewegung der Unterkieferseite zur Medianebene hin
7.7 Bennettbewegung
  Seitliches Versetzen des Laterotrusionskondylus während einer Laterotrusionsbewegung des Unterkiefers
7.8 Bennettwinkel
  In der Horizontalebene gemessene Winkel zwischen der Sagittalrichtung und der Verbindungslinie vom Startpunkt zu einem jeweiligen Punkt auf der Mediotrusionsbahn des Kondylus

Glossar

8 Kieferrelationsbestimmung
dreidimensionale Zuordnung des Unterkiefers zum Oberkiefer

9 Ruhelage
unbewusste Abstandhaltung des Unterkiefers vom Oberkiefer bei aufrechter Kopf- und Körperhaltung

10 Okklusionsebene
Ebene, die vom Inzisalpunkt des unteren, mittleren Schneidezahnes (bei der kieferorthopädischen Rickettsanalyse 2 mm unter dem Incisalpunkt) über den Oberrand des distobukkalen Höcker des ersten Unterkiefermolaren zum Xi Punkt geht

11 Okklusionskonzepte

11.1 Front-Eckzahngeschützte Okklusion
Okklusionskonzept mit Front-Eckzahnführung, das zur Disklusion aller übrigen Zähne führt. Eine Front-Eckzahnführung ist aus funktioneller Sicht der wichtigste Faktor für den lebenslangen Erhalt der Zähne. Sie schützt die Seitenzähne durch die Disklusion vor schädigenden Einflüssen und unser wichtigstes Ziel beim Einschleifen wie bei der Rekonstruktion muss immer eine intakte Front-Eckzahnführung sein.

11.2 sequentielle Führung mit Front-Eckzahn-Dominanz
Okklusionskonzept mit Führung aller Zähne der Laterotrusionsseite, die zur Disklusion der Zähne auf der Mediotrusionsseite führen

11.3 bilateral balancierte Okklusion
Okklusionskonzept mit Führung der Zähne auf der Laterotrusions- und Mediotrusionsseite
Dieses Konzept wurde im letzten Jahrhundert kurz im natürlichen Gebiss angewandt, aber schnell wieder aufgegeben. In der Totalprothetik hat sich das Konzept noch lange gehalten, wird in den letzten Jahren aber mehr und mehr zugunsten der Front-Eckzahngeführten Okklusion aufgegeben

12 Okklusionsstörungen

12.1 Infraokklusion
fehlender Antagonistenkontakt

12.2 Nonokklusion
eine Nonokklusion liegt vor, wenn die Zähne seitlich verschoben sind und kein Kontakt zwischen oberen und unteren Zähnen hergestellt werden kann.

12.3 Vorkontakt
vorzeitiger Kontakt eines Zahnes oder einer Zahngruppe

12.4 Vorkontakt, zentrisch
vorzeitiger Kontakt eines Zahnes oder einer Zahngruppe, die den Unterkiefer aus der zentrischen Kondylenposition in ein eine Zwangsposition führt

13 Kiefergelenkstörungen

13.1 Kondylushypermobilität
Bei der Kondylushypermobilität gleitet der Kondylus über das Tuberkulum artikulare hinaus und ohne Behandlung wieder zurück.

13.2 Kondylusluxation
Bei der Kondylusluxation geht der Kondylus über das Tuberkulum artikulare hinaus und ohne Behandlung nicht wieder zurück.

14 Diskusverlagerungen
unphysiologische Lagebeziehung des Diskus in Kondylenposition zum Kondylus, wie partiell, total, mit oder ohne Reposition, in maximaler Interkuspidation oder bei Unterkieferbewegungen

A-, B-, C- Kontakte:

Oberkiefer-Seitenzähne:
Die Kontakte auf den Scherhöckern werden als A-Kontakte, auf den inneren Abhängen der Stützhöcker als B-Kontakte und auf den äußeren Abhängen als C-Kontakte bezeichnet.

Unterkiefer-Seitenzähne:
Die Kontakte auf den äußeren Abhängen der Stützhöcker werden A-Kontakte genannt und auf den inneren Abhängen B-Kontakte, Kontakte auf den Scherhöckern nennen wir C-Kontakte.

Paraokklusaler Löffel
Am Unterkiefer-Modell individuell gefertigter, lichtgehärteter Kunststofflöffel, der labial vom rechten zweiten Prämolaren zum linken führt. Nach anterior wird eine Stange zum Befestigen der Unterkiefer-Registriereinheit eingearbeitet. Dabei darf der Kunststoff die oberen Zähne nicht berühren.

Interferenzen
Statische Interferenzen, Störungen in der maximalen Interkuspidation
Dynamische Interferenzen, Störungen bei den Bewegungen des Unterkiefers

Myofunktinonelle Therapie
Durch falsches Schlucken gleitet die Zunge immer zwischen die Frontzähne oder durch die Seitenzähne. Dadurch kann es zum offenen Biss kommen oder zur Infraokklusion im Seitenzahnbereich. Wenn der Lippendruck stark ist, kann es erst im Alter durch nachlassenden Lippendruck zum Auffächern der Frontzähne kommen. Mit der myofunktionellen Therapie kann die Zunge so beeinflusst werden, dass sie beim Schlucken nicht mehr zwischen die Zähne geschoben wird, sondern die Papilla incisiva berührt.

Materialliste

1. X-Acto Messer # 1, Klinge # 12 [2]
2. Farbstifte in rot, schwarz, grün und blau Faber Castell, spitzer Bleistift
3. Plaka-Farbe Nr. 11 gelb Pelikan
4. Denar-Lineal [2]
5. Bausch-Folie beidseitig belegt (8 μ): rot für Zentrik, schwarz für Protrusion, grün für Laterotrusion, blau für Mediotrusion [1, 2, 4]
6. Hahnel-Folie beidseitig belegt (12μ): rot, schwarz, grün, blau. Shim-Stock-Folie (8 μ) von Roeko [1, 2, 4]
7. Dappenglas [1]
8. Schulpinsel Gr. 4
9. Gips zur Modellherstellung : Vario Plus [7]
10. Gips zum Einartikulieren: Sprint [7]
11. Wasser-Präzisionsdosiergerät für Gipse, K4-Dispenser [7]
12. Bite Tabs, Panadent [1]
13. GC-Compound [1] Kerr braunes Stangen Compound [1]
14. SS White Impression Paste [1]
15. Alginat : Palgat (3 Minuten) [1]
16. Alginatanmischgerät ohne Blasen: Alginator II [2]
17. Delar Surfactant [1]
18. Rim-Lock-Abformlöffel [2, 3, 4]
19. Schleifkörper und Polierer für das Einschleifen am Patienten: Meisinger 883 F 018 rot (Diamant), Meisinger 666XF 025, 661XF 025 (Arkansas Steine), Brownies Shofu, Aba WD 33 und WD 50 (Gummipolierer) [1]
20. Vaselinöl Apotheke
21. Wasserbad Julabo oder Aquarius, 2x für 52° und 56°, Julabo Stensheber [2, 3, 4]
22. SAM 3-Artikulator ART 531 bis ART 550 oder SAM 2 ART 400 mit 2 Montageplatten (Art.120)) [2, 4, 5]
23. Kondylarbahneinsätze ART 540 [2, 5]
24. Bennett-Analog-Führungen ART 547 SAM 3 [2, 5]
25. Gleitführung für SAM 3 ART 581 [2, 5]
26. Bennett-Analog-Führungen ART 170 SAM 2 [2, 5]
27. SAM anatomischer Transferbogen ATB 370 [2, 5]
28. Montagehilfe MOH 400 [2, 5]
29. Montageträger MOH 250 [2, 5]
30. Individueller Gesichtsbogen [2, 4, 5]
31. Scharnierachs-Montagegerät SMG 300 [2, 5]
32. Axiosplit ASP 415 [2, 5]
33. Prüfsockel-Basis klein ART 395 [2, 5]
33. Condylocomp LR 3 [6]
34. Brille mit Vergrößerungslupe (Zeiss) [3]
35. Axiograph, Axiotron, Axioquick Rekorder [2, 5]
36. Cadiax [2]
37. Sili fluid Detax [1]
38. Xanthano Abdruck Gips Bayer [1]
39. Solidus 84 Wachs, Yeti [1]
40. Hygrofor, Tupperware A 03 30x21x10 cm
41. Protrusionseinsätze für SAM 2 ART 180 [2, 5]
42. SAM Prüf- und Justier-Set ART 187 [2, 5]
43. Foldox Sockelformer [3]
44. Nackenstützkissen Billerbex, Kaufhof
45. CAR-Artikulator, O. Winzen, Frankfurt
46. Variocomp, G. Christiansen, Ingolstadt
47. Multi-Comp lichthärtender Kunststoff für individuellen Führungsteller von Keydent [3]
48. Mega-Tray lichthärtende Kunststoffplatten von Mega Denta [1]
49. GC Pattern Resin LS [1]
50. Finesse Die Release Ceramco, Dentsply Detrey [1]

[1] Dental Depot
[2] Böse Dental Wohldstr. 22, D-23669 Timmendorfer Strand, Tel. 04503-77990, Fax 779977
[3] ADS American Dental Systems GmbH G. Jerney Johann-Sebastian-Bach-Str. 42, D-85591 Vaterstetten Tel. 08106-300-300, Fax 300-310
[4] Riss Dental, Schützenstr. 29, D-63450 Hanau Tel. 06181-86061, Fax 86818
[5] SAM Präzisionstechnik GMBH, Fussberg-Straße 1, D-82131 Gauting bei München Tel. 089 – 800654-0, Fax 089–800654-32
[6] Fa. Dentron, D-977204 Höchberg Tel. 0931– 40 66 5-0, Fax 40665-55
[7] Klasse 4 Dental GmbH, Hartmannstr. 7 D-86159 Augsburg, Tel: 0821-2589141, Fax: 2589142

Fotografie
Film: Ektakrome Professional Plus EPP 100
Kameras: Mund- und Nahaufnahmen Yashica Dental Eye II
Artikulator Olympus OM 2n mit 80 mm Makro
Patienten Leica R6 mit 90 mm und 60 mm Makro
Blitz: Metz 45 CT-3, Olympus 2 Seitenblitze, Kaiser Table Top Studio mit Muli-Blitz Mini-lite 200

Literatur

Bücher

1. *Ahlers MO, Jakstat HA* (Hrsg.): Klinische Funktionsanalyse. Interdisziplinäres Vorgehen mit optimierten Befundbögen. data Concept Verlag, Hamburg 2000.
2. *Bauer A, Gutowski A*: Gnathologie – Einführung in Theorie und Praxis. 3. Aufl. Quintessenz Verlag, Berlin 1993.
3. *Benner KU, Fanghähnel J, Kowalewski R, Kubein-Meesenburg D, Randzio J*: Morphologie, Funktion und Klinik des Kiefergelenks. Quintessenz Verlag, Berlin 1993.
4. *Bumann A, Lotzmann U*: Funktionsdiagnostik und Therapieprinzipien. Farbatlanten der Zahnmedizin Bd. 12. Thieme Verlag, Stuttgart 2000.
5. *Dapprich J, Oidtmann E*: Totalprothetik – Klinik und Technik der weiterentwickelten Lauritzen-Methode. Quintessenz Verlag, Berlin 2001.
6. *Freesmeyer W*: Zahnärztliche Funktionstherapie. Hanser Verlag, München 1993.
7. *Gutowski A*: Kompendium der Zahnheilkunde. 7. Aufl. Eigenverlag, Schwäbisch-Gmünd 2001.
8. *Hupfauf L* (Hrsg.): Funktionsstörungen des Kauorgans. Praxis der Zahnheilkunde Bd. 8. Urban und Schwarzenberg Verlag, München 1989.
9. *Kubein-Meesenburg D*: Die kraniale Grenzfunktion des stomatognathen Systems des Menschen. Hanser Verlag, München 1985.
10. *Lauritzen A*: Atlas of Occlusal Analysis. HAH Publications, Colorado Springs 1974.
11. *Lauritzen A*: Arbeitsanleitung für die Lauritzen-Technik. 5. Aufl. Carstens und Homovc Verlag, Hamburg 1985.
12. *Lee RL*: Frontzahnführung. Hanser Verlag, München 1995.
13. *Lotzmann U*: Okklusionsschienen und andere Aufbißbehelfe. 3. Aufl. Verlag Neuer Merkur, München 1989.
14. *Lotzmann U*: Entwicklung und Anwendung des Temporo-Mandibular-Positions-Comparators (TMPC) zur dreidimensionalen Erfassung statischer Verlagerungen der Mandibula. Med. Habil.-Schrift, Göttingen 1994.
15. *Lotzmann U*: Prinzipien der Okklusion. 5. Aufl. Verlag Neuer Merkur, München 1998.
16. *Lotzmann U*: Studien zum Einfluß der okklusalen Prä-Therapie auf die zentrische Kieferrelation. Quintessenz Verlag, Berlin 1999.
17. *Lückerath W*: Das transversale und vertikale Bewegungsspiel des Unterkiefers im Bereich der Kauflächen und der Kiefergelenke – eine klinisch-experimentelle Untersuchung bei funktionsgesunden und funktionsgestörten Probanden. Med. Habil.-Schrift, Bonn 1991.
18. *Marxkors R, Meiners H*: Taschenbuch der zahnärztlichen Werkstoffkunde. 5. Aufl. Deutscher Ärzte-Verlag, Köln 2001.
19. *Meiners H, Lehmann KH*: Klinische Materialkunde für Zahnärzte. Hanser Verlag, München 1998.
20. *Motsch A*: Funktionsorientierte Einschleiftechnik für das natürliche Gebiß. 2. Aufl. Hanser, München 1978.
21. *Schulz-Bongert J*: Konzept der restaurativen Zahnheilkunde. 3. Aufl. Siegfried Klages Verlag, Berlin 1990.
22. *Seeher WD*: Praxis-Handbuch zur Kursserie Funktionsdiagnostik und Therapie. Eigenverlag, München.
23. *Siebert G*: Zahnärztliche Funktionsdiagnostik mit und ohne Hilfsmittel. Hanser Verlag, München 1987.
24. *Siebert GK* (Hrsg.): Gesichts- und Kopfschmerzen. Hanser Verlag, München 1992.
25. *Slavicek R*: Die funktionellen Determinanten des Kauorgans. Med. Habil.-Schrift, Universität Wien. Verlag zahnärztlich-medizinisches Schrifttum, München 1984.
26. *Smukler H*: Okklusales Einschleifen im natürlichen und restaurierten Gebiß. Quintessenz Verlag, Berlin 1991.
27. *Thomas PK, Tateno G*: Die gnathologische Okklusion – die Wissenschaft der organischen Okklusion. Quintessenz Verlag, Berlin 1982.
28. *Vogl TJ, Eberhard D*: MR-Tomographie Temporomandibulargelenk. Thieme Verlag, Stuttgart 1993.

Literatur

Zeitschriften-/Buchbeiträge, Vorträge, Persönliche Mitteilungen

1. *Ash MJ*: Philosophie der Okklusion: Vergangenheit und Gegenwart. Phillip J 7-8: 151, 9-10: 204 (2000).
2. *Ash MJ*: Occlusion: Reflections on science and clinical reality. J Prosthet Dent 90: 373-384 (2003).
3. *Belser UC, Hannam AG*: The influence of altered working-side occlusal guidance on masticatory muscles and related jaw movement. J Prosthet Dent 53: 406-413 (1985).
4. *Bumann A, Groot Landewehr G*: Die manuelle Funktionsanalyse. Erweiterte Untersuchung. Phillip J 5: 207-214 (1992).
5. *Christiansen G*: Ein neues Verfahren zur Kiefergelenkbehandlung mit dem Variocomp. Vortrag auf dem String-Anwendertreffen, Würzburg 1993.
6. *Christiansen G*: Computergestützte Kieferrelationsbestimmung. Vortrag auf dem String-Anwendertreffen, Düsseldorf 1995.
7. *Christiansen G*: Persönliche Mitteilungen (2003).
8. *Dapprich J*: Protrusion und Mediotrusion von 100 Patienten im Vergleich zu Stuart-, SAM- und Panadent-Einsätzen. Dtsch Zahnärztl Z 47: 677 (1992).
9. *Dapprich J*: Möglichkeiten der elektronischen Registrierung bei prothetischen Versorgungen. ZMK 10: 558 (2001).
10. *Engelhardt JP*: Die instrumentelle Funktionsanalyse im Behandlungskonzept der täglichen Praxis. Dtsch Zahnärztl Z 48: 287 (1993).
11. *Franz G*: Die elastische Rückstellung der Abformmassen und ihre Abhängigkeit von den Prüfbedingungen. Dtsch Zahnärztl Z 27: 604 (1972).
12. *Freesmeyer WB, Luckenbach A*: ECR-System-Analyse der Zusammenhänge zwischen anteriorer und posteriorer Führung. Dtsch Zahnärztl Z 42: 17 (1987).
13. *Freesmeyer WB et al.*: Nomenklaturvorschläge der Arbeitsgemeinschaft für Funktionsdiagnostik innerhalb der DGZMK. Dtsch Zahnärztl Z 47: 347 (1992).
14. *Gerber A*: Kiefergelenk und Okklusion. Dtsch Zahnärztl Z 26: 119-141 (1972).
15. *Hugger A, Klett R, Stüttgen U*: Computerunterstützte individuelle Artikulatorjustierung. Dtsch Zahnärztl Z 50: 478 (1995).
16. *Hülse M*: Klinik der Funktionsstörungen des Kopfgelenkbereiches. In: *Hülse M, Neuhuber WL, Wolff HD*: Der craniozervikale Übergang. Springer Verlag, Berlin 1998.
17. *Kantor ME, Silvermann SI, Garfinkel L*: Centric-relation recording techniques – a comparative investigation. J Prosthet Dent 28: 593-600 (1972).
18. *Klett R*: Elektronische Registrierverfahren für die Kiefergelenksdiagnostik. Dtsch Zahnärztl Z 37: 991 (1982).
19. *Klett R*: Zur Biomechanik des Kiefergelenkknackens. I.: Dysfunktion bei exzentrischem Bruxismus. Dtsch Zahnärztl Z 40: 206 (1985).
20. *Klett R*: Zur Biomechanik des Kiefergelenkknackens. II.: Diskusverlagerung durch muskuläre Diskoordination. Dtsch Zahnärztl Z 41: 308 (1986).
21. *Klett R*: Neuentwicklung eines leichten Registriersystems für den String-Condylocomp zur Erfassung der vollen Unterkieferdynamik. Vortrag, Arbeitsgemeinschaft für Funktionsdiagnostik, 1990.
22. *Klett R*: Dynamische Okklusionsprüfung durch retardierte, isometrische Muskelkontraktion. Vortrag, Arbeitsgemeinschaft für Funktionsdiagnostik und Therapie, 2003.
23. *Klett R*: Persönliche Mitteilungen (2003).
24. *Kirveskari P*: The role of occlusal adjustment in the management of temporomandibular disorders. Oral Surg Oral Med Oral Pathol Oral Radiol Endod 83: 87 (1997).
25. *Kirveskari P, Alanen P, Jamsa T*: Association between craniomandibular disorders and occlusal interferences. J Prosthet Dent 62: 66 (1989).
26. *Kirveskari P, Alanen P, Jamsa T et al.*: Association between craniomandibular disorders and occlusal interferences in children. J Prosthet Dent 67: 692 (1992).
27. *Kirveskari P, Le Bell M, Salonen M et al.*: Effect of elimination of occlusal interferences on signs and symptoms of craniomandibular disorders in young adults. J Oral Rehabil 16: 21 (1989).
28. *Koek B*: Über die Reproduzierbarkeit der Bestimmung der sagittalen Gelenkbahnneigung. Dtsch Zahnärztl Z 28: 781 (1973).
29. *Kordaß B*: Funktionelle Wechselwirkungen zwischen rechter und linker Gelenkseite. Dtsch Zahnärztl Z 51: 473 (1996).
30. *Kordaß B, Rückert B, Stüttgen U*: Zur Länge und Lage der Interkondylarachse. Dtsch Zahnärztl Z 52: 546 (1997).
31. *Kordaß B, Gärtner C*: Matching von digitalisierten Kauflächen und okklusalen Bewegungsaufzeichnungen. Dtsch Zahnärztl Z 54: 399 (1999).
32. *Kubein-Meesenburg D, Nägerl H, Bücking W*: Die Biomechanik der Okklusion. In: *Suckert R* (Hrsg.): Okklusionskonzepte. Verlag Neuer Merkur, München 1992.
33. *Kulmer S*: Long-term stability and occlusion. In: Hösl E, Baldauf A (eds): Retention and long-term stability. 8th International Conference for Orthodontists, Munich 1991. Hüthig Verlag, Heidelberg 1993.
34. *Kulmer S, Ruzicka B, Niederwanger A, Moschen I*: Incline and length of guiding elements in untreated naturally grown dentition. J Oral Rehabil 26: 650-660 (1999).

Literatur

35. *Lauritzen A*: Occlusal relationship: the split-cast method for artikulator techniques. J Prosthet Dent 14: 256 (1964).
36. *Lehmann KM*: Abformung und Modell für festsitzenden Zahnersatz. In: *Voß R, Meiners H*: Fortschritte der zahnärztlichen Prothetik und Werkstoffkunde. Hanser Verlag, München 1989.
37. *Lotzmann U, Scherer C, Kobes L*: Zur Erfassung der transversalen Resilienz des menschlichen Kiefergelenkes. Zahnärztl Welt 99: 276 (1990).
38. *Mack H*: Der Mandibular-Positions-Indikator. Dtsch Zahnärztl Z 35: 611 (1980).
39. *McHorris WH*: Occlusion – with particular emphasis on the functional and parafunctional role of anterior teeth. J Clin Orthod 13: 606 (1979).
40. *Meyer G*: Elektronische Messung der Mediotrusionsbahn des Kondylus über die terminale Scharnierachse des Unterkiefers. Dtsch Zahnärztl Z 37: 999 (1982).
41. *Meyer G, dal Ri H*: Dreidimensionale elektronische Messung der Bewegungen des Kondylus über die Scharnierachse des Unterkiefers. Dtsch Zahnärztl Z 40: 881 (1985).
42. *Nägel H, Kubein-Meesenburg D, Fanghänel F, Klamt B, Thieme KM, Schwestka-Polly R*: Die posteriore Führung der Mandibula als neuro-muskulär gegebene dimere Gelenkkette. Dtsch Stomatol 41: 279 (1991).
43. *Ohlrogge HH*: Standortbestimmung instrumentelle Diagnostik. Phillip J 10: 575 (1993).
44. *Ott RW, Lechner KH*: Eckzahnführung und muskuläre Reaktion. Dtsch Zahnärztl Z 44: 30-33 (1989).
45. *Ottl P, Lauer HC*: Aufbißschienentherapie bei Funktionsstörungen. Zahnärztl Prax 42: 458 (1991).
46. *Palla S*: Myoarthropathien des Kausystems. In: Palla S (Hrsg.): Myoarthropathien des Kausystems und orofaziale Schmerzen. 2. Aufl. Selbstverlag, Zürich 1998.
47. *Peroz I*: Epidemiologie von Funktionsstörungen. Zahnärztl Welt 106: 736 (1997).
48. *Peroz I*: Konservative Therapie bei anteriorer Diskusverlagerung ohne Reposition. Dtsch Zahnärztl Z 53: 462 (1998).
49. *Piehslinger E, Bauer W, Schiefersteiner E, Schmiemayer HB, Lugner P*: Der okklusale Fehler bei arbiträrer Montage von Oberkiefermodellen in Abhängigkeit von der Höhe des zentrischen Registrates. Z Stomatol 93: 23 (1996).
50. *Pröschl P, Morneburg T, Goedecke U*: Okklusale Fehler bei Mittelwerteinstellungen im Artikulator. Zahnärztl Mitt 85: 2105 (1995).
51. *Rammelsberg P, Pospiech P, Gernet W, Heumann C, Toutenburg H*: Ätiologische Faktoren für Diskusverlagerungen im Kiefergelenk. Dtsch Zahnärztl Z 49: 363 (1994).
52. *Rammelsberg P, Jäger L, Böhm A, Lentner E, Pospiech P, Gernet W*: Schmerzen, subjektive und objektivierbare Befunde bei anteriorer Diskusverlagerung ohne Reposition im Kiefergelenk. Dtsch Zahnärztl Z 52: 338 (1997).
53. *Reiber T, Müller F*: Klinische Untersuchung zur statischen Okklusion. Dtsch Zahnärztl Z 49: 363 (1994).
54. *Reusch D, Lenze PG, Fischer H*: Rekonstruktion von Kauflächen und Frontzähnen. Leitfaden für Zahnärzte und Zahntechniker. Westerburger Kontakte, Westerburg 1990.
55. *Ruzicka B, Stainer M, Niederwanger A, Kulmer S*: Anatomische und funktionelle Details der Schneidezähne natürlich gewachsener unbehandelter Jugendlicher und Meßwerte der Seitenzähne im internationalen Vergleich. Österr Z Stomatol 93: 45-53 (1999).
56. *Santos JD, Blackmann RB, Nelson SJ*: Vectorial analysis of the static equilibrium of forces generated in the mandibel in centric occlusion, group function and balanced occlusion relationships. J Prosthet Dent 65: 557 (1991).
57. *Sato S, Goto S, Takanezawa H, Kawamura H, Motegi K*: Elektromyographic and kinesiographic study in patients with nonreducing disk displacement of the temporomandibular joint. Oral Surg Oral Med Oral Pathol Oral Radiol Endod 81: 516 (1996).
58. *Schindler HJ, Blaser W, Schmidt M*: Die funktionellen Unterkieferbewegungen im Vergleich zu den zahngeführten Grenzbahnen. Dtsch Zahnärztl Z 40: 1020 (1985).
59. *Schmitter J*: Persönliche Mitteilungen (2003).
60. *Siebert G*: Untersuchungen zur anterioren und posterioren Führung des Unterkiefers. Schweiz Monatsschr Zahnmed 94: 236-247 (1984).
61. *Utz KH, Lehner B, Swoboda R, Duvenbeck H, Oettershagen K*: Paraokklusale Axiographie: Über den Bennettwinkel bei Vollbezahnten – eine klinisch-experimentelle Untersuchung. Schweiz Monatsschr Zahnmed 98: 22 (1988).
62. *Williamson EH, Lundquist DO*: Anterior guidance: Its effect on electromyographic activity of the temporal and masseter muscles. J Prosthet Dent 49: 816 (1983).
63. *Winzen O*: CAR Computer assistierte Registrierung, Diagnostik und Therapie mit dem Condylocomp auf CD.
64. *Winzen O, Christiansen G*: Elektronische Funktionsanalyse – elektronische Funktionstherapie. Dent Labor 44: 2033 (1996).

Sachregister

Abformung 31
Achs-Orbitalebene 164
Arbeitsseite 94
Arbiträrer Achsenpunkt 164
Armlängenreflex Test 26
Artikulator 14, 15, 64, 74, 152, 181, 201ff
Artikulatorprogrammierung 19, 20, 190, 202
Axiografie
- mechanisch 19
- elektronisch 19, 20

Balancekontakte 25, 57, 58, 102
Beckenschiefstand 25, 26
Bennettbewegung 201, 218
Bennetteinsätze 14, 41, 202
Bennettwinkel 41, 88, 95, 212
Bissgabel 45
Bisshöhe 40, 45, 151, 163
Bissnahme 40, 52, 151

Candulor Bissgabel 167
CAR-Artikulator 105, 108
Craniomandibuläre Dysfunktion 25, 105
Cranio-sacrale Therapie 13, 25, 26

Diskus artikularis 13, 15, 109, 115, 123, 132
Disklusion 14, 20
Diskusreposition 106, 109
Diskusverlagerung 109, 115, 123

Eckzahndominanz 57, 95
Eckzahnführung 20, 27, 52, 57, 74, 102
Einschleifen 71ff
Elektronische Registrierung 13, 15, 19
Evidenz-Basierte-Zahnmedizin 10
Exkursivbewegung 109, 135
Exzentrische Diskusluxation 132

Fernröntgenseitenaufnahme 163
Frankfurter-Horizontale 164
Frontzahnführung 87
Front- Eckzahnführung 20, 27, 57, 95
Funktionsanalyse 13
Funktionsstörungen 57, 105

Gelenkbahnen 13, 14, 19, 20, 110, 201
Gelenkbahnneigung 19, 20, 49
Gelenkraum 15, 40, 105, 106, 109
Gesichtsbogen
- arbiträr 40, 45
- individuell 179, 186, 188

Habituelle Kondylenposition 14
Halswirbelsäule 2, 27
- Blockaden 26
Höcker 57, 59
Hygrofor 32, 37

Impressionen 41, 52, 66
Infraokklusion 103, 109
Inkursivbewegung 109, 110, 115
Interferenz 71
Interkuspidation, maximale 15, 74
Inzisalstift 46

Jig 40
Justierung der Artikulatore 211

Kiefergelenk 13, 15, 26, 105, 132, 142, 149
Kompression 15, 27, 40, 60, 142
Kondylarbahn 47
Kondylarbahnneigung 47, 190
Kondylenpositionsanalyse 14
Kondylus 14, 15, 41, 109, 110
Kondylushypermobilität 109
Kondylusluxation 109
Kontrollsockel 41, 46, 64, 181, 189
Kopfschmerzen 10, 58

Lateralbewegung 14, 20
Laterotrusion 14, 20
Lateroprotrusion 14, 20

Magnetresonanztomografie 15, 105, 115
Mandibular-Position-Indikator 15
Mediotrusion 14, 15, 41, 95, 102
Modellherstellung 31ff
Modellmontage 46ff
MRT 15, 105, 115
Myofunktionelle Therapie 102

Sachregister

Nackenkopfschmerz 9
Nackenstützkissen 27
Nasionstütze 45
Neuromuskuläre Zentrik 40
Nonokklusion 57

Oberkiefermodell 32, 33
Okklusion 9, 10, 13, 15, 58, 71, 75
- statische 57
- dynamische 25, 57
Okklusionsanalyse 15
Okklusionsebene 163, 164, 167
Okklusionsebenenmesstisch 167
Okklusionsschiene 50, 52
Okklusionsstörung 10, 58, 109
Orthopädische Störung 9, 11, 109
Osteopathie 9, 25

Pantografie 19
Paraokklusaler Löffel 15, 20, 21
Protrusion 14, 19, 50, 76, 87ff
Protrusionseinsätze 19, 47, 48
Protrusionsschrauben 88
Psychogene Okklusionsneurose 9

Referenzebene 13
Referenzpunkt 13
Registrat 14, 15, 40, 49, 60
Registratstärke 40, 60
Registrierung der Gelenkbahnen 19
Remontage 179ff
Reposition 106, 109, 115, 123
Repositionsschiene 105, 121, 123
Resilienz 41, 60
Retention 31, 32, 152
Retrusion 14
Ricketts Analyse 163ff

SAM-Artikulator 211
Sägeschnittmodell 15
Scharnierachse 163
Scharnierachsenlokalisation 19
Scherhöcker 72, 94
Shim-Stock-Folie 71
Schließachse 165
Schleifliste 75, 77
Schneidezähne 75, 87
Skelettale Diagnose 163ff
String-Condylocomp 105
Stützhöcker 71ff
Surtrusion 14

Tinnitus 9
Totalprothetik 188ff
Transferstand 46

Unterkiefer 46, 52, 58, 76
Unterkieferbewegung 105

Variocomp 105, 107
Vertikaldimension 163
Vorbehandlung 25ff, 105ff
Vorkontakt 13, 61, 74
Vorkontakt-Liste 74, 77

Wachsregistrat 33, 39
Wirbelsäule 9, 25
- Blockaden 9
- Skoliose 26

Zentrische Kondylenposition 15, 25, 40, 41, 60, 71
Zentrikverriegelung 46, 64, 74
Zentrische Stopps 59